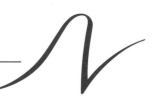

系統看護学講座

専門分野

血液・造血器

成人看護学 4

飯野　京子　国立看護大学校教授

鈴木　隆浩　北里大学教授

清水　陽一　国立看護大学校講師

長岡　波子　国立看護大学校助教

森　　文子　国立がん研究センター中央病院副看護部長

医学書院

発行履歴

1968 年 3 月 25 日	第 1 版第 1 刷	1994 年 2 月 1 日　第 8 版第 3 刷
1969 年 8 月 15 日	第 1 版第 3 刷	1995 年 3 月 1 日　第 9 版第 1 刷
1970 年 1 月 1 日	第 2 版第 1 刷	1998 年 2 月 1 日　第 9 版第 5 刷
1972 年 9 月 1 日	第 2 版第 6 刷	1999 年 1 月 15 日　第 10 版第 1 刷
1973 年 1 月 15 日	第 3 版第 1 刷	2002 年 8 月 1 日　第 10 版第 5 刷
1974 年 9 月 1 日	第 3 版第 3 刷	2003 年 1 月 15 日　第 11 版第 1 刷
1976 年 2 月 1 日	第 4 版第 1 刷	2006 年 2 月 1 日　第 11 版第 5 刷
1978 年 2 月 1 日	第 4 版第 3 刷	2007 年 1 月 6 日　第 12 版第 1 刷
1979 年 2 月 1 日	第 5 版第 1 刷	2010 年 9 月 1 日　第 12 版第 7 刷
1982 年 8 月 1 日	第 5 版第 6 刷	2011 年 1 月 6 日　第 13 版第 1 刷
1983 年 1 月 6 日	第 6 版第 1 刷	2014 年 2 月 1 日　第 13 版第 4 刷
1985 年 10 月 1 日	第 6 版第 4 刷	2015 年 1 月 6 日　第 14 版第 1 刷
1987 年 1 月 6 日	第 7 版第 1 刷	2018 年 2 月 1 日　第 14 版第 4 刷
1991 年 4 月 1 日	第 7 版第 6 刷	2019 年 1 月 6 日　第 15 版第 1 刷
1992 年 2 月 25 日	第 8 版第 1 刷	2023 年 2 月 1 日　第 15 版第 5 刷

系統看護学講座　専門分野

成人看護学[4]　血液・造血器

発　　　行　2024 年 1 月 15 日　第 16 版第 1 刷Ⓒ

著者代表　　飯野京子

発 行 者　　株式会社　医学書院

　　　　　　代表取締役　金原　俊

　　　　　　〒113-8719　東京都文京区本郷 1-28-23

　　　　　　電話　03-3817-5600(社内案内)

　　　　　　　　　03-3817-5657(販売部)

印刷・製本　アイワード

はしがき

● 発刊の趣旨

　1967年から1968年にかけて行われた看護学校教育課程の改正に伴って，新しく「成人看護学」という科目が設けられた。

　本教科のねらいとするところは，「看護の基礎理論としての知識・技術・態度を理解し，これを応用することによって，病気をもつ人の世話あるいは健康の維持・増進を実践・指導し，看護の対象であるあらゆる人の，あらゆる状態に対応していくことができる」という，看護の基本的な理念を土台として，「成人」という枠組みの対象に対する看護を学ぶことにある。

　したがって，看護を，従来のように診療における看護といった狭い立場からではなく，保健医療という幅広い視野のなかで健康の保持・増進という視点においてとらえ，一方，疾患をもった患者に対しては，それぞれの患者が最も必要としている援助を行うという看護本来のあり方に立脚して学習しなければならない。

　本書「成人看護学」は，以上のような考え方を基礎として編集されたものである。

　まず「成人看護学総論」においては，成人各期の特徴を学び，対象である成人が，どのような状態のもとで正常から異常へと移行していくのか，またそれを予防し健康を維持していくためには，いかなる方策が必要であるかを学習し，成人の全体像と成人看護の特質をつかむことをねらいとしている。

　以下，「成人看護学」の各巻においては，成人というものの概念を把握したうえで，人間の各臓器に身体的あるいは精神的な障害がおこった場合に，その患者がいかなる状態におかれるかを理解し，そのときの患者のニーズを満たすためにはどのようにすればよいかを，それぞれの系統にそって学習することをねらいとしている。

　したがって，「成人看護学」の学習にあたっては，従来のように診療科別に疾病に関する知識を断片的に習得するのではなく，種々の障害をあわせもつ可能性のある1人ひとりの人間，すなわち看護の対象としての人間のあらゆる変化に対応できる知識・技術・態度を学びとっていただきたい。

　このような意味において，学習者は対象の健康生活上の目標達成のために，より有効な援助ができるような知識・技術を養い，つねに研鑽を続けていかなければならない。

　以上の趣旨のもとに，金子光・小林冨美栄・大塚寛子によって編集された「成人看護学」であるが，日進月歩をとげる医療のなかで，本書が看護学の確立に向けて役だつことを期待するものである。

● カリキュラムの改正

　わが国の看護・医療を取り巻く環境は，急速な少子高齢化の進展や，慢性疾患の増加などの疾病構造の変化，医療技術の進歩，看護業務の複雑・多様化，医療安全に関する意識の向上など，大きく変化してきた。それに対応するために，看護教育のカリキュラムは，1967年から1968年の改正ののち，1989年に全面的な改正が行われ，1996年には3年課

程，1998 年には 2 年課程が改正された。さらに 2008 年，2020 年にも大きく改正され，看護基礎教育の充実がはられるとともに，臨床実践能力の強化が盛り込まれてきた。

●改訂の趣旨

　今回の「成人看護学」の改訂では，カリキュラム改正の意図を吟味するとともに，1999 年に発表され，直近では 2022 年に改定された「看護師国家試験出題基準」の内容をも視野に入れ，内容の刷新・強化をはかった。また，日々変化する実際の臨床に即し，各系統において統合的・発展的な学習がともに可能となるように配慮した。

　序章「この本で学ぶこと」では，事例を用いて，これから学ぶ疾患をかかえた患者の姿を示した。また，本書で扱われている内容およびそれぞれの項目どうしの関係性が一見して把握できるように，「本書の構成マップ」を設けている。

　第 1 章「血液・造血器の看護を学ぶにあたって」では，系統別の医療の動向と看護を概観したあと，患者の身体的，心理・社会的特徴を明確にし，看護上の問題とその特質に基づいて，看護の目的と機能が具体的に示されている。

　第 2〜5 章では，疾患とその医学的対応という視点から，看護の展開に必要とされる医学的な基礎知識が選択的に示されている。既習知識の統合化と臨床医学の系統的な学習のために，最新の知見に基づいて解説されている。今改訂では第 5 章の冒頭に「A．本章で学ぶ血液・造血器疾患」を新設し，第 5 章で学習する疾患の全体像をつかめるように工夫をこらした。

　第 6 章「患者の看護」では，第 1〜5 章の学習に基づいて，経過別，症状別，検査および治療・処置別，疾患別に看護の実際が提示されている。これらを看護過程に基づいて展開することにより，患者の有する問題が論理的・総合的に理解できるように配慮されている。とくに経過別については「A．疾患をもつ患者の経過と看護」として，事例を用いて患者の姿と看護を経過別に示すとともに，それらの看護と，疾患別の看護などとの関係を示してある。

　第 7 章「事例による看護過程の展開」では，1〜3 つの事例を取り上げ，看護過程に基づいて看護の実際を展開している。患者の有するさまざまな問題を提示し，看護の広がりと問題解決の過程を具体的に学習できるようにしている。

　また，昨今の学習環境の変化に対応するために，成人看護学においても積極的に動画教材を用意し，理解を促すようにした。

　巻末には適宜付録を設け，各系統別に必要となる知識を整理し，学習の利便性の向上をはかっている。

　今回の改訂によって看護の学習がより効果的に行われ，看護実践能力の向上，ひいては看護の質的向上に資することをせつに望むものである。ご活用いただき，読者の皆さんの忌憚のないご意見をいただければ幸いである。

2023 年 11 月

著者ら

目次

第3章 症状・身体所見とその病態生理

鈴木隆浩

第4章 検査と治療

鈴木隆浩

第5章 疾患の理解

鈴木隆浩

第6章　患者の看護

飯野京子・清水陽一・長岡波子・森文子

第7章　事例による看護過程の展開

森文子

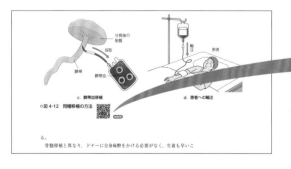

○図 4-12　同種移植の方法

c. 臍帯血移植

d. 患者への輸注

骨髄移植と異なり，ドナーに全身麻酔をかける必要がなく，生着も早いこ
る。

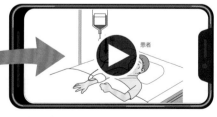

本文中または，巻末の動画一覧の
QRコードから動画を視聴するこ
とができます

序 章

この本で学ぶこと

血液・造血器疾患をもつ患者の姿

　この本では，血液・造血器に疾患をもち，その機能に障害のある患者に対する看護を学ぶ。血液・造血器疾患をもつ患者とはどのような人なのか，ある患者の例について，考えてみよう。

　Ｎさんは，35歳の会社員の男性で，会社員の妻と，5歳，1歳の子どもとの4人暮らしをしている。育児や家事は，妻と協力しながら行っている。少し前から倦怠感があり，急いで駅まで走ったときに動悸や息切れを感じたが，不規則な生活による疲れと運動不足による体力低下によるものと思っていた。

　職場の健康診断で，Ｎさんには白血球の異常な増加，赤血球数・血中ヘモグロビン濃度の減少がみとめられ，精査のために専門病院を受診した。骨髄検査の結果，Ｎさんは急性骨髄性白血病と診断された。医師からは，Ｎさんと妻に対して，すみやかな治療の開始が必要となることと，副作用の強い薬を用いるために長期間の入院が必要なことなどが説明された。
　看護師が，Ｎさんと妻に質問はないかと確認したところ「仕事の整理があり，急な入院はむずかしい。入院期間はどのくらいか。本当に治るのか」など，矢継ぎばやに質問があった。再度，医師の説明を受け，Ｎさんは治療について納得した。

　その後，Ｎさんは仕事を調整する間もなく入院し，薬物療法が開始された。白血病によってＮさんの血液の機能は低下し，易感染，貧血，出血傾向の状態を呈していた。そこに薬物療法による骨髄抑制も加わることから，これらの状態はさらに強まる。白血球減少が著しい時期には，感染予防のために個室で過ごし，貧血や血小板減少には輸血で対処するなど，さまざまな生活制限や処置が必要な時期が長く続いた。また，薬剤の副作用である吐きけや口内炎があらわれ，つらい日々を過ごした。しかし，Ｎさんは緊張や不安を感じながらも，これらを乗りこえ，徐々に入院生活に慣れていった。

　治療は功を奏し，入院から10か月後，Ｎさんは無事退院した。しかし根治にはいたっておらず，医師から造血幹細胞移植をすすめられており，骨髄バンクへの登録をすませた。移植への期待とともに，「治るのだろうか」という不安や，仕事への不安をつねにかかえており，家族もまた多くの不安をかかえている。

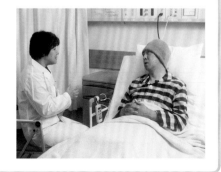

　読者の皆さんは，看護師になったとき，Ｎさんのような患者に出会うことがあるかもしれない。そのとき，看護師はなにをすることができるのだろうか。

> **▌Ｎさんや家族に対して，看護師はなにをすることができるだろうか。**
>
> - Ｎさんや妻が，できる限り短期間で白血病という現状を受け入れ，治療とそれに伴う生活の変化を理解し，Ｎさんにとって望ましい意思決定ができるように援助する。
> - 骨髄抑制による症状に対して，適切な予防行動をとれるよう，また異常の早期発見ができるように援助する。
> - 治療・検査・処置に伴う苦痛や副作用が緩和されるように援助する。
> - 長期にわたる治療において，闘病意欲が継続できるように援助する。

　ほかにも，看護師ができることはなにかを，考えてみよう。

　Ｎさんのように血液・造血器疾患をもつ患者に適切な看護を実践していくためには，以下の項目をはじめとする，さまざまな知識や技術，考え方を身につけていくことが大切である。

> **▌Ｎさんの看護を実践するために，以下のようなものを学んでいこう**
>
> - 血液・造血器のはたらき
> - 血液・造血器疾患のおもな症状・身体所見とその病態生理
> - 血液・造血器疾患に対して行われるおもな検査・治療
> - 血液・造血器疾患の病態・診断・治療
> - 患者の身体面・心理面・社会面のアセスメント
> - 看護活動を展開するための方法論，看護技術

　血液・造血器疾患には，難病指定の疾患や悪性腫瘍など，原因が不明なものや，長期間にわたり苦痛を伴う治療を要するものが多い。治療の過程における患者の心理的反応は１人ひとり異なり，また社会的背景からも多様な影響を受ける。看護師はこのような患者のかかえる健康上の問題を明らかにして，その解決に向けて看護を行っていかなければならない。

　本書は，このような血液・造血器疾患をもつ患者の看護を学ぶために，次ページに示すような構成になっている。本書を読み終わったときに，なぜ必要なのか，根拠をもって看護実践を考えられるように，学習を進めてほしい。

本書の構成マップ

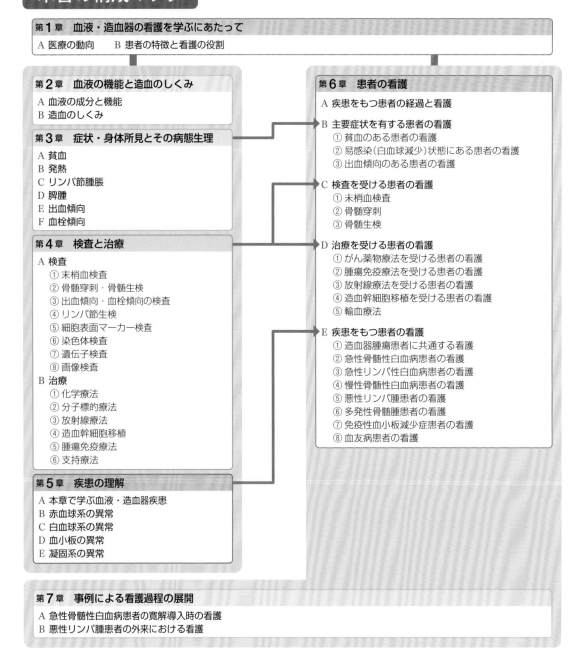

第1章　血液・造血器の看護を学ぶにあたって

A 医療の動向　　B 患者の特徴と看護の役割

第2章　血液の機能と造血のしくみ

A 血液の成分と機能
B 造血のしくみ

第3章　症状・身体所見とその病態生理

A 貧血
B 発熱
C リンパ節腫脹
D 脾腫
E 出血傾向
F 血栓傾向

第4章　検査と治療

A 検査
　① 末梢血検査
　② 骨髄穿刺・骨髄生検
　③ 出血傾向・血栓傾向の検査
　④ リンパ節生検
　⑤ 細胞表面マーカー検査
　⑥ 染色体検査
　⑦ 遺伝子検査
　⑧ 画像検査
B 治療
　① 化学療法
　② 分子標的療法
　③ 放射線療法
　④ 造血幹細胞移植
　⑤ 腫瘍免疫療法
　⑥ 支持療法

第5章　疾患の理解

A 本章で学ぶ血液・造血器疾患
B 赤血球系の異常
C 白血球系の異常
D 血小板の異常
E 凝固系の異常

第6章　患者の看護

A 疾患をもつ患者の経過と看護

B 主要症状を有する患者の看護
　① 貧血のある患者の看護
　② 易感染（白血球減少）状態にある患者の看護
　③ 出血傾向のある患者の看護

C 検査を受ける患者の看護
　① 末梢血検査
　② 骨髄穿刺
　③ 骨髄生検

D 治療を受ける患者の看護
　① がん薬物療法を受ける患者の看護
　② 腫瘍免疫療法を受ける患者の看護
　③ 放射線療法を受ける患者の看護
　④ 造血幹細胞移植を受ける患者の看護
　⑤ 輸血療法

E 疾患をもつ患者の看護
　① 造血器腫瘍患者に共通する看護
　② 急性骨髄性白血病患者の看護
　③ 急性リンパ性白血病患者の看護
　④ 慢性骨髄性白血病患者の看護
　⑤ 悪性リンパ腫患者の看護
　⑥ 多発性骨髄腫患者の看護
　⑦ 免疫性血小板減少症患者の看護
　⑧ 血友病患者の看護

第7章　事例による看護過程の展開

A 急性骨髄性白血病患者の寛解導入時の看護
B 悪性リンパ腫患者の外来における看護

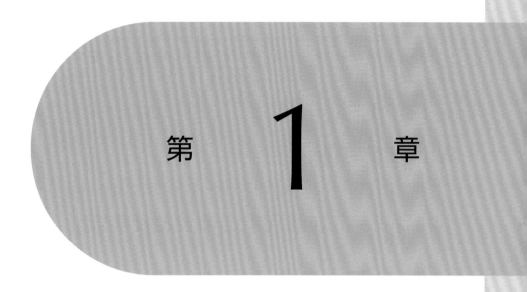

第 **1** 章

血液・造血器の看護を
学ぶにあたって

血液は体重の約8%❶を占め，血管の中を流れながら全身をくまなく循環している。血液中に存在する血液細胞（血球）には，赤血球・白血球・血小板の3系統がある（●17ページ）。3系統の血球は全身を循環しながら，酸素の運搬を赤血球が，生体防御を白血球が，止血を血小板が担っており，生体の機能や恒常性を維持するうえで重要な役割を果たしている。

A　医療の動向

1　血液・造血器疾患の概要と疾病統計

1　血液・造血器疾患の分類

血液・造血器疾患は，おもに①赤血球の異常，②白血球やリンパ組織の異常，③血小板・凝固線溶系の異常に分けられる。赤血球の異常には貧血や多血症など，白血球やリンパ組織の異常には白血病や悪性リンパ腫などがあり，止血・凝固異常では出血傾向や血栓傾向などを生じる。いずれも，全身的な症状を呈することが特徴である。

血液・造血器疾患は，ICD-10❷に基づくと，「新生物」と「血液及び造血器の疾患並びに免疫機構の障害」に分類される（●表1-1）。造血器腫瘍や貧血，凝固因子の異常などが含まれ，重症度や治療方法は多様である。

2　罹患率

◆「血液及び造血器の疾患並びに免疫機構の障害」の疾患群

わが国において，「血液及び造血器の疾患並びに免疫機構の障害」の疾患群に分類される患者は，総数で23,800人と全患者数の1%にも満たないことから，発生頻度の低い疾患群である[1]。そのうちの約65%が貧血で，ほとんどの治療が外来において行われており，比較的重症度の低い患者の多い疾患群であることがわかる。

しかし，貧血や凝固因子の異常などは，ほかの疾患の治療の経過でも一時的に生じることや，医療機関を受診しない軽度の症状にとどまる場合が多いことから，統計にあらわれない患者は相当数に上る。そのため，看護師とし

1）厚生労働省：令和2年患者調査.

NOTE
❶体重が50kgの場合は約4kg，すなわち約4Lを占めている。

NOTE
❷ICD-10
疾病及び関連保健問題の国際統計分類 International Statistical Classification of Diseases and Related Health Problems（ICD）は，世界保健機関（WHO）が作成した分類である。
ICD-10は，1990年の第43回世界保健総会において採択された10回目の修正版で，世界各国の死亡や疾病のデータの体系的な記録，分析，解釈および比較を行うための疾病の分類として用いられる。2018年にICD-11が公表されたが，現在は日本語訳がなく，わが国への適用が検討されている段階である。

◉表1-1　ICD-10における血液・造血器疾患の分類

新生物(ICD-10　第2章　C81-D47)	
リンパ組織，造血組織及び関連組織の悪性新生物(C81-C96)	ホジキンリンパ腫，濾胞性リンパ腫，非濾胞性リンパ腫，成熟T/NK細胞リンパ腫，非ホジキンリンパ腫のその他及び詳細不明の型(B細胞性リンパ腫など)，悪性免疫増殖性疾患，多発性骨髄腫及び悪性形質細胞性新生物，リンパ性白血病，骨髄性白血病，単球性白血病，細胞型の明示されたその他の白血病，細胞型不明の白血病，リンパ組織，造血組織及び関連組織のその他及び詳細不明の悪性新生物
性状不詳又は不明の新生物(D45-D47)	真性赤血球増加症(多血症)，骨髄異形成症候群，リンパ組織，造血組織及び関連組織の性状不詳又は不明のその他の新生物(本態性〔出血性〕血小板血症，骨髄線維症など)
血液及び造血器の疾患並びに免疫機構の障害(ICD-10　第3章　D50-D89)	
栄養性貧血(D50-D53)	鉄欠乏性貧血，ビタミンB$_{12}$欠乏性貧血，葉酸欠乏性貧血，その他の栄養性貧血
溶血性貧血(D55-D59)	酵素障害による貧血，サラセミア(地中海貧血)，鎌状赤血球障害，その他の遺伝性溶血性貧血，後天性溶血性貧血
無形成性貧血及びその他の貧血(D60-D64)	後天性赤芽球癆(赤芽球減少症)，その他の無形成性貧血(再生不良性貧血など)，急性出血後貧血，その他の貧血
凝固障害，紫斑病及びその他の出血性病態(D65-D69)	播種性血管内凝固症候群(脱線維素症候群)，遺伝性第Ⅷ因子欠乏症(血友病A)，遺伝性第Ⅸ因子欠乏症(血友病B)，その他の凝固障害(フォン-ヴィルブランド病など)，紫斑病及びその他の出血性病態(アレルギー性紫斑病，特発性血小板減少性紫斑病〔免疫性血小板減少症〕，血小板機能異常症など)
血液及び造血器のその他の疾患(D70-D77)	無顆粒球症，多形核好中球機能障害，白血球のその他の障害，脾疾患，メトヘモグロビン血症，血液及び造血器のその他の疾患，リンパ細網組織及び細網組織球組織のその他の明示された疾患
免疫機構の障害(D80-D89)	主として抗体欠乏を伴う免疫不全症，複合免疫不全症，その他の大きな欠損に関連する免疫不全症，分類不能型免疫不全症，その他の免疫不全症，サルコイドーシス，その他の免疫機構の障害，他に分類されないもの

て働いていくなかでは，これらの症状をもつ患者を看護する機会は多い。また，数は少ないものの，難病に指定されている疾患もある。

　受療率をみると，入院患者は高齢者に多く，外来患者は学童を除くいずれの年齢にも分布している。

◆ 悪性腫瘍（新生物）

　悪性腫瘍は，統計では「新生物」として分類されている。そのなかでも，造血組織やリンパ組織などの悪性腫瘍を，一般的に造血器腫瘍という。

　造血器腫瘍の罹患率は，2019(令和元)年では，全悪性腫瘍のうち，白血病は1.4%(14,318人)，悪性リンパ腫は3.7%(36,638人)，多発性骨髄腫は0.8%(7,591人)と，合わせても全悪性腫瘍の6%程度と少ない[1]。

　年齢階級別で概観すると，白血病は14歳未満で罹患率が高く，悪性腫瘍全体の1位であり[2]，小児期における悪性腫瘍の代表的疾患である。悪性リンパ腫では，ホジキンリンパ腫が20～30歳代，非ホジキンリンパ腫は60歳

1）公益財団法人がん研究振興財団：がんの統計2023．p.90，2023．
2）公益財団法人がん研究振興財団：上掲書．p.94．

代に多く発生していることから，非ホジキンリンパ腫は高齢者に多い疾患であることがわかる。性別ではいずれも男性が多い。

3 死亡率・生存率

2021（令和3）年の死亡率は，全がん死亡のうち，白血病では2.4％（9,124人），悪性リンパ腫では3.6％（13,781人），多発性骨髄腫は1.1％（4,297人）であった[1]。地域がん登録における5年相対生存率（2009〜2011年診断例）は，白血病は44.0％，悪性リンパ腫は67.5％，多発性骨髄腫は42.8％と，治療の効果がみられている[2]。

2 主要な疾患における医療の動向

1 造血器腫瘍

白血病や悪性リンパ腫では，薬物療法・造血幹細胞移植・遺伝子治療などの多岐にわたる治療法が進歩してきた。

薬物療法では，より効果的な抗がん薬の使用方法の検討とともに，分子標的薬（●56ページ）が用いられるようになってきた。造血幹細胞移植では，幹細胞の採取方法が骨髄液・末梢血・臍帯血に広がるとともに，ドナー❶登録などのネットワークも広がりをみせている（●58ページ）。また，遺伝子工学の発展により，遺伝子診断を用いた治療が臨床に応用されるようになってきた。

現在，造血器腫瘍に対する治療では，治療効果のみならず，QOLの向上を目ざした治療法の開発も盛んであり，生存率も上昇している。

NOTE
❶ドナー
　造血幹細胞の提供者をドナーという。造血幹細胞移植では，移植後におこる免疫反応を避ける必要があり，ドナーには免疫学的な要件がある。そこでわが国では1991年から日本骨髄バンクによって登録制度が運用されている。

2 難病

難病とは，「(1)原因不明，治療方法未確立であり，かつ，後遺症を残すおそれが少なくない疾病，(2)経過が慢性にわたり，単に経済的な問題のみならず介護等に著しく人手を要するために家族の負担が重く，また精神的にも負担の大きい疾病」をいう[3]。

すでに述べたように，「血液及び造血器の疾患並びに免疫機構の障害」の疾患群は重症度の低い患者が多い。しかしその反面，難病指定され，難治な疾患もある。

患者数が一定人数を下まわり，かつ客観的な診断基準が確立している難病は，「難病の患者に対する医療等に関する法律」（難病法）によって指定難病に定められており，医療費助成の対象となる。

血液・造血器疾患では，再生不良性貧血，自己免疫性溶血性貧血，血栓性血小板減少性紫斑病，特発性血小板減少性紫斑病❷などが該当する。

NOTE
❷特発性血小板減少性紫斑病
　近年は免疫性血小板減少症とよばれることが多くなっている（●135ページ）。

1）公益財団法人がん研究振興財団：前掲書. p.76.
2）公益財団法人がん研究振興財団：前掲書. p.96.
3）厚生省：難病対策要綱. 1972.

B　患者の特徴と看護の役割

　血液・造血器に障害をもつ対象は，鉄欠乏性貧血などのように，食習慣や成長・発達に伴って出現する一般的な症状としての障害をもつ人から，難病に位置づけられている疾病のようにまれで重症な疾患をもつ人，悪性新生物に分類される白血病や悪性リンパ腫などをもつ人まで幅広い。

　ここでは，このようなさまざまな患者がかかえる身体的，心理・社会的な問題と看護援助について解説する。

1　身体的問題とその援助

1　患者の特徴

　血液・造血器の障害による症状は全身にあらわれるが，その苦痛は症状が急性か慢性か，その程度はどれくらいか，原因が疾患によるものか治療に伴うものかなどにより異なる。しかし，いずれであっても，血液は全身への酸素の供給や栄養素の補給，感染などからの防御，止血などといった重要な役割を果たしているために，その機能の破綻（はたん）は生体に重大な影響をもたらす。

　また，赤血球・白血球・血小板のうち複数の系統が同時に障害を受けることがあり，患者は多様な苦痛症状を呈する。

◆ 造血器腫瘍患者の特徴

　造血器腫瘍患者のうち，白血病患者では，骨髄の機能が低下し，赤血球・白血球・血小板の産生が低下することにより，貧血，易感染状態，出血傾向を生じる。また，悪性リンパ腫では，発症部位に応じて多様な身体症状があらわれる。

　また，造血器腫瘍患者は，発病と同時に抗がん薬などによる薬物療法を受け，放射線療法や造血幹細胞移植などの治療が年単位で継続される。造血器腫瘍の場合は治療効果が高いため，ほかの悪性腫瘍に比べて強力な治療を行うことが特徴であり，そのために副作用が強く出現する。

　治療の副作用としては，骨髄機能の抑制[1]や，吐きけ・嘔吐（おうと），脱毛，神経障害などがあらわれる。身体機能の低下のみならずボディイメージの変容をきたす（●150ページ）。

◆ 貧血患者の特徴

　貧血は，赤血球の産生の低下や出血などが原因となっているため，全身に供給される酸素や栄養素が減少し，全身の臓器に影響を生じる。貧血患者に生じるおもな症状は，全身倦怠感（けんたい）・動悸（どうき）・息切れなどである。

　溶血性貧血では，肝機能に影響をもたらし，黄疸・胆石・脾腫などを生じる（●89ページ）。また，再生不良性貧血では，造血幹細胞の異常を伴うため，

NOTE
❶赤血球・白血球・血小板の産生が低下するため，症状として貧血，出血傾向，易感染状態がおこる（●56ページ）。

赤血球のみでなく白血球・血小板などの産生が低下し，感染や出血傾向などがみられる（◖86ページ）。

2　看護の役割

◆ 造血器腫瘍患者に対する看護の役割

　造血器腫瘍では，病態に伴う症状，および治療による多くの副作用が生じることから，心身ともに患者の苦痛は強い。看護にあたっては，病気や治療に対する患者の認識や不安を理解し，治療の特徴，副作用の種類，発現の時期・程度を理解したうえでケアを展開する。薬剤の投与などで回避できる症状は，確実に予防することが重要である。症状が出現したときは，初期徴候を理解して早期発見に努めるとともに，早期から積極的に対処する。症状が強いときは，患者の苦痛の緩和を優先することも重要である。

　造血器腫瘍の治療は，従来は入院して行われていたが，近年は，薬物療法の多くが外来で行われており，治療が外来へと移行する傾向にある。副作用の管理は，入院中は医療者が中心となって行えるが，外来治療では患者が主体的に行うことになる。そのため，患者が自己管理できるように，セルフケアの指導を行うことが重要である。

◆ 貧血患者に対する看護の役割

　食事のかたよりや成長によって生じる貧血の場合は，患者自身が症状を軽視しがちである。症状の経過，薬物療法や適切な食事について指導し，長期にわたり生活を変化させるための支援が必要である。

　貧血は多様な対象に生じるため，看護活動を行う場では，貧血が重要なアセスメント項目であることをつねに念頭においてかかわる必要がある。

2　心理・社会的問題とその援助

1　患者の特徴

◆ 造血器腫瘍患者の特徴

　白血病や悪性リンパ腫では，悪性の疾患に罹患したことによる心理的な課題に加えて，治療が長期間にわたることから，心理・社会的な課題が多面的に存在する。

　造血幹細胞移植などの医療に伴う問題や，近年では長期生存患者の晩期合併症（◖plus）の問題，また，強力な治療により長期間の入院を要することから，仕事・家庭などにおける役割期待の変化をもたらすとともに，高額な医療費による負担なども生じる。

■ 心理的な問題

　白血病は罹患者数こそ少ないものの，血液のがんとして一般的に病名が知

られている。現在では治療効果は向上しているが，「不治の病」という印象が強い疾患であり，病名を知った患者や家族の苦悩は大きい。治療のスケジュールが年単位に及ぶことから，多様な課題が生じる。

一方，悪性リンパ腫は白血病よりも罹患率は高いが，知名度は低いため，診断時には患者は白血病より楽観的になりやすい。しかし，悪性腫瘍であることにはかわりなく，強力な治療が必要なことなどから，それを知った患者は多くの不安をかかえながら治療にのぞむことになる。治療では強い倦怠感などがあらわれることから，患者は治療をのりこえられるのかという不安が増強しがちである。悪性リンパ腫の多くは外来治療も可能となってきたが，そのことから医療従事者からの支援が得られにくくなるという問題が生じている。

また，治療効果がみられ寛解(●104ページ)に達したあとにも，疾患の再発への不安など，患者は多様な課題をかかえることになる。

▌経済的な問題

造血器腫瘍の闘病は長期にわたるため，社会人として働いている人は仕事の調整や収入の問題が生じる。また，血液・造血器疾患は，血液製剤や抗がん薬などの高額な医療が必要となることが多く，経済的な問題も有する。

白血病の場合では，抗がん薬の自己負担だけでも通常1か月あたり数十万円かかり，造血幹細胞移植にも費用がかかる。悪性リンパ腫や再生不良性貧血も，白血病と同様の治療が必要である。

◆ 難病患者の特徴

難病患者は，疾患の原因および治療の効果が不明ななかで，長期にわたり闘病しており，生活に多くの課題をかかえている。

しかし，難病患者の生活に関する報告は，神経・筋疾患に多く，造血器腫瘍においてはほとんどなされていなかった。そのため，看護の方法も確立されておらず，ほかの類似疾患と同様の看護が行われているのが現状である。

近年，難病に対する研究活動が一層推進され，原因の究明や治療法の開発が進められている。この状況は造血器腫瘍に関しても同様である。そのため，患者が新しい診断・治療法の研究の対象者となることがある。

▌心理的な問題

難病患者は，病態の変化や生活に対する見通しが不確かであり，つねに不安感をもちながら闘病している。また，疾患に対する認識としては，一般的

---

plus	**長期生存患者の晩期合併症**

晩期合併症とは，治療が終了して数か月から数年を経て，がんそのものや治療の影響によって生じる合併症をいう。治療効果の向上とともに，小児期に白血病を発症した患者が成人期にいたる例が増加してきた。そのような患者では，晩期合併症を有する場合があり，妊娠への影響などの新たな課題が生じてきている。

ではない疾患のために楽観的であったり，ほかの重篤な疾患ではないかと疑ったり，「難病」という言葉から受けるイメージのわるさによって悲観的になるなど，人によって大きく異なる傾向がある。

　また，遺伝的な素因による疾病もあるため，血縁者にも及ぶ課題の可能性について誤解が生じることもあり，患者とその家族への遺伝子カウンセリング体制が構築されつつある。

2 看護の役割

◆ 造血器腫瘍患者に対する看護の役割

▌心理的な問題への援助

　造血器腫瘍の場合は，治療効果が高いために，患者に病名が伝えられてすぐに入院・治療となり，患者がとまどいを感じるなかでつぎつぎと治療が進められることが多い。患者の訴えを聞くとともに，身体症状の積極的な緩和をあわせて行っていくことが重要である。

▌経済的な問題への援助

　非常に高額な医療費がかかってくる患者を援助するために，高額療養費制度や，小児白血病の場合には小児慢性特定疾病医療費助成などがある。そのほか，生活費の支援❶などを効果的に活用することで，患者の負担を緩和する支援が重要である。

　看護師は，医療ソーシャルワーカー medical social worker（MSW）や地域の担当者とも連携し，患者がこれらの制度に申請し，助成が得られるように確実に支援をすることが求められる。

◆ 難病患者に対する看護の役割

　難病はまれな疾患であるために，看護師はケアの経験に乏しく，患者の心理的反応の特徴について十分理解できず，困難感・無力感をおぼえ，一般的なケアに終始してしまうことがある。まれな疾患の看護は困難ではあるが，

---

column　診断・治療の進歩が著しい領域であるがゆえの課題

　造血器腫瘍の領域は，新薬の開発や造血幹細胞移植の進歩などの治療法の発展が著しい。新しい治療が試みられる場合，患者は多くの選択肢を提示され悩むこともある。また，情報社会においては，患者自身が国内外の先端医療に関する情報を収集したり，専門病院をさがすなど，最善の医療を受けるための多くの努力をしている。それゆえ，看護師も継続的な学習が欠かせない。

　また，遺伝子工学の発展に伴い，疾患の原因となる遺伝子が同定され，先端医療として遺伝子診断・治療の臨床応用が行われてきている。血液・造血器疾患でも，特定の遺伝子の異常との関連がみつかり，遺伝子診断の進歩がみられている。進歩によって救われる患者も増える一方で，このような新しい技術の臨床応用における倫理的課題は，今後一層大きくなると予想される。

医師および MSW とも連携し，難病全体の特徴や，類似の血液・造血器疾患の特徴，治療法が似ているほかの疾患の特徴などを考慮してケアに取り組むことが重要である。

▌ 心理的な問題への援助

遺伝的な素因のある疾患については，近年，遺伝性腫瘍コーディネーターが誕生し，遺伝外来を行う施設も増加している。ケアの方法論は，その確立が緒についたところであるが，いずれにしても多くの看護師がケアに参加しており，今後，系統的な看護が確立してくるものと考えられる。

▌ 経済的な問題への援助

造血器腫瘍患者への経済的支援と同様に，難病患者には，長期的な闘病のための医療費の支援策などがある。患者が助成を得られるように確実に支援する必要がある。

3 家族への支援

難病や白血病などの重大な疾患の場合，通常は患者よりも家族に多くのつらい情報が伝えられる。家族は，患者と同様に悲嘆を感じながらも，患者への多くの支援を行うことを求められ，その結果として家族も体調をくずし，家族の社会的役割が遂行できなくなることがある。

また，造血器腫瘍は専門病院でないと診療がむずかしいという事情から，患者は自宅から遠い病院に入院・通院することも少なくない。看護師は，患者にとってのキーパーソンとなる家族成員を把握し，その訴えをよく聞くことが必要である。家族に治療のスケジュールの全体像を説明し，患者に支援が必要な時期に集中して支援の体制が組めるように促すことも大切である。

治療中には，病原体に感染しやすい時期や出血をおこしやすい時期がある。家族にも副作用についての理解を求め，家族が患者の効果的なセルフケアを促進できるようにかかわることが重要である。

✎ work　復習と課題

❶ 血液・造血器疾患の医療の動向として，おもな悪性腫瘍の罹患率・生存率について説明しなさい。

❷ 造血器腫瘍患者がかかえる身体的問題および心理・社会的問題をまとめ，その援助について述べなさい。

❸ 血液・造血器疾患の患者がかかえる身体的問題をまとめ，その援助について述べなさい。

❹ 血液・造血器疾患の患者がかかえる心理・社会的問題をまとめ，その援助について述べなさい。

第 2 章

血液の機能と造血のしくみ

A　血液の成分と機能

　ヒトの血液の量は，体重1kgあたり約80mLであり，体重50～60kgの成人では約4～5L❶である。

　血液は，心臓のポンプ作用❷によって全身を循環し，組織に酸素や栄養素を運搬している（▶図2-1）。また，組織で発生する二酸化炭素や不要な物質を肺・肝臓・腎臓に運び，体外に排出させるなど，生命の維持に必須の役割を担っている。

　血液は，血管内では液体の状態を保っているが，血管外の物質に接触するとすみやかに固まる性質をもっており，これを凝固とよぶ。また，凝固に関与する因子を凝固因子（血液凝固因子）という。

● 血液の構成成分　血液は細胞成分と液体成分から構成されている。細胞成分は血球（血液細胞）とよばれ，赤血球・白血球・血小板からなる（▶図2-2）。液体成分は血漿❸plasmaとよばれ，ナトリウムイオンやカリウムイオンなどの電解質のほか，アルブミンや凝固因子のフィブリノゲン（▶22ページ）などのタンパク質，糖質，脂質，ビタミンなどの生命維持に必要な成分がとけ込んでいる。

　なお，血液の凝固後にできる上澄みは，血清serumとよばれる。血漿と成分は類似しているが，凝固の際に凝固因子が消費されるため，血清中には凝固因子がほとんど存在しないのがおもな相違点である。

NOTE
❶これは重量にして体重の1/13である。
❷心臓は1分間に，ほぼ全身の血液量に等しい約5Lの血液を送り出している。

NOTE
❸血液に抗凝固剤を入れ，凝固させずに静置したり，遠心分離したりすると血球と血漿が分離できる。

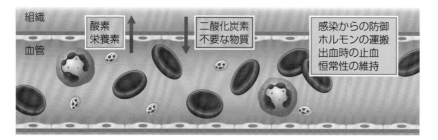

▶図2-1　血液のおもなはたらき

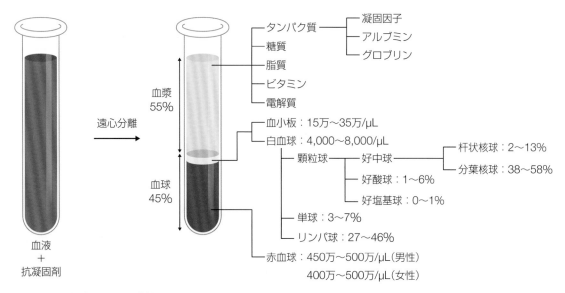

⊚図 2-2　**血液のおもな成分**
血液に抗凝固剤を入れ，遠心分離すると図のように分離できる。

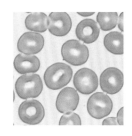

⊚図 2-3　**赤血球**
メイ-ギムザ染色を行ったものである。

1 血球の性状と機能

1 赤血球

　赤血球 red blood cell（RBC）は，直径 7～8 μm❶，厚さ 2 μm 程度の中央部が
くぼんだ円板状の血球である（⊚図 2-3）。血液 1 μL 中に，男性では 450 万～
500 万個，女性では 400 万～500 万個存在する。
　赤血球は核をもたないため，形態を容易に変化させることができ，組織の
末梢の細い血管（毛細血管）を通過するのに都合がよい。また，細胞内に**ヘモ
グロビン**（Hb）を大量に含んでいる。酸素はヘモグロビンに含まれる鉄イオ
ンに結合し，肺から末梢組織へと運搬される。

■ ヘモグロビンの種類
　ヘモグロビンは，ヘム（鉄イオンを含む錯体）とグロビンというタンパク質
からなるヘモグロビン単量体が，4 つ合わさってできている（⊚図 2-4）。ヘ
ムはすべてのヘモグロビンに共通であるが，グロビンは α，β，γ，δ，ε，
ζ の 6 種類が存在することが知られており，ヘモグロビンの性質は，グロビ

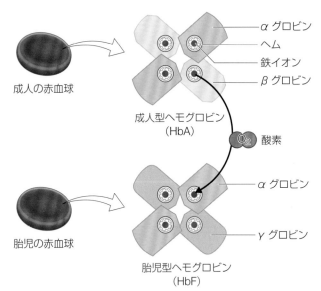

○**図2-4　ヘモグロビンの種類**
酸素はヘモグロビン中の鉄イオンに結合して運搬
される。
HbAよりもHbFのほうが酸素と結合しやすい性
質をもつため，胎盤では酸素が母体から胎児へと
移動する。

ンの組み合わせによって異なる。

　成人では，αとβのグロビンを2つずつもつα2β2型のヘモグロビンが
ほとんどを占めており，これを成人型ヘモグロビン(HbA)とよぶ。胎児で
はαとγが2つずつのα2γ2型の胎児型ヘモグロビン(HbF)が主体で，
HbFはHbAより酸素と結合しやすいため，胎盤にて母親のHbAから胎児
のHbFへ酸素が移動する。このようにして胎児は母親から酸素を得ている。

2 白血球

　白血球[1]leukocyteは，血液1μL中に，4,000〜8,000個程度が存在する。白
血球は顆粒球(好中球・好酸球・好塩基球)，単球，リンパ球に分けられ，い
ずれも生体防御機構を担っている(○図2-2)。

◆ 顆粒球

　顆粒球は，細胞の中に顆粒をもつ白血球であり，顆粒の染色性によって好
中球・好酸球・好塩基球の3つに分けられる。

▌好中球

　好中球は，メイ-ギムザ May-Giemsa 染色[2]で薄いピンク色に染まる好中性
顆粒をもち，顆粒球の大部分を占めている。通常，末梢血ではやや幼若な**杆
状核球**(杆状核好中球)と成熟した**分葉核球**(分葉核好中球)がみられる(○図
2-5-a，b)。感染部位まで移動する遊走能や，細菌を捕食する貪食能をもち，
生体に感染した細菌を消化・殺菌するはたらきをもつ。細菌を処理した好中
球は，死滅した細菌や組織とともに**膿**となる。

　好中球は，血液1μL中に2,000〜5,000/μL程度[3]含まれているが，血液中
とほぼ同数の好中球が脾臓・肝臓内や血管壁にはりついて存在[4]しており，
細菌感染時にはこれらの好中球がただちに血中に動員されることで，すみや
かに好中球数が増加する。

▭NOTE
❶白血球
　血液検査では，白血球数
はWBC(white blood
cell)と略される。

▭NOTE
❷メイ-ギムザ染色
　メイ-グリュンヴァルト
液で染色したあと，ギムザ
染色を行う方法である。
❸好中球は最前線の歩兵部
隊ともいえるきわめて重要
な細胞であり，好中球数が
500/μL以下まで著明に
減少すると，敗血症や難治
性感染症の大きなリスクと
なる。
❹血液中に存在して循環す
る好中球は循環プール，脾
臓・肝臓内や血管壁にはり
ついて存在する好中球は，
辺縁プールとよばれる。血
液検査で測定されるのは循
環プールの白血球である。

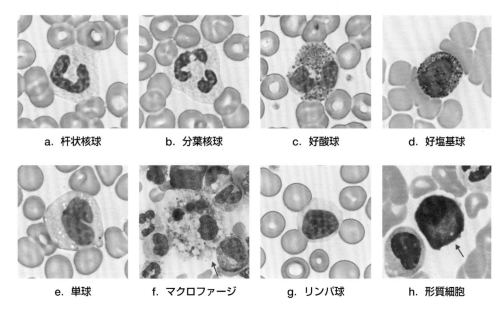

a. 杆状核球　　　　b. 分葉核球　　　　c. 好酸球　　　　d. 好塩基球

e. 単球　　　f. マクロファージ　　　g. リンパ球　　　h. 形質細胞

◖図2-5　白血球
メイ-ギムザ染色を行って観察したものである。

▌好酸球

　好酸球は，酸性色素でオレンジ色に染まる好酸性顆粒をもち，寄生虫感染に対する防御を担う（◖図2-5-c）。そのほか，気管支喘息やアレルギー性皮膚炎，鼻炎などのアレルギー反応の発現にかかわる。

▌好塩基球

　好塩基球は，塩基性色素で黒色に染まる顆粒をもつ（◖図2-5-d）。顆粒内にはヒスタミンやヘパリンなどが含まれており，IgE が関係する抗原抗体反応が発生すると，顆粒内容物が放出され，I型（即時型）アレルギー反応が引きおこされる。

◆ 単球

　単球は，直径13〜21 μm の大型の細胞である（◖図2-5-e）。通常，末梢血の白血球の約3〜7%を占めている。単球は好中球と同様に病原体や異物の貪食能をもち，殺菌能を有する。そのほか，消化した異物の一部を抗原（◖20ページ）として細胞表面に提示する**抗原提示**を行い，異物の情報をリンパ球などのほかの免疫細胞に伝達し，免疫反応を引きおこすのが大きな特徴である（◖21ページ，図2-6）。

　単球は血管内に存在するだけでなく，さまざまな組織に入り込み，そこで樹状細胞やマクロファージに分化する（◖図2-5-f）。これらの細胞も，単球と同様の機能を有している。

◆ リンパ球

　人体には，外部から侵入した病原体や異物を認識して，それらを排除する

機能が備わっている。このはたらきは**免疫応答**とよばれ，中心的な役割を果たしているのが**リンパ球**である（◯図2-5-g）。リンパ球は末梢血の白血球の27〜46％を占め，T細胞（Tリンパ球），B細胞（Bリンパ球），ナチュラルキラー（NK）細胞に分類される。末梢血のリンパ球は，約75％がT細胞，約25％がB細胞で，NK細胞はわずかである❶。

▌T細胞

T細胞は，大きくヘルパーT細胞と細胞傷害性T細胞に分けられる。T細胞上には受容体（T細胞受容体）があり，それぞれのT細胞は異なるT細胞受容体をもっている。免疫反応は，このT細胞受容体によって制御されており，1つのT細胞が1種類の抗原❷に対する反応性を示す。

　①**ヘルパーT細胞**　細胞間伝達物質であるサイトカイン❸を放出して，免疫機能を調整する。マクロファージやB細胞などの免疫系細胞を刺激し，活性化させる（◯図2-6）。このようにしてほかの免疫系細胞を援助することから，**ヘルパーT細胞**とよばれる。

　②**細胞傷害性T細胞**　T細胞には，**細胞傷害性T細胞**とよばれるグループが存在する。これらの細胞はヘルパーT細胞などの刺激を受けて活性化し，標的を直接攻撃することで生体防御に関与する（◯図2-6）。

　なお，ほかに，免疫応答を抑制する制御性T細胞がある。

▌B細胞

B細胞は，外部から侵入した抗原を，T細胞と協調して認識し，分裂・増殖して，形質細胞となって**抗体（免疫グロブリン❹**immunoglobulin〔**Ig**〕）を産生する（◯図2-5-h, 図2-6）。T細胞と同様に，B細胞も細胞上にある受容体（B細胞受容体）で免疫反応が制御されており，1つのB細胞は原則1種類の抗原にしか反応せず，産生される抗体の標的も1種類である。

▌NK細胞

NK細胞は，T細胞やB細胞とは異なり，特異性をもたずに，がん細胞やウイルス感染細胞を見つけしだい，攻撃するはたらきをもつ。

◆ 液性免疫と細胞性免疫

　体内に病原体などの異物が侵入すると，異物はマクロファージに貪食され，消化されたあと，その一部がマクロファージ表面に提示される（◯図2-6）。このマクロファージに，その抗原を認識できる抗原特異的ヘルパーT細胞が接触すると，ヘルパーT細胞は分裂・増殖して活性化する。

● **液性免疫**　活性化したヘルパーT細胞はサイトカインを分泌したり，ほかの免疫細胞と直接接触することで，抗原特異的なB細胞を活性化させる。活性化したB細胞は形質細胞に分化し，その抗原に対する抗体を産生する。このようなB細胞による抗体を介した免疫応答は，**液性免疫**とよばれる。B細胞の一部は免疫記憶細胞に変化して，次回以降に同様の異物が侵入した際に，すみやかに抗体を産生できるように備える。

● **細胞性免疫**　活性化したヘルパーT細胞は抗原特異的な細胞傷害性T細胞を活性化し，標的細胞を攻撃する。このような機構による免疫応答は**細胞**

NOTE
❶通常，リンパ球の種類を形態から区別することはむずかしい。
❷**抗原**　免疫応答を成立させる物質をいう。特定の抗原のみに反応性を示すことを抗原特異性という。
❸**サイトカイン**　細胞が産生する，微量でも強力な生物活性をもつ物質の総称である。

NOTE
❹**免疫グロブリン**　IgG, IgM, IgA, IgD, およびIgEの5種類があり，生体防御などの機能をもつ。

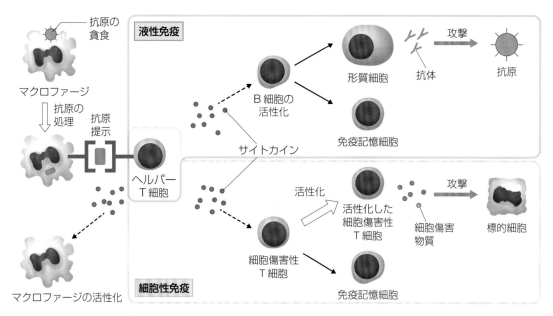

◎**図2-6　液性免疫と細胞性免疫の流れ**

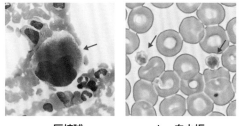

a. 巨核球　　　　b. 血小板

◎**図2-7　巨核球と血小板**
巨核球は骨髄像，血小板は末梢血像
である。巨核球の周囲の赤色の細胞
は赤血球であり，巨核球は非常に大
きいことがわかる。

性免疫とよばれる。そして，細胞傷害性T細胞の一部が免疫記憶細胞に変
化することで，次回の異物侵入時にすみやかに反応できるようになる。なお，
活性化したヘルパーT細胞から放出されるサイトカインはマクロファージ
も活性化する。

● **獲得免疫と自然免疫**　　T細胞やB細胞を介して発動する免疫応答は，特
定の異物の侵入という経験によって発達していくものであり，これを**獲得免
疫**とよぶ。一方で，好中球やマクロファージ，NK細胞などによる生体防御
機能はこのような経験を必要としないため，**自然免疫**とよばれる。

3　血小板

　血小板 platelet は，骨髄中で巨核球の細胞質がちぎれて産生される直径
2〜4 μm の小さな細胞であり，核をもたない（◎図2-7）。次項で述べるよう
に，血管が損傷を受けると血小板は活性化し，損傷部位に粘着してさまざま
な凝固活性化物質を放出して血栓を形成し，次で述べる凝固反応の起点とな
る。

2　止血機構と線溶

　血液は血管を通って全身を循環しているが，血管が破れると血管外へ流出する。これを**出血**とよび，出血による血液の損失を防ぐはたらきを**止血機構**とよぶ（◉図2-8）。

　止血機構は，「血小板による応急的な止血（一次止血）」→「凝固因子がかかわる強固な止血（二次止血）」→「線溶による血栓の消滅」という要素からなりたっている。この過程のどこかが障害されると，止血はうまくいかなくなる。

1　一次止血

　皮下組織にはコラーゲンなどが含まれており，これらは血小板を活性化する物質としてはたらく。血管が破れ，血管外組織に血小板が接触すると，血小板は活性化されて次々に粘着・凝集し，**血小板血栓**とよばれる小さな塊を形成する（◉図2-8-a）。このような初期反応を**一次止血❶**とよぶ。

NOTE
❶この段階の血栓は，血管にあいた穴をとりあえずふさぐというイメージである。

2　二次止血

　血小板血栓は非常にもろく，そのままではすぐにはがれてしまう。強固な止血には，凝固因子による強い止血が必要である。この反応では，最終的に**フィブリン**が形成されて**フィブリン血栓**という強固な血栓ができあがり，止血が完成する（◉図2-8-a）。これを**二次止血❷**とよぶ。

NOTE
❷フィブリンが血小板のかたまりごと傷口をのりづけしてふさぐイメージをするとわかりやすい。

◆　凝固因子による反応

▌凝固因子
　凝固因子には12種類があり，ⅠからⅩⅢまでのローマ数字で名称がつけられている❸（◉図2-8-b）。カルシウムイオン（Ca^{2+}）である第Ⅳ因子以外は，すべてタンパク質である。また，第Ⅰ因子は**フィブリノゲン**，第Ⅱ因子は**プロトロンビン**，第Ⅲ因子は**組織因子** tissue factor（**TF**）と慣用名でよばれることが多い。

　なお，第Ⅱ，Ⅶ，Ⅸ，Ⅹ因子の合成にはビタミンKを必要とするので，この4つはビタミンK依存性凝固因子とよばれる。

NOTE
❸ⅩⅢまであるのに12種類であるのは，Ⅵが欠番となっているからである。

▌凝固活性化の流れ（凝固カスケード）
　二次止血では最終的にフィブリンが生成されるが，1つの因子だけでそれを完了させることはできず，複数の因子がリレーのようにフィブリン産生の指令を伝えていくことで凝固が進行する。これを**凝固カスケード**とよぶ。凝固カスケードには大きく，外因系凝固反応と内因系凝固反応という2つの経路が存在し，途中からは共通の流れになっていく。

●**外因系凝固反応**　組織因子は血管外に存在し，通常は血液と直接接触していない。しかし，外傷によって出血し，組織因子が血液に触れると，組織因子は血中の第Ⅶ因子と複合体を形成し，第Ⅹ因子を活性化する。このよう

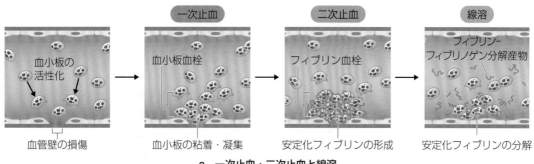

a. 一次止血・二次止血と線溶

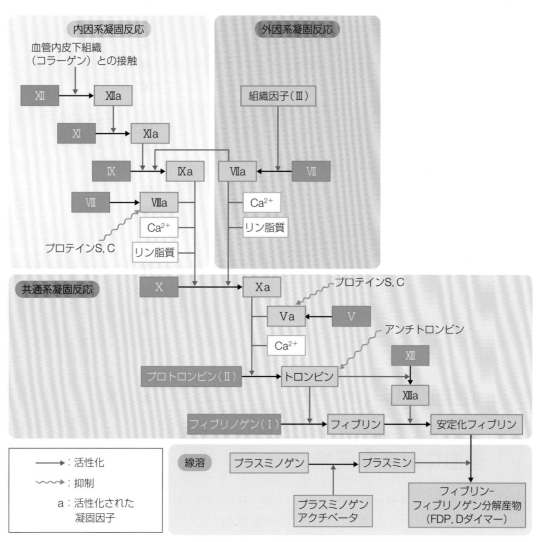

b. 凝固反応と線溶の過程

�}図 2-8　**止血機構と線溶のしくみ**

に, 外傷などの際に組織因子が血液に接触することで凝固カスケードが開始
する経路を**外因系凝固反応**という。

● **内因系凝固反応**　血液がなんらかの異物に接触すると, 第XII因子が活性

化される❶。それに引きつづいて，第XI，第IX，第VIII因子が連続的に活性化
され，第X因子が活性化される。このような第XII因子から始まるカスケード
は**内因系凝固反応**とよばれる。

●**共通系凝固反応**　第X因子以降の凝固カスケードは外因系・内因系で共
通であり，**共通系凝固反応**とよばれる。活性化第X因子によってプロトロン
ビンがトロンビンに変換され，トロンビンがフィブリノゲンをフィブリンに
変換する。産生されたフィブリンは第XIII因子のはたらきによってさらに強固
な安定化フィブリンに変化し，血栓はより頑強なものになる。

NOTE
❶たとえば，血管内皮細胞が破壊され，その下にあるコラーゲンに触れた場合が内因系凝固反応のきっかけになる。

3 線溶

　二次止血によって出血がとまっている間に破れた血管壁の修復が進むが，
修復が完了した部分に血栓が長期間残存すると，今度はそれが血管閉塞の原
因となりうる。そこで，フィブリンを溶解し，血栓を消滅させるためのしく
みも備わっている。このフィブリンを溶解する機構は**線溶**（**線維素溶解**❷）と
よばれる（●図2-8）。

▌線溶の活性化の流れ

　血中には，**プラスミノゲン**という物質が存在する。プラスミノゲンは，**プ
ラスミノゲンアクチベータ** plasminogen activator（**PA**）によって**プラスミン**に
変化❸する。プラスミンは，強力なタンパク質分解酵素（プロテアーゼ）であ
り，プラスミンによってフィブリンが分解される。

●**フィブリン-フィブリノゲン分解産物（FDP）**　分解されたフィブリンは，
さまざまな大きさの分子になり，これは**フィブリン-フィブリノゲン分解産
物** fibrin fibrinogen degradation product（**FDP**）と総称される。第XIII因子によって
つくられた安定化フィブリンが分解されるとDダイマー❹が産生されるが，
DダイマーはFDPの一種である。

NOTE
❷線維素とはフィブリンのことであり，そのフィブリンが溶解する反応が線溶である。

NOTE
❸プラスミンを生成するこの反応は，フィブリン血栓上でおこっている。
❹Dダイマーは産生された血栓量を評価するとくによい指標として臨床現場で用いられている。

B 造血のしくみ

1 造血に必要な要素

　血球をつくり出すことを**造血**という。造血が正常に行われるには，①造
血幹細胞，②造血微小環境，③造血因子の3要素が必要である。

1 造血幹細胞

　すべての血球は，**造血幹細胞** hematopoietic stem cell（**HSC**）からつくられる
（●図2-9）。造血幹細胞は次の2つの性質をあわせもつ。

　①**自己複製能**　分裂してみずからをコピーし，造血幹細胞が枯渇しないよ
う維持する能力である。

　②**多分化能**　必要に応じてさまざまな血球に分化する能力である。

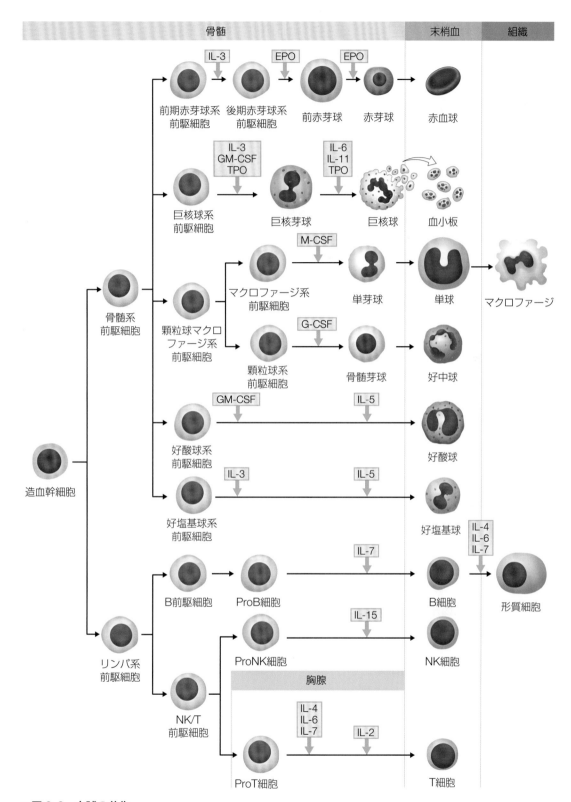

◦図 2-9　血球の分化

血球の分化は階層構造をなしている。造血幹細胞はすべての血球に分化できるが，分化が進むにつれて単一の系列への分化能しかもたない前駆細胞になっていく。その前駆細胞が分裂して増殖しながら，数段階の分化を経て形態的な特徴が明確になっていき，成熟した血球にいたる。

　この2つの能力のおかげで，ヒトは一生にわたって血球の産生を維持することができる。通常，成人では造血幹細胞は骨髄内にのみ存在するが，胎児では胎盤内・臍帯血内にも多くの造血幹細胞が存在する。

2　造血微小環境

　造血幹細胞は骨髄の外に出ると，ただちに分化を開始し，最終的には寿命を迎えて死滅する。このことは，骨髄の中に造血幹細胞を未分化のまま維持する特別な環境が存在することを示しており，この環境を**造血微小環境**とよぶ。造血微小環境の全体像は現在でも完全には解明されていない[❶]が，血管内皮細胞や骨芽細胞などのさまざまな細胞が造血幹細胞と相互作用して，未分化性を維持していると考えられている。なお，これらの造血微小環境を構成する細胞を**造血支持細胞**という。

　一方，造血微小環境は，造血幹細胞が分化する過程にも影響を与えており，次で述べる造血因子も造血微小環境を構成する因子の1つである。

3　造血因子

　造血幹細胞の維持・増殖，そして各種の血球への分化には，造血支持細胞などから産生されるサイトカインが必要である。サイトカインのうち，とくに造血に作用するものは**造血因子** hematopoietic factor とよばれ，さまざまな造血因子が巧妙に作用して，血球の産生を調節している。

　代表的な造血因子としては，赤血球産生に必要な**エリスロポエチン** erythropoietin（**EPO**），顆粒球系細胞の産生に必要な各種の**コロニー刺激因子** colony-stimulating factor（**CSF**），血小板の産生に必要な**トロンボポエチン** thrombopoietin（**TPO**）がある。CSF には，**顆粒球コロニー刺激因子**（**G-CSF**[❷]），**マクロファージコロニー刺激因子**（**M-CSF**[❷]），**顆粒球マクロファージコロニー刺激因子**（**GM-CSF**[❷]）がある。

　その他，**インターロイキン**[❸]interleukin（**IL**）や**造血幹細胞因子** stem cell factor（**SCF**）などが，造血幹細胞の維持や増殖，分化にかかわる。

　一方，**腫瘍増殖因子** tumor growth factor（**TGF**）-β やインターフェロン

NOTE

❶造血微小環境が完全に解明されれば，その環境を人工的につくり出すことで，造血幹細胞を維持・増幅し，目的の細胞に分化させることが可能になる。そのため，世界各国で研究が進められている。

NOTE

❷GとMはそれぞれ，顆粒球 granulocyte，マクロファージ macrohphage の頭文字と対応している。

❸**インターロイキン**
IL-1，3，6，11などが造血にかかわるインターロイキンとして重要である。

---

plus	**造血因子を用いた治療**

　人工的に合成することが可能になった造血因子の一部は，造血因子薬（●68ページ）として使用されている。たとえば，G-CSF は好中球の産生を促進するため，G-CSF 製剤が抗がん薬投与後の好中球減少症の治療に用いられ，患者が感染症を引きおこすリスクの低減に役だっている。

　また，慢性腎臓病では，赤血球寿命の短縮などで赤血球数が減少傾向となるが，エリスロポエチンの産生が障害されているため，赤血球数の回復に必要な量のエリスロポエチンをつくることができず，その結果，貧血がおこる（腎性貧血，●83ページ）。そのため，腎性貧血患者では，エリスロポエチンを補充するためにエリスロポエチン製剤が投与される。

interferon（**IFN**）-γ など，造血を抑制するサイトカインもある。

2 血球の分化

　造血幹細胞は分化をはじめると，最初に骨髄系前駆細胞とリンパ系前駆細胞に分かれる（◎図 2-9）。その後，さまざまな造血因子の作用を受けながら，骨髄系前駆細胞は赤血球・血小板・顆粒球・単球へ，リンパ系前駆細胞はリンパ球に分化する。

1 赤血球の産生

　赤血球は，骨髄系前駆細胞からつくられる。骨髄系前駆細胞は複数の造血因子のはたらきを受けて，前期赤芽球系前駆細胞に分化する（◎図 2-10）。前期赤芽球系前駆細胞は，エリスロポエチン（EPO）の刺激を受けて分裂を繰り返し，数を増やすとともに，分化を進行させて赤血球になる。

　多染性赤芽球とよばれる段階まで分化が進むと，ヘモグロビンの合成がはじまる。そしてヘモグロビン合成が十分に行われる段階まで進行すると，正染性赤芽球とよばれるようになる。なお，正染性赤芽球までは核をもつが，その後，核は細胞外に排出されて無核の**網赤血球** reticulocyte となり，この網赤血球の段階で骨髄から末梢血中に出ていく。網赤血球は細胞内に残ったRNA が網状に見えるためにその名があるが，1～2 日程度で消失し，成熟赤

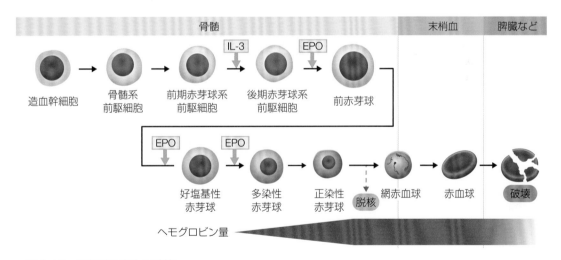

◎**図 2-10　赤血球の産生と破壊**

---

column　エリスロポエチンによる赤血球産生の調節

　エリスロポエチンは，腎臓の尿細管周囲の間質にある線維芽細胞でつくられる。エリスロポエチンの産生は，貧血や心臓・肺の疾患などにより，腎間質の酸素濃度が下がると促進される。

血球となる。

　赤血球の寿命は約120日であり，老化した赤血球はおもに脾臓に存在するマクロファージに貪食され，一生を終える。貪食された赤血球のヘモグロビンはマクロファージ内でヘムとグロビンに分離され，ヘムは最終的にビリルビンに代謝される。

　なお，赤血球が寿命を迎える前に病的に破壊されることを**溶血**❶という。

NOTE
❶溶血
　生理学では赤血球の正常な破壊を含めて溶血という。

2 好中球・単球の産生

● **好中球の産生**　好中球は，骨髄系前駆細胞からつくられる。骨髄系前駆細胞にさまざまな造血因子がはたらくことで分化が進むと，**骨髄芽球**myeloblast❷になる（○図2-11）。骨髄芽球がさらに分化すると，メイ-ギムザ染色やライト-ギムザ染色で濃紺〜紫に染まる顆粒（アズール顆粒）を多数もつ前骨髄球になる。前骨髄球はさらに，骨髄球，後骨髄球の段階を経て，杆状核球，分葉核球となる。通常はこの杆状核球と分葉核球が，好中球として末梢血中に出現する。好中球の成熟は顆粒球コロニー刺激因子（G-CSF）によって促進される。

NOTE
❷この段階まで分化が進むと，顕微鏡で容易に見分けられるようになる。

　なお，顆粒球系細胞❸は細胞内に**ミエロペルオキシダーゼ**myeloperoxydase（**MPO**）という抗菌酵素をもつため，MPO染色という手法を用いて同定することができる。

● **単球の産生**　単球は，顆粒球系細胞への分化の途中から，**単芽球**monoblast が分岐してつくられる。単芽球はマクロファージコロニー刺激因子（M-CSF）の刺激を受けて成熟し，単球となり末梢血中に出現する。

NOTE
❸顆粒球系細胞
　骨髄芽球から分葉核球までの細胞を総称してこのようによぶ。

　単球はさまざまな組織に入り込むことができ，組織内で最終形態であるマクロファージに分化する。単球系細胞の同定には，その特徴的な形態の確認のほかに，エステラーゼ染色が用いられる。

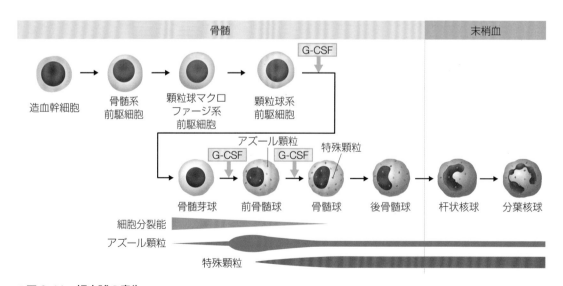

○図2-11　好中球の産生

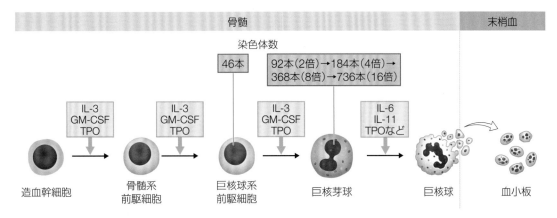

◉図 2-12　血小板の産生

3　血小板の産生

　血小板も，骨髄系前駆細胞からつくられる（◉図 2-12）。骨髄系前駆細胞が，巨核球系前駆細胞，巨核芽球へと分化していく。巨核芽球はほかの血球とは異なり，DNA の合成を行うが，細胞分裂はおこらない。そのため，巨核芽球は成熟の過程で，染色体数が 46 本，92 本（2 倍），184 本（4 倍），368 本（8 倍），736 本（16 倍）と倍々に増加していく。

　184 本以上の染色体をもつ巨核芽球は，**巨核球** megakaryocyte へと分化する。巨核球は，その名の通り巨大な核❶をもつ大きな細胞で，巨核球の細胞質がちぎれることで産生されるのが血小板である。

　これらの過程にはさまざまなサイトカインが関係しているが，そのなかでもトロンボポエチン（TPO）が重要であり，血小板産生の全過程に関与している。

4　リンパ球の産生

● **B 細胞の産生**　B 細胞は，骨髄内でリンパ系前駆細胞から，ProB 細胞，PreB 細胞を経て成熟 B 細胞へと分化してつくられる（◉図 2-13）。成熟 B 細胞は骨髄を出て，リンパ節や脾臓に移動し，一部は末梢血を循環する。成熟 B 細胞の一部は，IL-6 などのサイトカインによって**形質細胞** plasma cell となり，抗体産生の役割を担う。

● **T 細胞・NK 細胞の産生**　T 細胞もリンパ系前駆細胞からつくられる（◉図 2-13）。成熟まで骨髄内にとどまる B 細胞とは異なり，T 細胞は分化早期である ProT 細胞の段階で骨髄を出て，胸腺に移動し，そこで適切な細胞のみが選択❷され，成熟 T 細胞へと分化する。成熟 T 細胞は，成熟 B 細胞と同様に，リンパ節や脾臓に移動し，一部は末梢血を循環する。

　NK 細胞は T 細胞と共通の前駆細胞（NK/T 前駆細胞）から分化する。

● **B 細胞・T 細胞における遺伝子再構成**　B 細胞および T 細胞は，成熟の過程で遺伝子の組換えをおこす。この組換えは**遺伝子再構成**とよばれ，組換

□ NOTE
❶核は複雑に分葉しており，細胞も大型であることから，顕微鏡で容易に見分けることができる。

□ NOTE
❷胸腺において，免疫反応の弱い T 細胞と，自己の組織に反応する T 細胞が排除される。

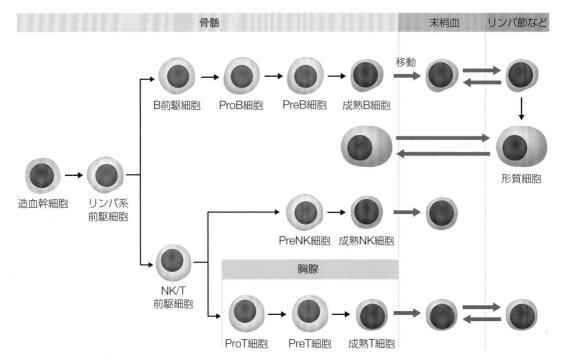

◎**図 2-13　リンパ球の産生**

えの結果, B細胞のつくる免疫グロブリンや, T細胞の受容体の抗原認識部
位は細胞ごとに異なったものになる。1個のB細胞やT細胞が認識できる
抗原は1種類のみであるが, 認識する抗原の異なるリンパ球が大量に存在す
れば, ほとんどすべての抗原に対して反応できるようになる。

　体内に病原体などの抗原が侵入すると, その抗原に反応できるリンパ球が
増殖し, 抗体産生などの免疫反応が亢進することで, ヒトは感染症などから
身をまもっている。

✍ work　復習と課題

❶ 血液のおもな機能はなにかを説明しなさい。

❷ 赤血球の機能について述べなさい。

❸ 白血球の種類とその機能について述べなさい。

❹ 血小板の機能について述べなさい。

❺ 凝固因子による血液凝固の機序を説明しなさい。

❻ 血球の分化に影響を及ぼす代表的な造血因子をあげなさい。

❼ 造血幹細胞から赤血球・白血球・血小板が産生される流れを説明しなさい。

第 3 章

症状・身体所見と
その病態生理

本章の目標	□ 血液・造血器疾患でみられるおもな症状・身体所見について学習する。
	□ 貧血の症状や分類，その原因と病態生理，患者に行われる診察の要点を学習する。
	□ 患者の発熱時の留意点と，患者に行われる診察の要点を学習する。
	□ リンパ節腫脹・脾腫の原因と病態生理，患者に行われる診察の要点を学習する。
	□ 出血傾向・血栓傾向の原因と病態生理，患者に行われる診察の要点を学習する。

　血液・造血器疾患では，さまざまな症状や身体所見(症候)がみとめられる。ここでは，血液・造血器疾患でみとめられる代表的な症候を取り上げ，その病態生理と原因となる疾患，患者へのケアにあたって留意すべきポイントを解説する。

A　貧血

1　定義と病態生理

　貧血 anemia とは，血液中のヘモグロビン濃度あるいは赤血球数が低下した状態を示す病態名である。血液中のヘモグロビン濃度の正常値は年齢や性別によってやや異なるが，一般には貧血の診断基準として，世界保健機関(WHO)による男性 13 g/dL 以下，女性 12 g/dL 以下を用いる❶。

─NOTE
❶そのため，貧血の診断には血液検査が必要である。

◆ 貧血時にみられる症状

　貧血に陥ると，末梢組織への酸素供給が低下し，その際に生体は組織への酸素供給量を増やすように代償反応をおこす。したがって貧血では，組織の酸素欠乏による症状と，酸素欠乏を代償するための生体反応に伴う症状の2種類がみとめられる(◉図 3-1-a)。

　①組織の酸素欠乏による症状　酸素欠乏による症状は，酸素需要の大きい脳や筋肉，心臓に出現しやすい。脳の酸素欠乏では頭痛やめまい，耳鳴が，

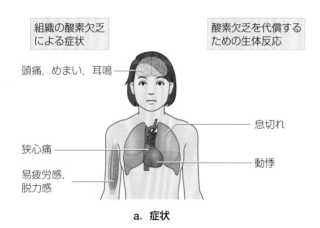

a. 症状　　　　　　　　　　　　b. 身体所見

◉図 3-1　貧血でみとめられる症状と身体所見

筋肉の酸素欠乏では易疲労感や脱力感がみとめられる。心臓に虚血性変化を
もつ患者などでは，貧血による酸素欠乏の影響を受けやすく，狭心痛がみと
められる。

　②酸素欠乏を代償するための生体反応による症状　酸素欠乏時には酸素
供給を増やすために呼吸数が増加[1]し，心拍数や心拍出量の増加がみとめら
れる。それに伴って息切れや動悸が自覚される。

◆ 貧血時にみられる身体所見

　貧血時の身体所見の特徴として，血液中のヘモグロビン濃度が減少すると
血液の赤みが減少し，その影響で眼瞼結膜が蒼白化することがあげられる
（◐図3-1-b）。その他，貧血が高度の場合には口腔粘膜や皮膚の蒼白化もみ
とめられる。また，心拍出量の増加に伴って，頸静脈コマ音や収縮期心雑音
がみとめられることもある。

● 頸静脈コマ音　鎖骨上窩で聴取される持続性のやわらかい雑音である。
静脈内の血流速度の増大と，血液粘稠度の減少によって生じる。

2 貧血の原因となる疾患

　貧血には，血中ヘモグロビン濃度を低下させる原因疾患が必ず存在する。
原因にはさまざまなものがあるが，① 赤血球産生の低下，② 赤血球破壊の
亢進（溶血），③ 赤血球の喪失の大きく3つに分けられる（◐表3-1）。溶血に
よる貧血は溶血性貧血（◐89ページ）とよばれる。

◐表3-1　原因による貧血の分類

原因		疾患などの例
赤血球産生の低下	血球自体の異常	・骨髄異形成症候群 ・急性白血病 ・鉄芽球性貧血 ・サラセミア
	骨髄における造血環境の異常	・再生不良性貧血 ・赤芽球癆 ・骨髄線維症
	造血に必要な材料や造血因子の不足	・鉄欠乏性貧血 ・巨赤芽球性貧血（ビタミンB_{12}・葉酸欠乏） ・腎性貧血（エリスロポエチン欠乏）
赤血球破壊の亢進 （溶血性貧血）	赤血球自体の異常	・遺伝性球状赤血球症 ・発作性夜間ヘモグロビン尿症 ・サラセミア
	自己免疫の異常	・自己免疫性溶血性貧血 ・寒冷凝集素症
	機械的な赤血球の破壊	・播種性血管内凝固症候群（DIC） ・血栓性血小板減少性紫斑病（TTP） ・脾機能亢進症[1)] ・人工血管・人工弁による赤血球破壊
赤血球の喪失		・出血

1)赤血球の破壊だけでなく，脾臓での赤血球貯蔵量の増加も貧血の原因となる。

◉表3-2 赤血球指数の計算式および基準値と分類

指数	指数の意味	計算式	基準値と分類
平均赤血球容積(MCV)	赤血球1個の大きさ	$\dfrac{Ht(\%)}{RBC(10^6/\mu L)}\times10$	基準値:80〜100 fL 80 fL 未満は小球性,80〜100 fL は正球性,100 fL をこえると大球性と分類される。
平均赤血球ヘモグロビン量(MCH)	赤血球あたりのヘモグロビン量	$\dfrac{Hb(g/dL)}{RBC(10^6/\mu L)}\times10$	基準値:29〜35 pg
平均赤血球ヘモグロビン濃度(MCHC)	赤血球中のヘモグロビン濃度	$\dfrac{Hb(g/dL)}{Ht(\%)}\times100$	基準値:30〜35% 30%未満は低色素性,30〜35%は正色素性と分類される。

Ht=ヘマトクリット,Hb=ヘモグロビン,RBC=赤血球数,fL=10^{-15} L,pg=10^{-12} g

◉表3-3 赤血球指数による貧血の分類

貧血の分類	病態の例
小球性低色素性貧血	• 鉄欠乏性貧血 • 慢性疾患に伴う貧血 • サラセミア • 鉄芽球性貧血
大球性正色素性貧血	• 巨赤芽球性貧血(ビタミン B_{12} 欠乏,葉酸欠乏) • 骨髄異形成症候群 • 肝機能障害・甲状腺機能低下症に伴う貧血
正球性正色素性貧血[1]	• 再生不良性貧血 • 赤芽球癆 • 急性白血病・骨髄異形成症候群・多発性骨髄腫・悪性リンパ腫に伴う貧血 • 自己免疫性溶血性貧血 • 発作性夜間ヘモグロビン尿症 • がんの骨髄転移に伴う貧血 • 急性の出血に伴う貧血 • 腎性貧血

1)これらの貧血は軽度の大球性貧血を呈することもある。

　貧血の鑑別には,赤血球の大きさを意味する**平均赤血球容積** mean corpuscular volume(**MCV**)と,骨髄内での赤血球産生の程度を反映する網赤血球数(◉46ページ)が手がかりになる(◉表3-2,3)。また,MCV,**平均赤血球ヘモグロビン量** mean corpuscular hemoglobin(**MCH**),**平均赤血球ヘモグロビン濃度** mean corpuscular hemoglobin concentration(**MCHC**)を赤血球指数といい,貧血は MCV や MCHC などによって分類される。

● **赤血球指数による貧血の分類**　なんらかの原因でヘモグロビン合成が低下すると,赤血球は小さくなり,ヘモグロビン濃度が低下する。これを**小球性低色素性貧血**といい,MCV と MCHC の低下がみられる。また,赤血球が大きくなる**大球性正色素性貧血**では,MCV が上昇する。赤血球の大きさやヘモグロビン濃度が正常範囲にある場合は**正球性正色素性貧血**に分類される。

3 貧血患者に行われる問診

　貧血の原因となる病態は,症状の進行具合によってある程度予想すること

ができる。そのため貧血が疑われる患者には，症状がいつごろから出現し，どのように進行したのか，現在の程度はどうなのかが問診される。

　たとえば，急性の出血などで急速に貧血が進行した場合は，ヘモグロビン濃度がそれほど下がらなくても急速で強い症状を訴えることが多いが，貧血がゆっくりと慢性的に持続した場合は，ほとんど無症状であることも多い。貧血と診断されているにもかかわらず症状を訴えない場合には，階段昇降時の息切れなど，身体に負荷がかかる状況での症状の有無が判断材料となる。

　また，起立性低血圧にともなう「立ちくらみ」を「貧血」として訴える患者もおり，注意を要する。患者が「貧血がある」と表現した場合には，「病院や健診の血液検査で貧血があるといわれたことがありますか。」という質問をして，その内容を確かめるとよい。

B　発熱

1　定義と病態生理

　一般的に，体温が37℃以上の状態を**発熱** fever とよぶ。白血球減少を伴う血液・造血器疾患では，免疫能の低下により感染症を合併し，しばしば発熱がみとめられる。また，白血病や悪性リンパ腫などの腫瘍性疾患では，腫瘍細胞に起因するさまざまな免疫反応によって無菌性発熱がみられることも多く，これを**腫瘍熱**という。

　好中球数が500/μL 未満で発熱をみとめた状態は，**発熱性好中球減少症** febrile neutropenia（**FN**）とよばれる（●96ページ）。

2　発熱患者に行われる診察

　好中球減少症やリンパ球減少症（●97ページ）などを発症し，免疫抑制状態にある患者では，病原体の感染による発熱は命にかかわる事態である。したがって，発熱患者の診察では，その原因が病原体によるものか，それ以外の免疫反応に伴うものか見きわめることが重要になる。

　そのためには，発熱の経過や発熱以外の臨床症状を収集する。さらに血液検査や細菌・ウイルス学的検査を行って，原因を特定する。

C　リンパ節腫脹

1　定義と病態生理

　リンパ節には，リンパ球やマクロファージなどの免疫細胞が常在しており，異物の侵入や炎症性疾患によってこれらの細胞が活性化することで，リンパ節が腫大する。また，リンパ球が腫瘍化した悪性リンパ腫（●121ページ）で

◖**表3-4　リンパ節腫脹のおもな原因**

分類	原因	
感染症	細菌・真菌	黄色ブドウ球菌などの化膿性細菌，結核菌，梅毒トレポネーマなど
	ウイルス	EBウイルス，サイトメガロウイルスなど
	原虫・寄生虫	トキソプラズマなど
炎症性疾患	・自己免疫疾患（全身性エリテマトーデス〔SLE〕，関節リウマチ，皮膚筋炎など） ・亜急性壊死性リンパ節炎 ・サルコイドーシス	
悪性腫瘍	・悪性リンパ腫 ・固形腫瘍（がん）の転移	

◖**表3-5　触診によるリンパ節腫脹の鑑別**

原因	自発痛・圧痛	かたさ	可動性	表面性状
正常	なし	やわらかい	あり	なめらか
感染症	あり	比較的やわらかい	あり	なめらか
悪性リンパ腫	なし	弾性硬	あり	なめらか
固形腫瘍（がん）の転移	なし	かたい	少ない	不整

は，腫瘍細胞の増殖によってリンパ節が腫大する。

　このようにしてリンパ節が腫大した状態を**リンパ節腫脹** lymphadenopathy という。リンパ節は正常でもやや大きくなることはあるが，成人では1cm以上になることはまれであり，通常1cm以上の大きさのものがリンパ節腫脹と判断される。ただし，小児では正常でもリンパ節が1cm前後になる場合がある。

　なお，リンパ節は固形腫瘍❶（がん）が転移するときの経路にもなっているため，転移の際にもリンパ節腫脹がしばしばみとめられる（◖表3-4）。

2　リンパ節腫脹の患者に行われる診察

　前述のように，リンパ節腫脹の原因はおもに感染症，悪性腫瘍，炎症性疾患であり，これらの鑑別が重要である。鑑別には触診による所見と問診が役にたつ。

◆ リンパ節の触診

　リンパ節の触診は，① 自発痛・圧痛の有無，② かたさ，③ 可動性，④ 表面性状の4つに注意して行われる（◖表3-5）。とくに痛みの有無は重要であり，自発痛や圧痛がみとめられる場合は，感染が原因である可能性が高い。

● **感染症によるリンパ節腫脹**　感染症では，圧痛があり，比較的やわらかく，可動性があって表面のなめらかなリンパ節腫脹がみとめられる。

● **悪性リンパ腫によるリンパ節腫脹**　悪性リンパ腫によるリンパ節腫脹は，圧痛を伴わず，かたさは弾性硬❷，可動性があり表面はなめらかであること

NOTE

❶固形腫瘍
　臓器に発生するがんは，血液に発生するがんと特徴が異なることから，臨床でとくに区別する際には固形腫瘍と総称されている。

NOTE

❷弾性硬
　おもちゃの「スーパーボール」を少しやわらかくした程度のかたさである。

が一般的である。

● **固形腫瘍の転移によるリンパ節腫脹**　固形腫瘍の転移では，圧痛はなく，かなりかたいリンパ節がみとめられ，これらは周囲と癒着（ゆちゃく）して可動性が少なく，表面は不整であることが多い。

　リンパ節腫脹の鑑別には，どの範囲のリンパ節が腫大しているかの確認も重要である。身体の表面から診察可能なリンパ節❶は，耳介付近，頸部（けい），顎（がく）下（か），鎖骨付近，腋窩（えきか），鼠径部（そけい）のものであり，診察時にはこれらのリンパ節をていねいに診察し，腫脹が全身性なのか局所性なのかを判断する。

　全身性にリンパ節腫脹がみとめられる場合は，悪性リンパ腫や全身性の炎症性疾患である可能性が高い。なお，リンパ節は縦隔や腹腔内など触診できない部位にも存在するため，リンパ節腫脹の確認には，触診に加えてコンピュータ断層撮影（CT）や超音波検査などの画像検査を併用する。

◆ **性状・経過に関する問診**

　問診では，リンパ節腫脹の性状と経過を把握することが重要になる。いつ，どのようなきっかけで気づいたのか，腫脹しているリンパ節の大きさや数，腫脹部位の変化，痛みの有無などについての問診で，経過が確認される。また，感染症かどうかを判断するうえで，発熱やほかの局所症状があるかも重要な問診事項である。

NOTE

❶身体の表面から診察できるリンパ節を総称して表在リンパ節とよぶ。それに対して，触診できない部位のリンパ節は，深部リンパ節とよばれる。

D　脾腫

1　定義と病態生理

　脾臓には，リンパ球やマクロファージなどの免疫細胞が多数常在する。このことから，脾臓はリンパ節と同様に生体防御の役割をもっている。

　脾臓がなんらかの原因で大きくなった状態が**脾腫** splenomegaly であり，腫大の原因は大きく，① 造血器腫瘍，② 溶血性貧血，③ 門脈圧亢進症❷，④ 感染症・炎症の 4 つに分けられる（◯表 3-6）。

　脾臓は生体防御機能だけでなく，赤血球や血小板をたくわえ，破壊する機

NOTE

❷**門脈圧亢進症**

　肝臓の疾患や門脈系の血行動態の異常により，門脈圧が異常に亢進した状態をいう。

◯**表 3-6　脾腫をきたす疾患**

原因	疾患
造血器腫瘍	慢性骨髄性白血病，原発性骨髄線維症[1]，悪性リンパ腫，急性白血病
溶血性貧血	自己免疫性溶血性貧血，サラセミア
門脈圧亢進症	肝硬変，特発性門脈圧亢進症（バンチ症候群），うっ血性心不全
感染症・炎症	マラリア，結核，梅毒，サルコイドーシス，全身性エリテマトーデス（SLE）

1）肋骨弓下 10 cm 以上にわたり脾臓を触知する場合など，高度な腫大（巨脾）をみとめることがある。

能ももっているため，脾腫をきたすと大量の赤血球や血小板が脾臓に貯留したり，捕捉・破壊されたりすることになり，血球減少がみとめられる。この状態は**脾機能亢進症**とよばれる。

1 造血器腫瘍 造血器腫瘍のうち悪性リンパ腫では，腫瘍化したリンパ球が増殖して脾臓が大きくなることがある。慢性骨髄性白血病や急性白血病では，白血病細胞が脾臓内に浸潤し，脾腫をきたすこともある。また，脾臓には不完全ながら造血能が備わっている。そのため，骨髄の線維化のために骨髄で造血ができなくなる骨髄線維症では，脾臓での代替造血がおこり，脾腫がみとめられる。この病態は**髄外造血**とよばれる。

2 溶血性貧血 自己免疫性溶血性貧血（●91ページ）では，大量の赤血球が自己抗体の攻撃を受け，脾臓内のマクロファージによって処理されるため，脾臓の体積が増大し脾腫がみとめられる。また，サラセミア（●93ページ）などの先天性溶血性貧血でも，多数の赤血球が脾臓で破壊されるため脾臓が増大する。

3 門脈圧亢進症 肝硬変や門脈閉塞などによって門脈の圧力が高くなると，門脈につながる脾静脈の圧力も増大し，脾臓がうっ血し，腫大して脾腫が発生する。

4 感染症・炎症 脾臓はリンパ節と同様に，感染症における免疫反応の場となる。そのため，マラリア・結核・梅毒などの一部の感染症では脾腫をきたすことがある。

2 脾腫の患者に行われる診察

通常，脾臓は肋骨内におさまっているが，腫大すると肋骨下縁からはみ出してくる。そのため，触診では，左季肋部の肋骨下縁に手をあてて，脾臓が触知されるかを確認する。

脾臓を診察する際は，右を下にした横臥位（おうがい）にすると触知しやすい。脾腫の確定診断には腹部超音波検査やCTなどの画像診断法❶を用いるが，正常の約3倍以上に大きくなった脾腫は触診でも確認可能である。

NOTE
❶脾腫の画像診断
長軸で10cm以上の場合に脾腫と診断される。

E 出血傾向

1 定義と病態生理

止血機構になんらかの異常が発生し，止血が障害された状態を**出血傾向** bleeding tendency（出血性素因）という。出血の原因には，①血管壁の異常，②血小板の異常，③凝固因子の異常の3つがあげられ，出血部位は皮膚，粘膜，臓器内，関節内など多岐にわたる（●表3-7）。一般に皮膚内の出血を**皮下出血**あるいは**紫斑**（しはん）とよび，3mm以内の小さなものは**点状出血**，それ以上のものは**斑状出血**（はんじょう）とよばれる。

○表3-7　出血傾向の原因とおもな疾患

原因			おもな疾患など
血管壁の異常			アレルギー性紫斑病，遺伝性出血性毛細血管拡張症など
血小板の異常	血小板減少症	骨髄での産生低下	再生不良性貧血，急性白血病，骨髄異形成症候群，全身性エリテマトーデス（SLE），化学療法による骨髄抑制など
		末梢での破壊亢進	免疫性血小板減少症(ITP)，播種性血管内凝固症候群(DIC)，血栓性血小板減少性紫斑病(TTP)，溶血性尿毒症症候群(HUS)など
		血小板の分布異常	脾腫
	血小板機能異常症		血小板無力症，抗血小板薬（アスピリンなど）
凝固因子の異常			血友病（先天性・後天性），播種性血管内凝固症候群(DIC)，肝硬変，ビタミンK欠乏症（閉塞性黄疸や抗菌薬による），抗凝固薬（ワルファリンカリウムなど）

◆ 血管壁の異常

　血管壁になんらかの異常が生じ，もろくなると出血しやすくなる。原因としては，アレルギー性紫斑病（○plus）と遺伝性出血性毛細血管拡張症（オスラー病）が代表的である。

◆ 血小板の異常

　血小板の数が減少したり，機能が低下したりすると，血小板による止血（一次止血）が障害されるため，出血しやすくなる。一般的に，血小板が原因の出血では，皮下出血や粘膜出血などの浅い部位の出血をみとめる。
● **血小板の減少**　血小板数が10万/μL以下の状態を**血小板減少症**とよぶ。臨床的には血小板数が5万/μL以上あれば出血傾向をみとめることは少ないが，1万〜2万/μL以下になると出血傾向が明確になるため，経過に注意する必要がある。血小板減少の原因は，① 白血病や再生不良性貧血などによる骨髄での産生低下，② 播種性血管内凝固症候群（DIC，○141ページ）や免疫性血小板減少症（○135ページ）などによる末梢での血小板の消費や破壊の亢進，③ 脾腫によっておこる血小板の分布異常に分けられ，これらは骨髄検査や画像検査を含めた各種検査で鑑別される。

plus	**アレルギー性紫斑病（IgA血管炎，ヘノッホ-シェーンライン紫斑病）**

　アレルギー性紫斑病（IgA血管炎，ヘノッホ-シェーンライン紫斑病）は，アレルギー性の血管炎によって細小血管の抵抗性が減弱，血管透過性が亢進し，周辺組織への出血をきたす疾患である。全身の毛細血管に炎症が発生し，血管壁がもろくなって皮下出血（紫斑）が出現する。
　小児に好発し，感冒症状のあと，点状出血・関節痛・腹痛・血尿などの症状とともに急激に発症する。基本的に安静と対症療法で対応するが，副腎皮質ステロイド薬を用いることもある。出血は数週間で自然軽快し，予後は良好である。

● **血小板の機能異常**　先天性疾患の血小板無力症や，抗血小板薬❶の内服時には血小板機能が抑制され，出血傾向がみとめられる。これらを総称して**血小板機能異常症**（◐139ページ）という。診察の際には，出血歴を含めたこれまでの病歴や内服薬についての十分な問診が必要となる。

NOTE
❶抗血小板薬
　代表例にはアスピリンなどの非ステロイド性抗炎症薬（NSAIDs）がある。

◆ 凝固因子の異常

　凝固因子の異常では，二次止血が障害されて出血しやすくなる。凝固因子が原因となる出血では，皮下出血のほかに，筋肉内出血や関節内出血などの深部出血もきたすのが特徴である。

　凝固因子の欠乏による出血傾向がみとめられる代表的疾患としては血友病（◐139ページ）がある。そのほか，肝硬変やDIC，ビタミンK欠乏症，閉塞性黄疸による出血傾向，抗凝固薬に起因する出血傾向がよくみられる。

凝固因子の異常の原因

● **凝固因子の産生の低下**　凝固因子のほとんどは肝臓で合成されるため，肝硬変などで肝臓での物質合成能が著しく低下すると，多くの凝固因子が不足する。

　また，ビタミンK依存性凝固因子である第Ⅱ因子（プロトロンビン），第Ⅶ因子，第Ⅸ因子，第Ⅹ因子は，ビタミンK欠乏症によって合成が低下し，凝固障害がみとめられる（◐plus）。

● **凝固因子の消費の亢進**　DICでは，凝固カスケード（◐22ページ）が過度に活性化し，凝固因子の消耗・枯渇をまねくために凝固因子が不足する。

欠乏している凝固因子の同定

　欠乏している凝固因子の同定には，プロトロンビン時間（PT，◐48ページ）と活性化部分トロンボプラスチン時間（APTT，◐49ページ）の測定が有用である（◐図3-2）。

　1 PTとAPTTがともに延長する場合　第Ⅹ因子以降の共通系あるいは凝固系全体に障害が発生していると判断され，原因として肝硬変などの合成障害，DICによる凝固因子の消費，抗凝固薬の使用が考えられる。

　2 PTのみが延長する場合　外因系凝固反応の異常が示唆されるが，実際には肝障害が原因であることが多い。

　3 APTTのみが延長する場合　内因系凝固反応の障害であり，第Ⅷ因子欠乏による血友病Aや第Ⅸ因子欠乏による血友病Bが第一に疑われる❷。

NOTE
❷まれではあるが，がん患者や手術後の患者において，第Ⅷ因子に対する抗体が突如産生され，先天性血友病と同様の病態が発生することがある。これは後天性血友病とよばれるが，その場合もAPTTのみが延長する。

plus	**ビタミンKの欠乏**
	ビタミンKの欠乏の要因には複数のものがある。ビタミンKは脂溶性ビタミンであるため，腸管からの吸収には胆汁が必要である。そのため，腸内への胆汁排泄が阻害される閉塞性黄疸ではビタミンKの欠乏をきたす。 また，ビタミンKは腸内細菌によっても産生されているため，長期の抗菌薬の使用により腸内細菌叢が変化すると，ビタミンKの不足をきたすことがある。

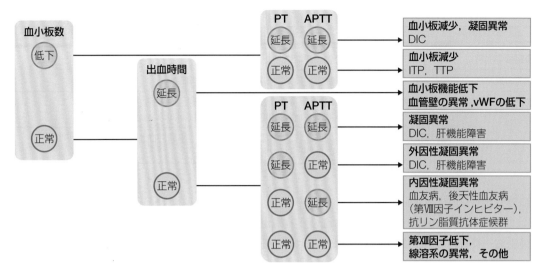

◯図 3-2　出血傾向の鑑別
抗リン脂質抗体症候群では，血小板減少や PT 延長を伴うことも多い。

2 出血傾向の患者に行われる診察

　出血傾向をみとめた場合，脳や消化管などの重要臓器での出血を回避することが最も重要である。口腔内の自然出血などといった粘膜出血は，脳出血・消化管出血の危険因子である。

　患者へのケアの際には，皮下出血（点状出血，斑状出血），鼻出血，歯肉出血，筋肉内出血，関節内出血などの出血箇所の有無を確認し，出血がある場合は性状を観察のうえ，ただちに医師に報告する。筋肉内出血，関節内出血などの深部出血は凝固因子の異常を示唆する重要な所見である。

　また，アスピリンなどの抗血小板薬，ワルファリンカリウム❶や直接作用型経口抗凝固薬（DOAC）と総称される抗凝固薬の内服は出血傾向の原因となるため，薬剤内服歴の問診も行われる。先天性疾患が疑われる場合は，幼少時からの出血傾向についても確認する。

F 血栓傾向

1 定義と病態生理

　血栓の形成は，血栓形成作用（血小板・凝固因子の活性化）と抗血栓作用（抗凝固・抗血小板作用および線溶活性化）のバランスでなりたっており，これらのバランスが血栓形成側に傾いた状態が**血栓傾向** thrombotic tendency（血栓性素因）である。これらのバランスがくずれる要因として，血管壁・血流・血液成分の異常❷がある（◯表 3-8）。

　1 血管壁の異常　血管に要因がある場合として，血管壁の動脈硬化など

> **NOTE**
> **❶ワルファリンカリウム**
> 　ワルファリンカリウムはビタミン K の作用を抑制することで凝固因子の産生を抑制し，血栓を予防する。納豆はビタミン K を多く含む代表的な食品であるため，ワルファリンカリウムを服用している患者には，納豆の摂取を控えるよう指導するのが一般的である。

> **NOTE**
> **❷**この 3 つの要因はウィルヒョウ Virchow の 3 要素とよばれる。

○表3-8　血栓傾向の要因

要因		疾患の例
血管壁の異常		動脈硬化，血管炎
血流の異常（うっ滞や乱流）		下肢静脈瘤，長時間の同一姿勢，心房細動
血液成分の異常	血液細胞の異常	血小板増加症（慢性骨髄性白血病，本態性血小板血症など） 赤血球増加症（慢性骨髄性白血病，真性赤血球増加症など）
	凝固系の異常	凝固系の亢進（抗リン脂質抗体症候群，播種性血管内凝固症候群〔DIC〕） 線溶系の抑制（抗リン脂質抗体症候群）

の血管壁・血管内皮の異常があげられる。

　②**血流の異常**　血流の要因では，血流のうっ滞が重要な因子であり，下肢静脈瘤や長時間の同一姿勢❶では静脈の流れがわるくなって血栓傾向となる。心房細動も心臓内に血流の乱れを引きおこし，血栓形成を促進する。

　③**血液成分の異常**　血液成分の要因としては，赤血球の増加や血小板の増加・活性化，凝固カスケードの活性化が血栓傾向の原因となる。凝固カスケードの活性化をきたす疾患としては，抗リン脂質抗体症候群が重要である。抗リン脂質抗体による血栓形成の機序にはまだ不明な点が多いが，凝固を亢進させるとともに，線溶系を抑制して血栓傾向になると考えられている。

　播種性血管内凝固症候群（DIC）は血栓傾向と出血傾向をあわせもつ疾患群である。血栓傾向によって末梢血管が閉塞し，虚血による臓器障害が発生する一方で，出血傾向による重要臓器の出血も併存する。

　血栓傾向の治療では，血栓が血小板に由来する場合は抗血小板薬，凝固系に由来する場合には抗凝固薬が用いられる。

□NOTE
❶長時間の同一姿勢が原因となっておこる疾患に，急性肺血栓塞栓症（いわゆるエコノミークラス症候群）がある。

２ 血栓傾向の患者に行われる診察

　血栓傾向を呈する患者に対しては，血管壁・血流・血液成分の３要素の異常を把握する必要がある。診察では，これら３要素のどれに異常があるかが，臨床症状や検査から判断される。

✐work　復習と課題

❶ 貧血時にあらわれる症状を説明しなさい。

❷ 貧血の分類について述べなさい。

❸ リンパ節腫脹のおもな原因と，触診における特徴をまとめなさい。

❹ 脾腫のおもな原因について説明しなさい。

❺ 出血傾向の原因とその病態生理を説明しなさい。

❻ 血栓傾向の原因とその病態生理を説明しなさい。

第 **4** 章

検査と治療

本章の目標
- ☐ 末梢血検査の種類と基準値について理解する。
- ☐ 血液・造血器疾患に対して行われる各種の検査の種類と目的，方法について学習する。
- ☐ 血液・造血器疾患に対して行われるおもな治療とその副作用を学習する。
- ☐ 造血幹細胞移植の種類と対象患者，移植の流れを理解する。
- ☐ 血液・造血器疾患の治療や疾患そのものによる症状に対して行われる支持療法を学習する。

A 検査

ここでは，血液・造血器疾患に対して行われる検査について解説する。

1 末梢血検査

末梢血検査には血球数検査と血液形態検査があり，いずれも血液・造血器疾患の診療には必須の検査である。末梢血検査を行う場合は，凝固を防ぐために，**エチレンジアミン四酢酸** ethylenediaminetetraacetic acid（**EDTA**）入り採血管で血液を採取する（◖図4-1-a）。EDTA は凝固に必要なカルシウムイオンを吸着することで凝固を抑制している。

1 血球数検査

血球数検査は，血液・造血器疾患の診断の基礎になる検査である（◖表4-1）。なかでも，赤血球数・ヘモグロビン値・白血球数・血小板数の確認は必須であり，そのほか，白血球数とその内訳（白血球分画），網赤血球数，平均赤血球容積（MCV）を必要に応じて確認する。これらの検査値は，血球計測装置で測定される。

2 血球形態検査

血液・造血器疾患では，異常な形態の血球が出現することも多く，血球の

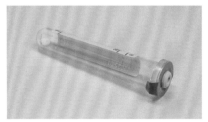

a. EDTA 入り採血管（紫）

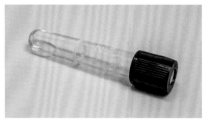

b. クエン酸ナトリウム入り採血管（黒）

◖図4-1 採血管の種類

◎表4-1　末梢血検査の基準値

系統	検査項目	基準値	
赤血球系	赤血球数($\times10^4$/μL)	男性 女性	450～500 400～500
	ヘモグロビン値(g/dL)	男性 女性	14～18 12～16
	ヘマトクリット値(%)	男性 女性	35～45 33～43
	網赤血球(%)	0.5～2.0	
	平均赤血球容積(MCV)(fL[1])	80～100	
	平均赤血球ヘモグロビン濃度(%)	31～35	
白血球系	白血球数(/μL)	4,000～8,000	
	杆状核球(杆状核好中球)(%)	2～13	
	分葉核球(分葉核好中球)(%)	38～58	
	好酸球(%)	1～6	
	好塩基球(%)	0～1	
	単球(%)	3～7	
	リンパ球(%)	27～46	
血小板系	血小板数($\times10^4$/μL)	15～35	

1)fL(フェムトリットル)＝10^{-15} L

形態を観察する**血球形態検査**は必須といってよい。観察を行う際には塗抹標本が作成され，メイ-ギムザ May-Giemsa 染色あるいはライト-ギムザ Wright-Giemsa 染色を行い，臨床検査技師や医師が顕微鏡で形態を判定する。

　血球形態検査は血液像❶とよばれる。以降では血球の系統ごとの観察のポイントを説明する。

🗒 NOTE

❶血液像

　血球像ともいい，赤血球の形態をみたものを赤血球像，白血球の形態をみたものを白血球像という。

◆ 赤血球系

　赤血球系の観察では，大きさと形態および網赤血球数に注目する。

●**赤血球の大きさ**　赤血球の大きさは MCV で判断され，貧血の原因疾患の鑑別に有用である(◎34ページ，表3-2, 3)。MCV が低値の貧血は小球性貧血，高値の場合は大球性貧血とよばれる。小球性貧血は鉄欠乏性貧血(◎80ページ)の重要な所見である。

●**赤血球の形態**　赤血球の形態異常には，球状赤血球，標的赤血球，破砕赤血球などがある。

　①**球状赤血球**　正常な赤血球は中心部がへこんだ形態をしているが，赤血球膜に異常がおこる遺伝性球状赤血球症(◎91ページ)では，小型の球状の形態をした球状赤血球がみとめられる。

　②**標的赤血球**　サラセミア(◎93ページ)では，赤血球の陥凹部のさらに中心部分が凸になった赤血球がみとめられる。このような赤血球はダーツの標的のようにみえることから，標的赤血球とよばれる。

③**破砕赤血球** 赤血球が機械的に破壊され，断片化したときにみとめられる。三日月状やヘルメット状の形態が特徴的で，緊急処置の必要な血栓性血小板減少性紫斑病(TTP，▶137ページ)の早期診断に重要な所見である。

● **網赤血球数** 網赤血球は，骨髄から末梢血に出てきたばかりの赤血球であり，網赤血球数は骨髄での赤血球造血の程度を反映している。具体的には，網赤血球数の増加は造血の亢進，減少は造血の抑制を間接的に示している。このことから，網赤血球数は貧血の診断において有用な指標となる。

◆ 白血球系

血液・造血器疾患や感染症では，特定の白血球の増減や，形態に異常をもつ白血球が出現する。

● **芽球の出現** 急性白血病(▶100ページ)や骨髄異形成症候群(▶108ページ)では，末梢血に腫瘍細胞(**白血病細胞**)が出現する。腫瘍細胞は多くの場合，未熟な分化段階にある芽球❶であるため，末梢血で芽球をみとめた場合には造血器腫瘍が疑われる。

● **異型リンパ球の出現** ウイルス感染によって発症する伝染性単核球症(▶95ページ)や成人 T 細胞白血病・リンパ腫(ATLL，▶120ページ)では形態異常❷を伴うリンパ球が増加し，これらは**異型リンパ球**とよばれる。

● **核の左方移動** 末梢血でみとめられる好中球は，杆状核球(杆状核好中球)と分葉核球(分葉核好中球)であり，通常，杆状核球は白血球の 10％未満で，分葉核球のほうが多い。しかし，重症感染症で大量の好中球が消費されると，骨髄から動員されたばかりの未熟な好中球が増加し，杆状核球の割合が増える。この現象を**核の左方移動**❸とよぶ。

◆ 血小板系

血小板の形態学的異常の頻度は低いが，赤血球より大きな巨大血小板がみとめられるメイ=ヘグリン異常やベルナール=スーリエ症候群がある。また，ときに EDTA 入り採血管で採取した場合，EDTA 中で血小板が凝集し，大きなかたまりになることがある。

このような血小板は，血球計測装置では血小板と認識されず，血小板数が正常であっても血小板減少と判定される。とくに EDTA による凝集の場合は，**偽性血小板減少症**とよばれる。このような症例では，クエン酸ナトリウム入り採血管などの EDTA 以外の抗凝固剤が入った採血管で採血を行い，血小板数が正常であることを確認する必要がある(▶44ページ，図 4-1-b)。

なお，一部の血球計測装置では**未分化血小板分画** immature platelet fraction (**IPF**)の測定が可能である。IPF は骨髄での血小板造血を反映しており，血小板減少症の原因の推定❹に有用である。

② 骨髄穿刺・骨髄生検

血液・造血器疾患の診療に用いられる骨髄の検査には，骨髄穿刺と骨髄生

NOTE

❶芽球

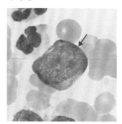

画像は骨髄中の芽球である。核が繊細で大きく，細胞質がメイ-ギムザ染色で青く染まる特徴がある。

❷伝染性単核球症では，大型で細胞質の青いリンパ球が，ATLL では花弁状の核をもつリンパ球が観察される。

❸**核の左方移動**
白血球の分化を図にあらわすときは，一般的に左側から右側へと分化が進むように描かれるため，未熟な好中球が増加することを左方移動とよんでいる。

❹ IPF が増加している場合は骨髄での血小板産生が亢進していることを示しており，血小板減少の原因は末梢での破壊亢進であると推定できる。逆に，IPF が増加していない場合は血小板産生の低下が原因と考えられる。

検がある。これらは，白血病・悪性リンパ腫・多発性骨髄腫などの造血器腫瘍の診断，および骨髄での造血能を評価するために行われる。

　成人では，骨髄穿刺・骨髄生検ともに，腸骨の後腸骨稜から検体を採取する。骨髄穿刺では胸骨を用いることも可能だが，針が胸骨を突き抜けて心膜に達してしまうおそれがある。そのため安全上の観点から，胸骨からの穿刺は，腹臥位がとれない場合や腸骨自体に病変がある場合，高度の肥満で針が腸骨に届かない場合などの特殊な状況に限って考慮される。

　また，高齢者や多発性骨髄腫の患者では骨がもろくなっており，検査による骨折のリスクが高くなるため，慎重に行う必要がある。

1 骨髄穿刺

　骨髄穿刺は，骨髄中に吸引針を挿入し，注射器で骨髄の内部の血液（骨髄液）を吸引する方法である（◐図4-2-a）。採取後は骨髄液の有核細胞❷数測定や塗抹標本による形態観察に加えて，細胞表面マーカー検査，染色体・遺伝子検査が行われる。また，組織化学的な病理検査などを行う。

2 骨髄生検

　骨髄中に生検❸用のやや太い中空針を挿入し，骨髄組織をくりぬいて，その性状を調べる検査が**骨髄生検**である（◐図4-2-b）。組織の構造がバラバラになる骨髄穿刺とは異なり，骨髄の構造を維持したままの状態で観察するこ

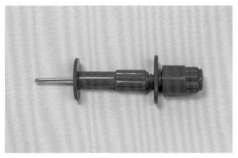

a. 骨髄穿刺針

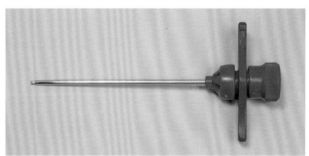

b. 骨髄生検針

◐**図4-2　骨髄検査で用いられる器具**

plus	**顕微鏡での血球形態検査の重要性**

　白血球数および白血球分画は，血球計測装置で判定することができ，臨床現場で広く用いられている。しかし，血球計測装置では分葉核球と杆状核球を見分けることができず，また芽球が単球やリンパ球と判定されてしまうことが多い。

　芽球を誤判定すると白血病の見落としにもつながるため，医師が白血球の種類を判断する際は，判定が血球計測装置によるものか，臨床検査技師や医師が実際に観察したものなのかを確認している。

とができる。

　骨髄生検で採取された組織はホルマリン液に入れて病理検査に提出され，骨髄細胞密度や骨髄の線維化の程度，悪性リンパ腫の場合はその浸潤などが評価される。なお，骨髄生検は骨髄穿刺と比較して出血のリスクが高いため，播種性血管内凝固症候群（DIC，◗141 ページ）合併症例では行わない。

3　出血傾向・血栓傾向の検査

　出血傾向・血栓傾向の評価のために，おもに血小板と凝固因子にかかわる次の検査が行われる。

　なお，血小板減少と血小板増加はそれぞれ出血傾向・血栓傾向の原因となるため，出血や血栓をみとめる場合は，必ず血球数検査も行う。

1　出血時間

　出血時間は，耳朶や上腕に小さなメスで一定の大きさの刺傷をつくり，毛細血管からの出血が自然にとまるまでの時間❶を測定する検査である。

　出血傾向をみとめる場合に行われ，出血時間の延長は血小板による止血（一次止血）が障害されていることを示している。

2　凝固検査

　凝固検査は，凝固反応および線溶にかかわる因子の異常の有無を判定し，原因疾患を類推するために行われる。

　凝固因子の活性は，プロトロンビン時間（PT），活性化部分トロンボプラスチン時間（APTT），およびフィブリノゲン値によって判定❷される。PTと APTT は凝固系の異常のスクリーニング検査として必須で，DIC や血栓症が疑われる場合はフィブリン-フィブリノゲン分解産物（FDP）あるいは D ダイマーの測定が追加される。

　また，血栓傾向をみとめる場合には，抗凝固因子や抗リン脂質抗体の測定などにより，血栓傾向の原因が精査される。

◆ プロトロンビン時間（PT）

　プロトロンビン時間 prothrombin time（**PT**）は，組織因子（第Ⅲ因子）に端を発する外因系凝固反応の機能を調べる検査である（◗図 4-3）。カルシウムイオン（Ca^{2+}）をクエン酸で除いた血漿に，組織因子と Ca^{2+} を加え，フィブリンが析出するまでの時間を測定する。

　PT は，一般的には国際的表記法である**国際標準化比** international normalized ratio（**INR**）値で示され，基準値は 0.9〜1.1 である。外因系凝固反応に障害があると，凝固するまでの時間が延長し，INR 値が大きくなる。この状態は PT 延長と表現され，第Ⅶ・Ⅹ・Ⅴ因子，プロトロンビン（第Ⅱ因子），フィブリノゲン（第Ⅰ因子）が欠乏している可能性がある。

NOTE

❶耳朶で試験するデューク法では 1〜3 分，上腕で試験するアイビー法では 1〜5 分が基準値である。

NOTE

❷PT と APTT の検査の際には，黒色の 3.2％クエン酸ナトリウム入り採血管を用いて採血を行う。

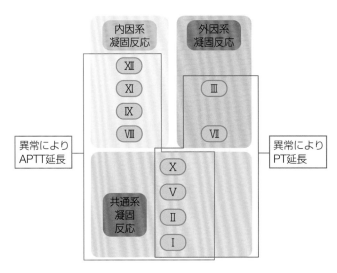

PT 正常・APTT 延長の場合は内因系にかかわる凝固因子（第XII・XI・IX・VIII因子）の，PT 延長・APTT 正常の場合は外因系にかかわる凝固因子（第III，VII因子）の，PT 延長・APTT 延長の場合は共通系にかかわる凝固因子（第X，V因子，プロトロンビン〔第II因子〕とフィブリノゲン〔第I因子〕）の異常が考えられる。

◆ 活性化部分トロンボプラスチン時間（APTT）

　活性化部分トロンボプラスチン時間 activated partial thromboplastin time（**APTT**）は，内因系凝固反応の機能を調べる検査である（●図4-3）。Ca²⁺ をクエン酸で除いた血漿にエラジン酸・セライト・カオリンなどを加え，さらに Ca²⁺ とリン脂質を加えてフィブリンが析出するまでの時間を測定する。

　APTT は，凝固するまでの時間であらわされ，基準値は 25〜40 秒である。内因系凝固反応に障害があると，凝固するまでの時間が延長し，数値が大きくなる。この状態は APTT 延長と表現され，第XII・XI・IX・VIII・X・V因子，プロトロンビン，フィブリノゲンが欠乏している可能性がある。

◆ フィブリノゲン値

　フィブリノゲン値は凝固能の指標として用いられ，基準値は 200〜400 mg/dL である。フィブリノゲン値が低下した場合は，凝固障害が示唆される。フィブリノゲンは肝臓で合成されるため，肝硬変などによる合成能の低下時や，DIC などによる凝固因子の消費時に減少する。

◆ フィブリン-フィブリノゲン分解産物と D ダイマー

　フィブリン-フィブリノゲン分解産物 fibrin fibrinogen degradation product（**FDP**）は，線溶によって生じる物質であり，線溶の程度の評価に用いられる。とくに，D ダイマーは安定化フィブリン（●24 ページ）が分解されたものであり，産生された血栓の量を判断する指標となる。FDP の基準値は 10 μg/mL 以下，D ダイマーの基準値は 1.0 μg/mL 以下である。

◆ 抗凝固因子と抗リン脂質抗体

　血栓傾向がみられる場合には，凝固を抑制する抗凝固因子の不足や，凝固・線溶に伴って生じる複合体の値に異常があらわれることがある。

アンチトロンビン antithrombin（**AT**）は，トロンビンなどを不活化し，凝固反応を抑制する抗凝固因子である。また，**プロテインC**および**プロテインS**も抗凝固因子であり，活性化した第Ⅴ・Ⅷ因子を分解する作用をもつ。よってこれらは血栓傾向の原因検索に用いられる。

ATがトロンビンと結合して生じる**トロンビン-アンチトロンビン複合体**thrombin-antithrombin complex（**TAT**）は，凝固活性化により増加するため，凝固活性化の指標となる。また，線溶を引きおこすプラスミンの作用を阻害するプラスミン阻害因子とプラスミンが結合している**プラスミン-プラスミン阻害因子複合体** planmin-plasmin inhibitor complex（**PIC**）は，線溶活性化時に増加するため，線溶活性化の指標として用いられる。

リン脂質は血液凝固の制御にはたらいており，リン脂質に対する自己抗体である**抗リン脂質抗体**が検出された患者では，血栓症が引きおこされる。そのため血栓傾向を示す患者では，抗リン脂質抗体の測定が行われることがある。

4 リンパ節生検

リンパ節腫脹をみとめる症例では，診断を確定するためにリンパ節生検が行われることがある。リンパ節生検には，手術によって1つのリンパ節の全体あるいは一部をかたまりとして取り出す方法のほかに，太めの針を用いて穿刺し，組織をくりぬいて採取する針生検の手法がある。

検体には病理検査を行うとともに，以降で述べる細胞表面マーカー検査や染色体検査・遺伝子検査を行う。悪性リンパ腫では組織の病理診断を行わないと診断を確定することができないため，リンパ節生検は必須である。

5 細胞表面マーカー検査

血球の表面には，各細胞の系統や分化の状態を特徴づけるさまざまな分子が存在しており，これらを**細胞表面マーカー（細胞表面抗原）**❶という。これらの分子は国際的な基準で命名されており，「CD＋数字」❷という形式になっている（▶表4-2）。

血球は，その種類によって特徴的な組み合わせで細胞表面マーカーを発現しており，腫瘍細胞も由来する血液細胞と同じ分子を発現している。細胞表

□NOTE
❶細胞表面マーカー検査はフローサイトメーターという機器を用いて行い，通常，翌日までには結果を得ることができる。
❷「CD」は cluster of differentiation の略である。

▶表4-2　細胞表面マーカー

細胞	細胞表面マーカー	細胞	細胞表面マーカー
造血幹細胞	CD34	単球系細胞	CD14
赤芽球系細胞	グリコフォリンA，CD71	B細胞	CD19，CD20，免疫グロブリン
巨核球系細胞	CD41，CD42	T細胞	CD2，CD4，CD7，CD8
骨髄球系細胞	CD13，CD33	NK細胞	CD16，CD56

面マーカー検査を行うことによって，各種の血液細胞の割合や，腫瘍細胞の
種類とその割合を知ることができる。

6 染色体検査

　造血器腫瘍では，しばしば染色体に異常がみとめられ，染色体異常に伴う
遺伝子の機能障害が腫瘍の発生原因になっていると考えられている。

　細胞核内にある DNA は細胞分裂時に小さくまとまり，染色体の形状にな
るが，分裂期の染色体の形状を解析し，染色体の数の異常（増加・減少）や形
態の異常（一部の欠失・転座）❶を評価する検査が**染色体検査**である（◯表4-3,
図4-4）。染色体異常の種類は造血器腫瘍の診断や予後の判定，治療方針の
決定に大きく影響する。

━━NOTE
❶染色体は動原体を境に，
短い部分と長い部分からな
る。短い部分を短腕，長い
部分を長腕といい，それぞ
れ p，q であらわされる。

◯**表4-3　代表的な染色体異常・遺伝子異常**

疾患名	染色体異常	遺伝子異常
慢性骨髄性白血病	t(9：22)(q34：q11)	*BCR::ABL1*
急性骨髄性白血病	t(8：21)(q22：q22)	*RUNX1::RUNX1T1*
急性前骨髄球性白血病	t(15：17)(q22：q12)	*PML::RARα*
急性骨髄単球性白血病	inv(16)(p13：q22)	*CBFβ::MYH11*
骨髄異形成症候群	del(5q)	－
	－7	－

注）del：欠失 deletion は，染色体の一部分がなくなることである。欠失部位の遺伝子がす
　　べて消失する。
　　－7（モノソミー monosomy 7）：本来2本あるべき7番染色体の片方が消失し，7番染
　　色体が1本だけになることである。7番染色体上の遺伝子量が半分になる。
　　t：転座 translocation（◯図4-4-a）。
　inv：逆位 inversion（◯図4-4-b）。

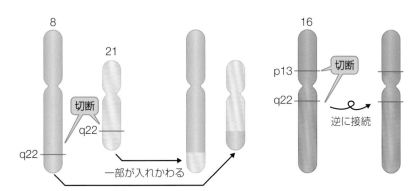

　　a. 転座　t(8：21)(q22：q22)　　b. 逆位　inv(16)(p13：q22)

◯**図4-4　転座と逆位**
a. t(8：21)(q22：q22)は，8番染色体と21番染色体がそれぞれq22で切断され，
　入れかわった染色体異常である。
b. inv(16)(p13：q22)は，16番染色体がp13とq22で切断され，逆になって接
　続した染色体異常である。

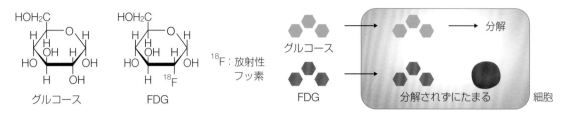

a. グルコースとFDGの構造　　　　b. グルコースとFDGの体内動態

▶図4-5　FDG-PET検査のしくみ

7 遺伝子検査

遺伝子検査は，遺伝子の異常をDNAの塩基レベルで検出する検査法であり，ポリメラーゼ連鎖反応(PCR)法を用いてDNAを増幅することにより，特定の遺伝子異常の有無を高感度で検出することができる。細胞分裂期にみとめられる染色体の形状を観察して検出する染色体検査よりも，遺伝子検査のほうが特異的で小さな異常を検出できる。

*BCR::ABL1*融合遺伝子❶による慢性骨髄性白血病(▶112ページ)や*PML::RARα*融合遺伝子による急性前骨髄球性白血病(▶107ページ)などの造血器腫瘍は，遺伝子検査で診断される例が多い(▶51ページ，表4-3)。

また，PCR法は10^4〜10^6個の正常細胞中にひそむ1個の腫瘍細胞を検出することができるため，治療後に残存するわずかな腫瘍細胞を高感度に検出することも可能である。このような検査で検出されるわずかな残存病変は，測定可能残存病変(MRD，▶105ページ)とよばれ，治療効果の判定や，その後の治療方針の決定に利用されている。

8 画像検査

腫瘍細胞はグルコースを取り込みやすい性質がある。そしてグルコースのヒドロキシ基の1つを放射性フッ素に置換した**フルオロデオキシグルコース**fluorodeoxyglucose(**FDG**)も，グルコースと同様に腫瘍細胞に取り込まれやすい(▶図4-5)。そこで，このFDGを患者に注射し，腫瘍に集積したFDGから放出される放射線を利用して腫瘍の位置を特定する画像検査が，**FDG-PET検査❷**である。

悪性リンパ腫や多発性骨髄腫の腫瘍の広がりを評価し，病期を診断するために必要不可欠な検査である(▶122ページ，図5-28)。

B 治療

ここではおもに，白血病や悪性リンパ腫などの造血器腫瘍に対する治療に

NOTE
❶医学においては，遺伝子をあらわす場合はイタリック体で，遺伝子をもとに合成されるタンパク質は通常の書体で表記される。また，以前は融合遺伝子の表記方法は統一されていなかったが，近年ダブルコロン(::)を用いるようになった。

NOTE
❷PETは陽電子放射断層撮影 positron emission tomographyの略である。

ついて述べる。造血器腫瘍は，血液細胞が腫瘍化していることから，臓器に局在する固形がんとは異なり，発見されたときにはすでに広範囲に腫瘍細胞が散布していると考えなければならない。したがって，外科的切除などの局所的な治療法は適応にならず，薬剤を全身に行きわたらせる薬物療法が基本となる。

造血器腫瘍の薬物療法では，長らくDNA合成やタンパク質合成，細胞分裂を阻害する薬による化学療法が用いられ，正常細胞への悪影響が避けられなかった。しかし，近年は腫瘍細胞のみに効果を示すことを目的とした分子標的薬が多数開発され，正常細胞への影響をできる限り回避する分子標的療法も可能になっている。また，患者自身がもつ免疫能を強化して腫瘍細胞を攻撃する腫瘍免疫療法も開発されている。

造血器腫瘍では，腫瘍が局所にとどまる場合も切除という手段が用いられることは少なく，腫瘍周辺の組織全体を対象とした放射線照射が行われる。また，自身のもつ正常な造血機能(正常造血)を廃絶させるほど強い薬物療法が必要な場合には，正常造血を再構築する造血幹細胞移植が行われる。

1 化学療法

細胞の機能を阻害して殺細胞効果を発揮する細胞傷害性抗がん薬を，全身性に投与する治療を一般に，**化学療法❶**とよぶ。

1 細胞傷害性抗がん薬の種類

腫瘍細胞は正常細胞と比較して，細胞分裂が亢進しているのが特徴である。

細胞分裂はG₁期(DNA合成準備期)から準備がはじまり，S期(DNA合成期)で分裂に必要なDNAが合成され，G₂期(分裂準備期)を経て，M期(分裂期)に実際に分裂する。細胞傷害性抗がん薬の多くは，これらのいずれかの時期に作用して，細胞分裂を阻害することで抗腫瘍効果を発揮する(◐図4-6)。

作用機序の異なる抗がん薬を用いると抗腫瘍効果が高まることから，造血器腫瘍では，複数の細胞傷害性抗がん薬を組み合わせて投与することが多い。

◆ 代謝拮抗薬

代謝拮抗薬は，核酸合成の原料となる塩基や葉酸に類似した構造をもつ物質である。DNA合成を阻害することで，S期の細胞に障害を引きおこす。

１ シタラビン　シトシンを塩基部分に含むシチジンと構造が類似する誘導体❷である。シチジンと間違われて細胞に取り込まれ，DNA合成を停止させることで殺細胞効果があらわれる。

２ メトトレキサート　葉酸はDNA合成に必要な補酵素❸としてはたらく。メトトレキサートは，葉酸が活性体に変化するのを阻害し，分裂細胞の葉酸不足を引きおこす。これによりDNA合成が障害されることで，殺細胞効果があらわれる。そのため，メトトレキサートは葉酸代謝拮抗薬とよばれる。

NOTE

❶化学療法

　がん化学療法ともいう。なお，広義には抗菌薬による感染症治療も化学療法といわれることがある。

NOTE

❷誘導体

　ある化合物の一部を変化させた別の化合物のことをいう。

❸補酵素

　酵素が作用を発現するために必要な因子である。

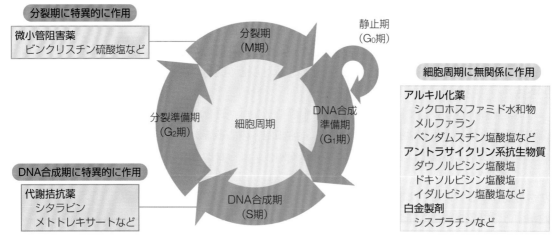

○図4-6　おもな抗がん薬の作用機序

　DNA合成を阻害する代謝拮抗薬は，その原理上，分裂をとめている腫瘍細胞にはききにくいという欠点があるが，造血器腫瘍の治療では重要な医薬品で，広く用いられている。

◆ アルキル化薬

　DNAの2本鎖は，細胞分裂やタンパク質合成の際にほどかれる必要があり，これが阻害されると細胞分裂や細胞機能が停止する。**アルキル化薬**は，DNAをアルキル化❶することによって，DNAの2本鎖を架橋・固定化し，DNAの複製や転写の障害を引きおこすことで殺細胞効果をもたらす。

　代謝拮抗薬と異なり，アルキル化薬は細胞周期とは無関係に効果を発揮するのが特徴であり，シクロホスファミド水和物やメルファラン，ベンダムスチン塩酸塩がその代表的薬剤である。

◆ 微小管阻害薬

　M期には紡錘体が形成され，染色体が2つの娘細胞にふり分けられる。**微小管阻害薬**は，紡錘体の形成を阻害し，M期の正常な進行を妨げることで，殺細胞効果を発揮する。ビンクリスチン硫酸塩が代表的薬剤である。

◆ アントラサイクリン系抗生物質

　アントラサイクリン系抗生物質❷は，核酸合成に必要な酵素を阻害し，DNA・RNAの合成を阻害することで細胞周期を停止させる作用をもつ。

　代表的な薬剤には，ダウノルビシン塩酸塩，ドキソルビシン塩酸塩，イダルビシン塩酸塩がある。多くの薬剤が赤色などの目だった色を呈するのが特徴で，投与後は尿にも色がつく。また，アントラサイクリン系抗生物質は，蓄積性のある心毒性があるため，許容される用量をこえないように，累積使用量を把握したうえで治療計画がたてられる。

NOTE

❶アルキル化
　核酸やタンパク質などの特定の部位に炭化水素鎖を付加することをいう。

NOTE

❷アントラサイクリン系抗生物質
　放線菌属から分離され，抗腫瘍作用があることがわかった歴史があり，抗生物質の一種として分類される。

◆ 白金製剤

　白金製剤は，DNAの塩基と結合することでDNAの複製や転写を阻害し，殺細胞効果をもたらす化学療法薬である。シスプラチンが代表的薬剤である。

◆ 酵素製剤

　急性リンパ性白血病（●100ページ）の腫瘍細胞はきわめて早く増殖するため，アスパラギンの需要が高く，血中からアスパラギンを取り込む必要がある。L-アスパラギナーゼは，アスパラギンを分解する**酵素製剤**で，腫瘍細胞が必要とするアスパラギンを枯渇させ，細胞増殖を抑制する。

2 細胞傷害性抗がん薬の副作用

　細胞傷害性抗がん薬は，腫瘍細胞だけでなく，正常細胞にも薬効が及んでしまうため，必ず副作用が発生する（●図4-7）。また，特徴的な副作用がみられる抗がん薬もある（●表4-4）。

　これらはときに重大な問題となるため，治療計画においては，薬剤の有効性と副作用を十分に考慮し，薬剤の種類・用量・投与法が決定される。治療

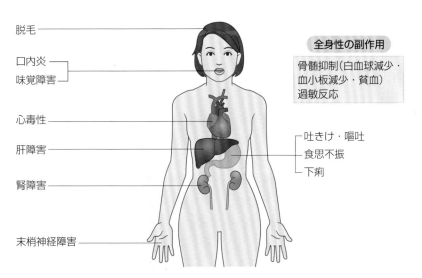

脱毛
口内炎
味覚障害
心毒性
肝障害
腎障害
末梢神経障害

全身性の副作用
骨髄抑制（白血球減少・血小板減少・貧血）
過敏反応

吐きけ・嘔吐
食思不振
下痢

●図 4-7　抗がん薬によるおもな副作用

---

plus	抗がん薬の血管外漏出に関する注意

　抗がん薬の投与時は，薬剤が血管外にもれないよう細心の注意をはらう必要がある。とくにドキソルビシン塩酸塩などのアントラサイクリン系抗生物質やビンクリスチン硫酸塩などが漏出した場合は，皮膚壊死を生じるため危険である。このような場合は，ただちに薬液の投与を中止し，漏出した薬剤に応じた処置を行う（●169ページ）。

◉表 4-4　抗がん薬の種類に特有な副作用

抗がん薬	副作用
アルキル化薬	シクロホスファミド水和物：出血性膀胱炎 ブスルファン：間質性肺炎
代謝拮抗薬	シタラビン：消化器障害，肝機能障害，薬剤性発熱 メトトレキサート：口内炎などの粘膜障害[1]
微小管阻害薬	ビンクリスチン硫酸塩：末梢神経障害(便秘，しびれ，感覚障害)
アントラサイクリン系抗生物質	ダウノルビシン塩酸塩，ドキソルビシン塩酸塩，イダルビシン塩酸塩：蓄積性のある心毒性
酵素製剤	L-アスパラギナーゼ：急性膵炎，フィブリノゲン値低下

1)大量に使用する際は，副作用の抑制のためにホリナートカルシウム水和物を投与する。

開始後は，おこりうる副作用を予想しながら診療を行う必要がある。

● **骨髄抑制**　骨髄には多くの造血細胞が存在し，さかんに細胞分裂を行っている。そのため，細胞傷害性抗がん薬による傷害を受けやすく，薬剤の使用時に白血球減少・血小板減少・貧血が発症する。これを**骨髄抑制**とよぶ。

● **腫瘍崩壊症候群**　治療により腫瘍細胞がこわれ，その内容物が大量に血中に流出することで，高尿酸血症や急性腎不全などの病態を引きおこす場合がある。これを腫瘍崩壊症候群(TLS)といい，発症時の対策や高リスク症例での適切な予防策が求められる(◉75ページ)。

2 分子標的療法

　がんの発生や進展にかかわる機構が明らかになるにつれて，その機構のカギとなる分子や，腫瘍細胞のみがもつ分子が解明されてきた。このような分子を標的とした薬剤は**分子標的薬**とよばれ，分子標的薬を用いる治療は**分子標的療法**とよばれる。分子標的療法は，標的となる分子をもたない正常細胞に及ぼす影響が限られるため，一般的には化学療法と比較して副作用が少ない利点もあるが，腫瘍崩壊症候群の発症の予防には留意する必要がある(◉図 4-8)。

　分子標的療法には，腫瘍の原因となる遺伝子変異を標的にしたものと，腫瘍細胞の表面に発現する分子を標的としたものに分けられる。

◆ 遺伝子変異を標的とした治療

　腫瘍の原因となる遺伝子変異の一例がチロシンキナーゼ❶とよばれる酵素の変異であり，多くの造血器腫瘍では，チロシンキナーゼが変異によって異常に活性化している。たとえば，慢性骨髄性白血病の原因は，フィラデルフィア染色体とよばれる異常染色体によって，BCR::ABL1 という異常に活性化したチロシンキナーゼが生成されるためである。このチロシンキナーゼの異常な活性化を抑制し，腫瘍細胞を減少させるはたらきをもつ分子標的薬がチロシンキナーゼ阻害薬❷で，イマチニブメシル酸塩，ダサチニブ水和物，

NOTE

❶チロシンキナーゼ
　アミノ酸の1つであるチロシンへのリン酸基の転移を触媒する酵素の総称で，細胞の増殖・分化に関与するものが多い。

❷チロシンキナーゼ阻害薬
　一般的に，チロシンキナーゼ阻害薬は，最後が「〜ニブ」となるように命名される。

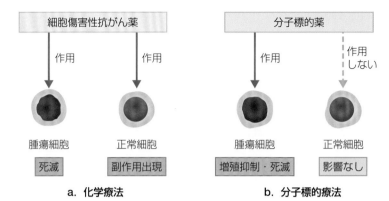

a. 化学療法　　　　　　　　　　b. 分子標的療法

▶図4-8　化学療法と分子標的療法の違い

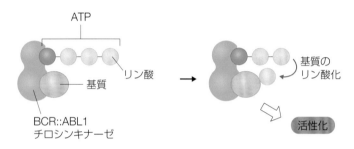

a. BCR::ABL1 チロシンキナーゼによる異常な活性化

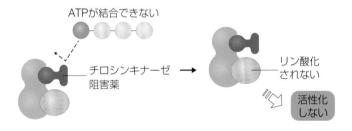

b. チロシンキナーゼ阻害薬の作用機序

▶図4-9　チロシンキナーゼ阻害薬の作用のしくみ

ニロチニブ塩酸塩水和物などがある（▶図4-9）。

◆ 細胞表面分子を標的とした治療

　抗体を用いて腫瘍細胞の表面に存在する分子を特異的に認識する抗体療法
も，分子標的療法であるといえる（▶図4-10）。たとえば，B細胞リンパ腫で
は，細胞表面にCD20という分子があることを利用し，CD20を認識する抗
体薬のリツキシマブ❶が用いられる（▶124ページ）。

　CD20は正常なB細胞にも発現しているため，正常なB細胞も攻撃され
てしまうものの，好中球などのその他の血球にはCD20が発現していないた
め，影響を受けない。そのため，リツキシマブでは骨髄抑制の副作用がほと
んどみられない。

―NOTE

❶一般的に抗体薬は，最後
が「〜マブ」となるように
命名されている。

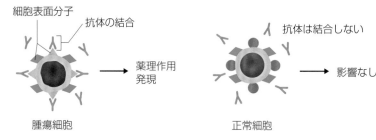

細胞表面分子　抗体の結合　　　　　　　　抗体は結合しない

薬理作用
発現

影響なし

腫瘍細胞　　　　　　　　　　　　　　　正常細胞

○**図4-10　抗体療法**

3　放射線療法

　X線や電子線，粒子線といった放射線は，DNAを損傷させることなどの機序により，細胞を傷害する。一般的に，腫瘍細胞は放射線に対する感受性が高いため，放射線照射によって殺細胞効果を得ることができる。

　造血器腫瘍は全身性疾患であるため，局所放射線照射の適応になる例は少ないが，限局性の悪性リンパ腫や，腫瘍が中枢神経に浸潤し，麻痺などの神経症状を呈して緊急対応が必要な場合には，放射線照射が行われる。

　また，次に述べる同種造血幹細胞移植の際には，全身に残存する腫瘍細胞を根絶させ，また拒絶の原因となるリンパ球を減少させるために全身放射線照射が行われることがある。

4　造血幹細胞移植

　造血幹細胞移植 hematopoietic stem cell transplantation（**HSCT**）とは，移植を受ける患者の骨髄機能をいったん廃絶させたのちに，正常な造血幹細胞を輸注[1]し，患者内に正常な造血機能（正常造血）を再構築する治療である。
● **ドナーとレシピエント**　造血幹細胞移植においては，造血幹細胞の提供者を**ドナー**，患者を**レシピエント**という。
● **生着と生着不全**　造血幹細胞移植において，移植した造血幹細胞が機能し，正常造血が安定してみられる状態になることを**生着**という。一方，なんらかの原因でそれにいたらない場合を**生着不全**という。生着不全は，移植された造血幹細胞が患者の免疫反応によって拒絶されることが原因の1つになっている。

a　対象疾患

　造血幹細胞移植は，造血幹細胞の数や機能の異常による疾患や，悪性腫瘍の場合に対象となる。
　①**造血幹細胞の数や機能の異常**　再生不良性貧血や先天性免疫不全症が対象となる。
　②**悪性腫瘍**　急性白血病や骨髄異形成症候群，悪性リンパ腫，多発性骨髄

腫などが対象となる。

　造血器腫瘍を化学療法だけで治療する場合，患者の正常な造血機能を温存する必要があり，薬剤の投与量をむやみに増やすことはできない。しかし，造血幹細胞移植を行う場合は，造血幹細胞の輸注で造血機能を回復させることができるため，抗がん薬の量を増やすことができる。そこで，移植前に大量の抗がん薬投与や全身放射線照射による強力な前処置(◉64ページ)を行い，腫瘍の根絶を目ざすことが可能になる。

　ただ，造血幹細胞移植では無視できない移植合併症が発生しうることから，その適応については，医学的見地や患者の背景・希望などを十分に考慮して決定する必要がある。

b 造血幹細胞移植の分類とドナーの要件

　造血幹細胞移植は，誰から造血幹細胞の提供を受けるか，造血幹細胞の供給源としてなにを用いるかによって大きく分類される。どの方法をとるかは，患者の年齢・疾患・病状や，ドナーの有無などから総合的に判断される。

1 造血幹細胞の提供者による分類

　輸注に用いる造血幹細胞が，自身のものか，他人から提供されたものかによって，自家移植と同種移植に分けられる(◉表4-5)。

◉表4-5　造血幹細胞移植の提供者による分類

種類	造血幹細胞の提供者	特徴
自家移植 (オート移植)	みずからの造血幹細胞を移植する。	自己の造血幹細胞を用いるため，基本的に移植後の免疫反応はおこらない。
同種移植 (アロ移植)	HLAの一致した血縁者や非血縁者の造血幹細胞を移植する。提供者は，① 同胞(兄弟姉妹)，② 同胞以外の血縁者，③ 非血縁者の3つに分類できる。	非自己から造血幹細胞を移植するため，基本的に移植後の免疫反応がおこる。免疫反応はGVHDによる重篤な臓器障害の原因になりうるが，腫瘍細胞の排除(GVT効果)にも有用である(◉65ページ)。
同系移植	一卵性双生児の造血幹細胞を移植する。	遺伝的に同一であるため，基本的に移植後の免疫反応はおこらない。

plus	近年開発された抗体薬の特徴

　一般的には，抗体薬は特定の1種類の分子を認識するが，最近では，2種類の分子を認識する抗体薬も開発されている。急性B細胞性リンパ性白血病に用いられるブリナツモマブはCD3とCD19を認識する部位を1つずつもつ二重特異性抗体薬であり，CD3認識部分はT細胞，CD19認識部分は腫瘍細胞であるB細胞に結合するが，これによってT細胞が腫瘍細胞に直接接触して細胞傷害作用が活性化し，腫瘍細胞が破壊される。

　そのほか，近年開発された抗体薬としては，抗体に細胞傷害性抗がん薬を結合させた抗体薬物複合体があり，B細胞上に発現しているCD79bを標的としたポラツズマブ ベドチンやT細胞上のCD30を標的とするブレンツキシマブ ベドチンなどがある。これらは特定の腫瘍細胞のみに抗がん薬を届けることができるという特徴がある。

● **自家移植**　事前に取り出したみずからの造血幹細胞を用いる場合は，**自家移植** autologous transplantation（**オート移植**，自家造血幹細胞移植）とよぶ。自己の造血幹細胞を用いるため，基本的に移植後の免疫反応はおこらない。

● **同種移植**　ドナーが他人の場合の造血幹細胞移植を，**同種移植** allogeneic transplantation（**アロ移植**，同種造血幹細胞移植）という。血縁者からの同種移植は**血縁者間移植**，非血縁者からの移植は**非血縁者間移植**とよばれる。血縁者のうち，兄弟姉妹は移植に適している可能性があり，これをとくに**同胞**という。非自己から造血幹細胞を移植するため，基本的に移植後に免疫反応がおこる（●65 ページ）。同種移植は，近年では年間 3,600～3,900 件程度が施行されており，増加傾向である。

なお，一卵性双生児の造血幹細胞を移植する場合は，同種移植の一種ではあるものの，とくに**同系移植** syngeneic transplantation とよばれる。遺伝学的に同一の遺伝子を有するので，基本的に移植後の免疫反応はおこらない。

2　ドナーの要件

◆ ヒト白血球抗原（HLA）

同種移植を行う場合，ドナーに由来する免疫細胞による免疫反応が生じる。その免疫反応に大きな役割を果たしているのが，**ヒト白血球抗原** human leukocyte antigen（**HLA**）である。HLA は，リンパ球が自己と非自己を見分けるときのカギとなる抗原であり，HLA が異なる細胞は非自己とみなされ，リンパ球によって攻撃される。

移植の際に重要な HLA は，A・B・C・DR の 4 因子で，それぞれの因子には数十種類のタイプが存在する（●図 4-11-a）。この 4 因子の遺伝子はいず

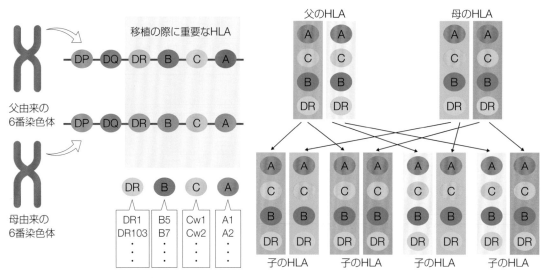

a. HLAの種類　　　　b. 子に遺伝するHLAのパターン

●**図 4-11　HLA とその組み合わせの遺伝**

れも 6 番染色体上にあり，4 因子の組み合わせを父と母から 1 つずつ受け継ぐことから，子は 4 因子の組み合わせを 2 セットもっていることになる。そのため，4 因子の組み合わせは数万通りにもおよぶ。

同種移植の際は，移植後の免疫反応（移植片対宿主病〔GVHD〕，○65 ページ）を避けるため，A・B・C・DR の 4 因子すべてを合致させるのが望ましい。しかし，非血縁者ですべてが合致したドナーを見つけることは多くの場合，困難である。現在では，移植後の免疫抑制技術が進歩したこともあり，HLA の合致度の制約をゆるめることも可能になっている。

◆ ドナーの選定の流れ

同じ両親から染色体を受け継いだ兄弟姉妹（同胞）では，同一の HLA セットをもつ可能性が高く，その確率は 1/4 となる（○図 4-11-b）。

そこで同種移植を検討する際は，まず，同胞の HLA を調べて，同胞からの移植の可能性をさぐり，適切なドナーがみつからなければ，後述の骨髄バンクに登録して，非血縁者のドナーをさがすことになる。

● **HLA 半合致ドナーとハプロ移植**　適切な非血縁者のドナーがみつからなかった場合は，父方あるいは母方いずれかの HLA セットのみが一致した **HLA 半合致ドナー** haplo-identical donor からの移植も考慮され，これは**ハプロ移植**とよばれる。

ハプロ移植は HLA の合致度が低いため，GVHD や生着不全が生じる危険性が高い。しかし，近年では移植後に免疫抑制薬としてシクロホスファミド水和物を投与するなどといった移植後免疫抑制療法の工夫により，HLA の制約をのりこえることも可能になってきたため，施行例が増えている。HLA 半合致ドナーであれば，同胞あるいは両親（血縁者）からドナーが得られる可能性が高い。

◆ 骨髄バンクと臍帯血バンク

ドナーは 1990 年代までは同胞が多くを占めていたが，2000 年代以降は，臍帯血移植（○64 ページ）を含めた骨髄バンクからの非血縁者間移植が最も多くなり，その数は年々増加している。とくに近年では臍帯血移植の増加が目だっており，2021 年度には同種移植全体の約 35％に達している。

● **骨髄バンク**　非血縁者のドナーをさがすための公的なドナー登録システムが整備されており，わが国では，1991 年に活動を開始した**日本骨髄バンク** Japan Marrow Donor Program（**JMDP**）がその役割を担っている。日本人は遺伝的に単一民族に近いことから，HLA 適合ドナーがみつかる確率は約 70％と高い。それでも，患者の 90％が HLA の適合したドナーを得るためには，10 万人が骨髄バンクに登録する必要がある。

2023 年 8 月末現在のドナー登録者数は 54 万 7708 人である。これまでに骨髄バンクで HLA 適合ドナーのみつかった患者は 5 万 3530 人であり，実際に骨髄バンクを介して行われた非血縁者間移植実施数は 2 万 7860 件であった。

●臍帯血バンク　**臍帯血**とは，臍帯と胎盤に含まれる血液のことをいい，造血幹細胞を多く含んでいる。出産時に採取された臍帯血は，日本赤十字社が支援する臍帯血バンクで冷凍保管されている。

3 造血幹細胞の採取方法による分類

　造血幹細胞移植は，造血幹細胞をどこから採取したかによって，骨髄移植，末梢血造血幹細胞移植，臍帯血移植に分けることができる（◯表4-6）。近年，骨髄移植は減少傾向となっており，かわりに末梢血造血幹細胞移植や臍帯血移植が増加している。

◆ 骨髄移植

　骨髄移植 bone marrow transplantation（**BMT**）は，ドナーから骨髄液を採取し，それをレシピエントに輸注する移植法である（◯図4-12-a）。ドナーの造血幹細胞は腸骨から採取するが，採取針を何度も穿刺する必要があるため，採取は全身麻酔下で行われる。採取量はレシピエントの体重，およびドナーの体重とヘモグロビン量などから決定されるが，成人間の移植の場合，通常500～1,000 mL の採取となるため，ドナーは事前に自己血の貯血[1]を行う。

　骨髄移植の場合，通常2～3週間で生着がみとめられる。

◆ 末梢血造血幹細胞移植

　末梢血造血幹細胞移植 peripheral blood stem cell transplantation（**PBSCT**）は，ドナーに顆粒球コロニー刺激因子（G-CSF，◯69ページ）製剤を投与し，末梢血に動員された造血幹細胞を血液成分分離装置（アフェレーシス機器）で回収して，それを患者へ輸注する方法である（◯図4-12-b）。移植後のレシピエントの造血の回復が早いのが特徴であり，通常2週間程度で生着がみとめられ

NOTE
[1] 自己血の貯血
　ドナーにとって，骨髄液の採取は出血と同じことであり，ドナーの血液量は一時的に減少する。それを補うために事前に貯血を行い，骨髄液の採取中に輸血を行う。

◯表4-6　造血幹細胞の供給源による造血幹細胞移植の特徴

供給源	利点	問題点
骨髄	・患者およびドナーの長期予後がわかっている。	・ドナーに全身麻酔をかける必要があるためリスクがあり，からだに負担がかかる。 ・ドナーは事前に貯血する必要があり，移植までに時間がかかる。
末梢血	・ドナーへの全身麻酔が必要ない。 ・短期間で造血幹細胞を採取できる。 ・移植後，好中球数が回復するまでの期間が骨髄移植に比べて短い。	・ドナーに G-CSF 製剤を4～5日間投与する必要がある。 ・G-CSF 製剤の投与による脾破裂や，体外循環によるショックなどの重篤な有害事象がおこりうる。G-CSF 製剤による長期的な影響は明らかになっておらず，投与後に骨髄異形成症候群や白血病を発症したとの報告もあり，長期的な検討が進められている。 ・患者には慢性 GVHD が生じやすい。
臍帯血	・ドナーへの負担がない。 ・移植までの期間が短い。 ・緊急時にも使用できる。 ・HLA の不適合度が増しても十分な生着が得られ，GVHD の頻度が増加しない。	・生着までの日数が長い。 ・GVT 効果（◯66ページ）が得られにくい。 ・造血幹細胞の数が少ないと成人への移植はできないことがある。

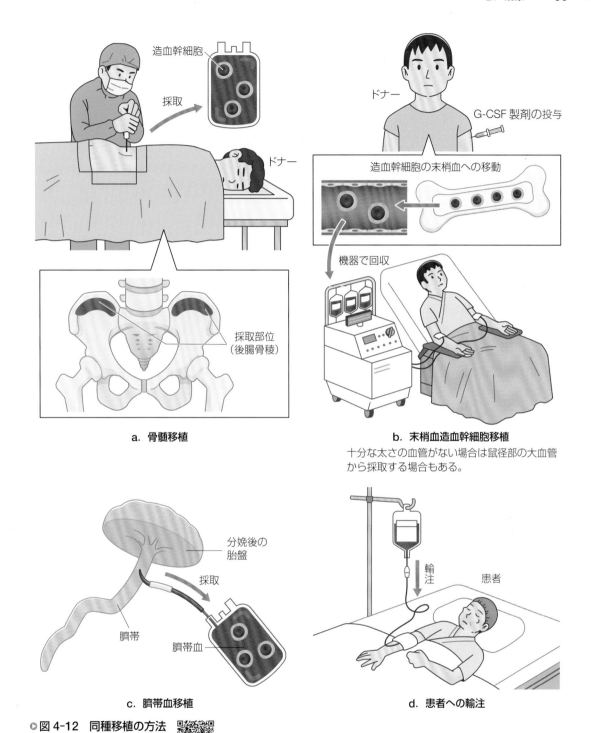

a. 骨髄移植

b. 末梢血造血幹細胞移植

十分な太さの血管がない場合は鼠径部の大血管から採取する場合もある。

c. 臍帯血移植

d. 患者への輸注

▷図4-12　同種移植の方法

MOVIE

る。

　骨髄移植と異なり，ドナーに全身麻酔をかける必要がなく，生着も早いことから，近年，施行件数が増えている。一方で，末梢血造血幹細胞移植は，骨髄移植と比較して，慢性GVHD（▷65ページ）の頻度や重症度が高い。

◆ 臍帯血移植

　臍帯血移植 cord blood transplantation（**CBT**）は，臍帯血に含まれる造血幹細胞を用いた移植法である（◖図 4-12-c）。臍帯血の提供は，ドナーとなる母子ともに不利益がなく，かつ凍結保存されている血液を用いるためすみやかに利用できるという特徴があり，近年，施行件数が増えている。

　臍帯血には含まれるリンパ球が少ないため，GVHD がおこりにくいという長所もあるが，生着不全の頻度が高く，生着までの期間が 3～5 週間と長いという短所がある。とくに血小板の生着が遅れる。

C 同種移植の方法

1 前処置

　同種移植を行う場合には，腫瘍細胞の根絶および拒絶の防止❶のために，大量の抗がん薬の投与や全身放射線照射を行う（◖図 4-13）。このような移植の前に行う処置を**前処置**といい，造血機能を破綻させる強度で前処置を行う移植法を**骨髄破壊的移植**という。前処置を行ったあとは，長期間にわたり白血球数が低下するため，無菌室（クリーンルーム）での管理が必要である。

　前処置で用いる抗がん薬の量は，腫瘍細胞の根絶のためには増やすことが望ましいが，高用量の抗がん薬の投与は，臓器障害のある患者や高齢者ではリスクとなる。そこで，抗腫瘍作用は移植後に産生されるドナー由来のリンパ球による攻撃にゆだね（◖66 ページ），前処置を弱めて患者への悪影響を緩和させた移植法が開発されている。この方法は**骨髄非破壊的移植**❷とよばれ，近年では同種移植の 20～25％に達するなど，一般的な治療法になりつつある。

2 造血幹細胞の輸注

　輸注用造血幹細胞は，輸血バッグに封入された状態で提供され，前処置を

▭ NOTE
❶患者のリンパ球のはたらきで拒絶反応がおこるため，抗がん薬や放射線照射で患者のリンパ球を根絶することが拒絶の予防につながる。

▭ NOTE
❷**骨髄非破壊的移植**
　ミニ移植とよばれることもある。

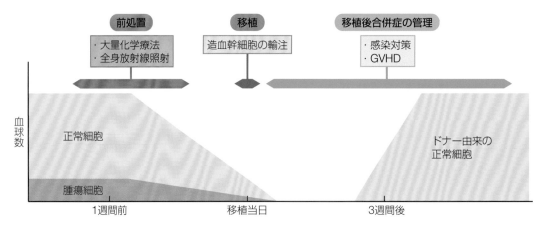

◖図 4-13　同種移植の流れ

終えた患者の静脈ラインに輸血バッグを接続することで投与される(◐図4-12-d)。造血幹細胞が患者の体内に生着し,十分な量の血液細胞を産生できるまでに約1か月を要するが,その間は骨髄抑制が持続するため,無菌室での管理や適切な輸血,抗菌薬の投与を行う。

3 移植片対宿主病と移植片対腫瘍効果

◆ 移植片対宿主病(GVHD)

ドナーから提供された輸注液中には,ドナーのリンパ球が多数含まれている。また,輸注した造血幹細胞が生着したあとの患者では,ドナー由来のリンパ球が患者の免疫を生涯にわたり担当することになる。

ドナーと患者の間に HLA の違いがあると,ドナーのリンパ球(移植片)が患者(宿主)を非自己と認識して攻撃することがあり,これを**移植片対宿主病** graft-versus-host disease(**GVHD**)とよぶ(◐図4-14-a)。GVHD によって障害されるおもな臓器は皮膚・肝臓・消化管であり,重症例では致死的なため,その予防としてシクロスポリンやタクロリムス水和物などの免疫抑制薬が投与される。

GVHD は発症時期によって,急性 GVHD と慢性 GVHD に分けられる。いずれも患者の予後や生活の質に最も大きく影響する合併症である。

１**急性 GVHD**　移植後 10 日ごろ～100 日ごろに生じる。皮膚・肝臓・消化管を中心に発症し,皮疹・紅斑,肝機能障害・黄疸,下痢などの症状があらわれる。

２**慢性 GVHD**　移植後 100 日ごろ以降に生じる。皮膚・肝臓・消化管の症状のほか,ドライアイや唾液減少,肺障害,筋炎など全身に多彩な症状があらわれる。

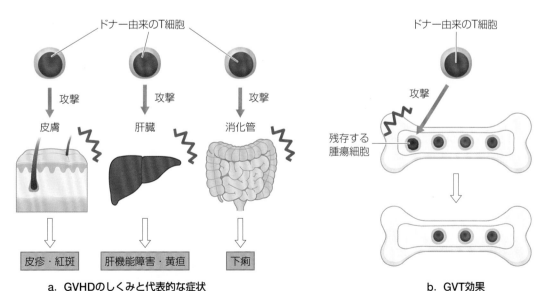

a. GVHDのしくみと代表的な症状

b. GVT効果

◐**図 4-14　GVHD と GVT 効果**

◆ 移植片対腫瘍（GVT）効果

　GVHD でみとめられるドナーのリンパ球による患者の組織への攻撃は，患者に残存する腫瘍細胞の排除にも有用である。この作用は**移植片対腫瘍** graft-versus-tumor（**GVT**）**効果**[1]とよばれており，実際，白血病では軽度の GVHD をおこしたほうが GVT 効果によって再発が少なく，長期的予後がよいとされている（**◯図 4-14-b**）。つまり，同種移植では，前処置による抗腫瘍効果だけでなく，GVT 効果による免疫学的な抗腫瘍効果も期待できることになる。

　自家移植では GVT 効果を期待することはできず，これは同種移植と自家移植の大きな違いになっている。

▭ NOTE
❶**移植片対腫瘍効果**
　移植片対白血病 graft-versus-leukemia（GVL）効果とよばれることもある。

4 移植後合併症の管理

　造血幹細胞移植を行った場合，生着までは骨髄抑制による細菌感染症に注意する必要がある（**◯図 4-15**）。また，生着後も GVHD やさまざまなウイルス感染症に気をつける必要がある。

　同種移植後は，それまでに獲得した免疫能がすべて消失するため，さまざまなウイルス感染症が合併する。とくに重要なのはサイトメガロウイルス（CMV）感染症であり，潜伏感染していたウイルスが活性化すると肺炎や腸炎，網膜炎などの合併症を引きおこす。

　そのため，少なくとも移植後 100 日程度までは，サイトメガロウイルス抗原血症検査（CMV アンチゲネミア検査）が週 1 回行われ，ウイルス活性化の状況をモニターしていく。GVHD 発症患者などではウイルス活性化のリスクが高いため，その後もモニターを継続する。感染徴候がみとめられれば，ただちに抗ウイルス薬の投与が行われる。

　CMV のほか，アデノウイルスによる膀胱炎など，移植後は健常人にはみられないウイルス感染症を高頻度に発症するため注意が必要である。GVHD

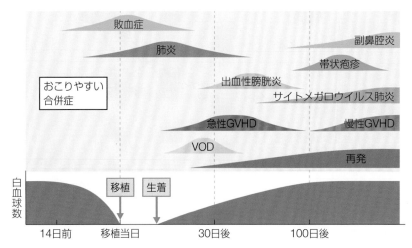

◯図 4-15　同種移植時におこりやすい合併症

発症時には免疫抑制療法が強化されるが，これによりウイルス感染症がさらに増悪することもある。

また，前処置による有害事象として**肝静脈閉塞症** veno-occlusive disease（**VOD**）があり，黄疸・腹水貯留・体重増加などがみとめられる。VOD はしばしば致命的であるため，移植後は体重や肝機能の注意深い観察が必要である。

一般的に，GVHD や感染症などの大きな移植後合併症を伴わなければ，移植後早期の退院も可能であり，移植後 6〜12 か月で社会復帰も可能となる。

d 自家移植

自家移植は，患者自身の造血幹細胞を事前に採取して凍結保存しておき，大量化学療法による前処置のあと，造血幹細胞を患者に戻す治療である。自家移植の対象となる疾患は，悪性リンパ腫や多発性骨髄腫，急性前骨髄球性白血病が代表的であり，近年，ほとんどの自家移植は，末梢血造血幹細胞移植である。

末梢血造血幹細胞の採取方法は同種移植の場合と同じであり，G-CSF 製剤を投与して採取する。悪性リンパ腫の場合は，治療のための化学療法を同時に行い，骨髄抑制期に G-CSF 製剤を使用して白血球数の回復をはかるとともに，造血幹細胞を末梢血に動員させて採取することが多い。

5 腫瘍免疫療法

腫瘍免疫療法（がん免疫療法）は，免疫応答を利用して腫瘍細胞を排除する治療法である。

一般的に腫瘍細胞は，免疫細胞の攻撃から逃れるしくみをもつため，排除されにくい。そのしくみの 1 つが，PD-1/PD-L1 経路である。これは，腫瘍細胞上に存在する PD-L1 分子が，T 細胞上に存在する PD-1 分子に結合すると，T 細胞の免疫応答が抑制され，腫瘍細胞は免疫系による攻撃[1]から逃れることができるというものである。

この PD-1/PD-L1 経路を阻害して，T 細胞の免疫応答を回復させるのが**免疫チェックポイント阻害薬**[2]である。PD-1 に結合するニボルマブやペムブロリズマブ，PD-L1 に結合するアテゾリズマブなどが用いられている（▶図 4-16）。

また，自己の T 細胞を利用する新たな腫瘍免疫療法が開発されている。腫瘍細胞の表面にある特定の分子を認識する受容体を人工的に設計し，この人工受容体をつくるための遺伝子を，患者から取り出した T 細胞に導入する。このようにしてつくられた T 細胞を CAR-T 細胞[3]とよび，CAR-T 細胞を用いた治療を **CAR-T 細胞療法**という（▶図 4-17）。

わが国では，B 細胞上に発現する CD19 を標的とする CAR-T 細胞が悪性リンパ腫や急性リンパ性白血病に対してすでに実用化[4]され，難治性造血器腫瘍に対する有用な治療法として，近年施行件数が増えている。

NOTE
[1] そのはたらきから，PD-1 と PD-L1 は免疫チェックポイントタンパク質とよばれる。
[2] **免疫チェックポイント阻害薬**
抗体薬であり，分子標的薬の一種である。

NOTE
[3] **CAR-T 細胞**
「CAR」はキメラ抗原受容体 chimeric antigen receptor の略である。
[4] チサゲンレクルユーセルなどがその例である。

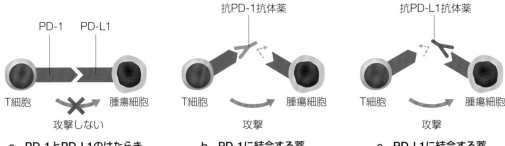

a. PD-1とPD-L1のはたらき　　b. PD-1に結合する薬　　c. PD-L1に結合する薬

◦図4-16　免疫チェックポイント阻害薬の作用機序
活性化したT細胞に発現するPD-1と，腫瘍細胞に発現するPD-L1は免疫チェックポイント分子であり，PD-1とPD-L1が結合するとT細胞は抑制され，腫瘍細胞を攻撃できなくなる。免疫チェックポイント阻害薬である抗PD-1抗体薬や抗PD-L1抗体薬は，PD-1とPD-L1の結合を阻害することでT細胞の抑制を回避し，腫瘍細胞を攻撃させるはたらきをもつ。

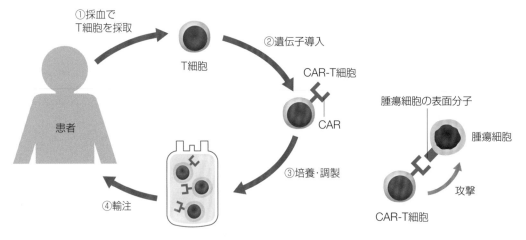

a. CAR-T細胞療法の流れ　　b. 体内でのCAR-T細胞のはたらき

◦図4-17　CAR-T細胞療法のしくみ

6 支持療法

　治療に伴って，血液成分の異常や合併症が生じることがある。それらの有害反応を防止・緩和する手段を総称して**支持療法**といい，ここでは血液・造血器疾患の治療で行われる代表的な支持療法を説明する。

1 造血因子薬

　抗がん薬の副作用による骨髄抑制や疾患自体が原因となり，血球産生が低下することがある。その際に，造血を刺激して血球数の回復を促進させるために用いられるのが**造血因子薬**である。現在までに，G-CSF製剤，エリスロポエチン製剤，トロンボポエチン受容体作動薬が実用化されている。

◆ 顆粒球コロニー刺激因子（G-CSF）製剤

骨髄抑制によって好中球が減少すると，細菌や真菌感染症のリスクが増大して，予後にも影響を及ぼす。**顆粒球コロニー刺激因子（G-CSF）製剤**は，好中球の産生を促進することで，抗がん薬投与後の好中球減少期間を短縮し，感染リスクを低減する。なお，G-CSF は骨髄から末梢血に造血幹細胞を動員する作用ももつため，末梢血造血幹細胞の採取時にも使用される。

◆ エリスロポエチン製剤

エリスロポエチン製剤は，赤血球造血に必須のサイトカインであるエリスロポエチンと同様の生理作用をもつ薬剤である。慢性腎疾患ではエリスロポエチンの産生が不十分となって貧血が発生するため，エリスロポエチン製剤が治療に用いられる。

また，自己血輸血を行う場合，自己血を採取する際にエリスロポエチン製剤を併用すると，貧血の発生を回避しつつ十分な量の血液を採取できる。

血液・造血器疾患では，骨髄異形成症候群（●108ページ）による貧血に対して，エリスロポエチン製剤のダルベポエチン アルファが使用されるが，化学療法後の貧血の改善目的での使用はみとめられていない。

◆ トロンボポエチン受容体作動薬

トロンボポエチンは，巨核球系細胞に作用して血小板産生を増加させるサイトカインである。エルトロンボパグ オラミンなどの**トロンボポエチン受容体作動薬**は，この受容体を刺激することで血小板を増加させる効果を示す。

トロンボポエチン受容体作動薬は，免疫性血小板減少症（ITP）や再生不良性貧血に用いられる（●86，135ページ）。化学療法後の血小板数の回復目的での使用はみとめられていない。

2 輸血療法

血液中の血球成分や凝固因子などの成分が減少，あるいは機能低下をきたした場合に，その成分を補うために行われる補充療法が**輸血**である。

輸血は血液・造血器疾患の治療には必要不可欠なものであるが，あくまで

---

column 血液・造血器疾患の遺伝子治療

患者のもつ遺伝子に先天性の異常がある場合に，異常遺伝子をもつ細胞に正常遺伝子を導入し，遺伝子の機能を補充するのが遺伝子治療である。2022 年には米国で血友病 B の遺伝子治療として，第IX因子遺伝子の導入が承認された。

わが国における遺伝子治療は，1996 年にアデノシンデアミナーゼ adenosine deaminase（ADA）欠損症の小児に，正常 ADA 遺伝子を導入する臨床試験が施行されたが，治療後に腫瘍が発生するなど，安全性に問題があった。それを受けて，臨床現場に導入されることはなく，現在もほとんどは研究段階にとどまっている。血友病への遺伝子治療も含めて，今後の進展が期待されている。

も補助的な手段であり，リスクを伴うため，輸血を行う場合にはその必要性を十分に吟味（ぎんみ）し，適応をまもって行う必要がある。

◆ 輸血用血液製剤の種類

輸血用血液製剤は，全血製剤と成分製剤に分けられる。

[1] **全血製剤**　採取した血液に保存液を加えたものであり，大量出血などで赤血球と血漿を同時に補充する必要がある場合の使用が想定されている。しかし，それ以外の成分による副反応や合併症を防ぐことや，循環器系への負担を減らすこと，さらには善意の献血でまかなわれている資源を有効に利用する観点から，現在では成分製剤の使用（成分輸血）が原則となっており，近年，全血製剤はほとんど使用されていない。

[2] **成分製剤**　貧血時に用いられる**赤血球製剤**，血小板減少時に用いられる**血小板製剤**，おもに凝固因子の不足時に用いられる**新鮮凍結血漿**が使用されている。輸血を行う場合，副反応の輸血後 GVHD（○73ページ）を予防するため，血液の提供者（供血者）に由来する生きているリンパ球の混入を防ぐ必要がある。そのため成分製剤では調製時にフィルターを用いて白血球を除去し，さらに出荷前にはリンパ球を不活化するために放射線照射が行われる。

◆ 血液型と交差適合試験

1900 年に，オーストリアの免疫学者であるランドシュタイナー Landsteiner. K らによって ABO 式血液型が発見され，血液型という概念が誕生した。その後 ABO 式以外にもさまざまな血液型が発見されたが，輸血副反応予防の観点などから，臨床的には赤血球上に存在する ABO 式血液型と Rh 式血液型の確認が重要である。安全に輸血を行うためには，血液型の正しい判定と交差適合試験（クロスマッチ試験）が必要不可欠である。

▌ABO 式血液型

ABO 式血液型は，輸血において最も重要な血液型である。赤血球膜の表面には，① A 抗原のみがある場合，② B 抗原のみがある場合，③ A 抗原と B 抗原の両方がある場合，④ どちらもない場合があり，これは遺伝子によって決定されている。A 抗原のみをもつ場合は A 型，B 抗原のみをもつ場合は B 型，A 抗原と B 抗原の両方をもつ場合は AB 型，どちらももたない場合は O 型である（○図 4-18）。

一方，ヒトの血清中には，それぞれ A 抗原，B 抗原を認識する抗 A 抗体，抗 B 抗体があり，A 型のヒトは抗 B 抗体，B 型のヒトは抗 A 抗体をもつ。O 型のヒトは抗 A 抗体と抗 B 抗体の両方をもち，AB 型のヒトはどちらももたない❶。

ABO 式血液型を判定する際は，赤血球膜上の A 抗原，B 抗原の有無を調べるオモテ検査（赤血球が検体）と，血清中の抗 A 抗体，抗 B 抗体の有無を調べるウラ検査（血清が検体）を行う。

▌Rh 式血液型

赤血球膜上には，D 抗原とよばれる物質もあり，D 抗原をもつ Rh 陽性と，

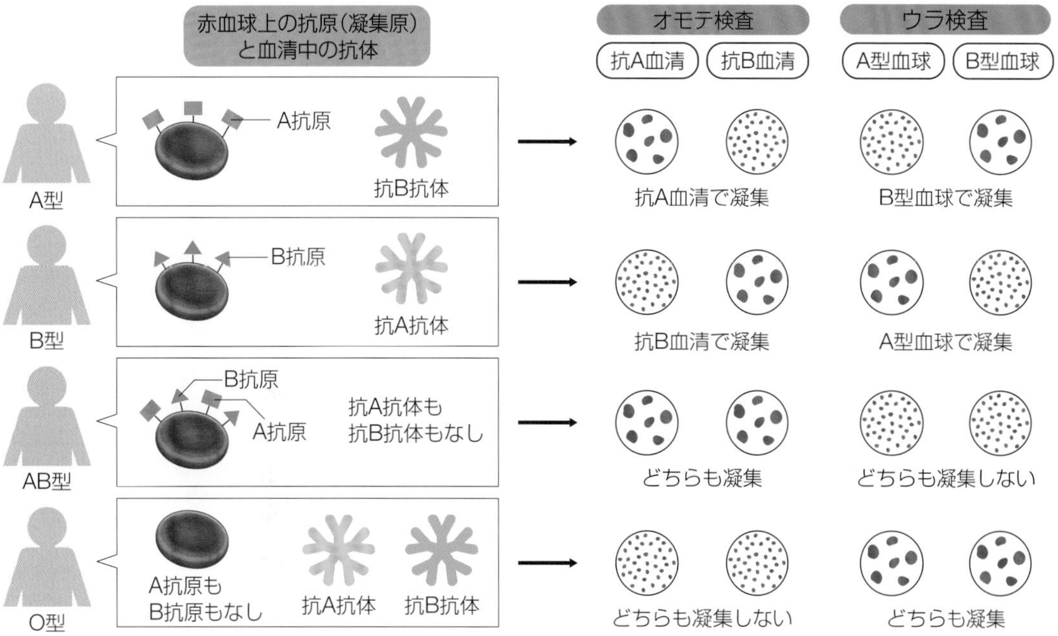

◆図 4-18　ABO 式血液型のオモテ検査とウラ検査
オモテ検査は，対象者の赤血球を検体とし，抗 A 血清と抗 B 血清との反応をみる。ウラ検査は，対象者の血清を検体とし，A 型血球と B 型血球との反応をみる。

もたない Rh 陰性に分けられる。Rh 陰性は日本人では約 0.5％と非常に少ない。Rh 陰性の患者に Rh 陽性の血液が輸血されると，50〜70％の患者で抗 D 抗体(Rh 抗体)❶が産生される。

交差適合試験

　供血者と輸血を受ける患者(受血者)の血液型が合致しない場合，その組み合わせによっては，患者のもつ抗体によって輸血された赤血球が破壊されたり(溶血)，輸血製剤に含まれる抗体が患者の赤血球を攻撃する事態となる。輸血製剤と患者の血液がこのような反応をおこさず，安全に輸血が行えることを確認するのが，**交差適合試験(クロスマッチ試験)**である(◆図 4-19)。

● **主試験**　輸血において最も避けなければならないのは，輸血された赤血球が患者の体内で破壊されることであり，これを避けるために行われるのが主試験である。主試験では，供血者の赤血球(輸血製剤)に，受血者の血清を加えて反応の有無を確認する。凝集した場合を陽性と判定し，主試験が陽性の場合は，輸血を行ってはならない。

　検査ではまず両者を混和して凝集するかを確認し，陰性の場合はさらにクームス血清(抗ヒトグロブリン血清)を用いて不規則抗体❷による凝集の有無を確認する。

● **副試験**　輸血製剤中に含まれる抗体による患者の赤血球への攻撃を調べるのが副試験であり，患者の赤血球に輸血製剤の血清部分を加えて凝集の有無を確認する。

NOTE

❶**抗 D 抗体(Rh 抗体)**
　抗 D 抗体(Rh 抗体)は胎盤を通過する。そのため，Rh 抗体をもつ女性が Rh 陽性の胎児を妊娠すると，母体からの Rh 抗体が胎児の赤血球を攻撃し，新生児溶血性疾患を引きおこす。

NOTE

❷**不規則抗体**
　抗 D 抗体などの ABO 式血液型以外の血液型に対する抗体を総称して不規則抗体という。不規則抗体は生まれつきもっている場合と，輸血や妊娠によって感作されてつくられる場合があるが，いずれも赤血球を破壊することができる。

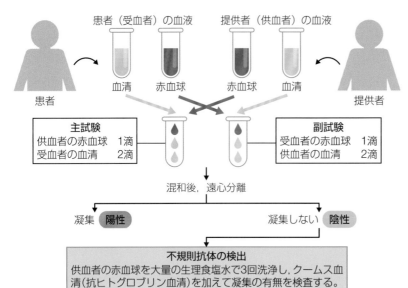

患者（受血者）の血液　　提供者（供血者）の血液

患者　　血清　赤血球　　赤血球　血清　　提供者

主試験	
供血者の赤血球	1滴
受血者の血清	2滴

副試験	
受血者の赤血球	1滴
供血者の血清	2滴

混和後，遠心分離

凝集 **陽性**　　凝集しない **陰性**

不規則抗体の検出
供血者の赤血球を大量の生理食塩水で3回洗浄し，クームス血清(抗ヒトグロブリン血清)を加えて凝集の有無を検査する。

▶図 4-19　交差適合試験の流れ

患者の血液型が，2回以上異なる時点で採血した検体での二重チェックにより確認されていれば，輸血用血液製剤は副試験を省略してよい。

▶表 4-7　輸血副反応

	即時型	遅延型
溶血性輸血反応	血管内溶血(不穏・発熱・悪寒戦慄・腎不全・DIC，急性呼吸促迫症候群，ヘモグロビン尿，胸部圧迫感，呼吸困難，ショック)	血管外溶血
非溶血性輸血反応	アレルギー(蕁麻疹，全身性紅斑，発熱，アナフィラキシーショック) 輸血関連急性肺障害(TRALI) 輸血関連循環過負荷(TACO) 高カリウム血症	輸血後 GVHD 輸血後感染症 輸血後鉄過剰症 血小板輸血不応[1]

1)抗血小板抗体や抗 HLA 抗体の産生が原因である。

◆ 輸血副反応

　輸血療法では，さまざまな理由で副反応(副作用)が生じる(▶表 4-7)。

▌不適合輸血による溶血

　最もおそれるべき輸血副反応が，血液型の合わない輸血製剤を投与する不適合輸血による溶血である。ABO 型不適合輸血では血管内溶血(▶89ページ)がおこり，これがショック・急性腎不全・DIC などの重篤な合併症を引きおこし，しばしば致命的となる。

　不適合輸血は，輸血製剤の取り違えなどの人為的ミスでおこる場合が大半であるため，輸血施行時には，それぞれの病院で規定された手続きに従い，交差適合試験適合票・輸血伝票・血液製剤本体の記載事項の読み合わせを2人で行うダブルチェックを徹底する必要がある。

　また，血液型が適合する場合でも，予期せぬ副反応があらわれる可能性があるため，入念に観察を行う(▶197ページ)。輸血終了まで適宜観察を継続する。

▌非溶血性急性反応（アレルギー反応）

　輸血製剤には，他人由来の血漿タンパク質などが含まれているため，投与後に発熱や蕁麻疹などのアレルギー反応がみられることがある。重篤な場合はアナフィラキシーショックによる呼吸困難や血圧低下などがみとめられ，迅速な対応を要するため，注意深い観察が必要である。アレルギー反応を防ぐために，前投薬として副腎皮質ステロイド薬や抗ヒスタミン薬を投与することもある。

▌輸血後感染症

　輸血によって伝播する感染症にはさまざまなものがある。現在，B 型肝炎ウイルス（HBV），C 型肝炎ウイルス（HCV），ヒト免疫不全ウイルス（HIV），梅毒トレポネーマに対しては検査が徹底されており，輸血が原因でこれらの感染症に罹患する可能性は非常に低い。しかし，これら以外の病原体についてはスクリーニングが行われておらず，未知の感染症のリスクもあるため，輸血はその必要性を十分に検討したうえで行われるべきである。

▌輸血関連急性肺障害

　輸血中あるいは輸血後 6 時間以内に発症する肺水腫を伴う急性呼吸障害を**輸血関連急性肺障害**[❶]transfusion related acute lung injury（**TRALI**）という。一過性で 96 時間以内に収束する場合が多いが，死亡例もある。発症時は呼吸管理をしっかり行うことが重要である。

NOTE
❶原因として抗白血球抗体の関与が考えられている。

▌輸血後心不全

　輸血を行うと循環血液量が増加するため，心機能や腎機能に問題がある場合は，循環血液量の増加による負荷に耐えられず，心不全を発症することがある。この病態を**輸血関連循環過負荷** transfusion-associated circulatory overload（**TACO**）とよぶ。TACO の危険因子を有する患者では，輸血量や輸血速度に気をつける必要があり，輸血後の経過観察をしっかりと行う必要がある。

▌輸血後 GVHD

　輸血製剤に，供血者由来の生きたリンパ球が混入していた場合，通常は患者のリンパ球によって排除される。しかし，供血者と患者の HLA の組み合わせによっては，混入リンパ球が非自己とは認識されず，逆に混入リンパ球が患者組織を非自己と認識して激しく攻撃することがある。この病態は**輸血後 GVHD（輸血後移植片対宿主病）**とよばれ，発症した場合は，発熱・紅斑・肝機能障害・下痢が輸血後 10 日前後よりみとめられる。

　輸血後 GVHD は，いったん発症すると対応困難であり，致死的である。そのため，混入リンパ球を除去・不活化することが必須であり，輸血製剤は，調製時に白血球除去フィルターを用いて混入するリンパ球をできる限り減らすとともに，放射線照射が行われている。

3 感染症と抗菌薬による治療

　血液・造血器疾患では，疾患あるいは治療に伴って好中球やリンパ球が減少し，免疫不全状態となることが多い。すると，肺炎や敗血症などの重篤な感染症を合併しやすく，正常であれば感染しないような病原体による感染

○表 4-8 白血球減少時にとくに問題になる病原体

減少する白血球	分類	おもな病原体	検査・診断
好中球減少	細菌	グラム陽性球菌(黄色ブドウ球菌，表皮ブドウ球菌，腸球菌など)，グラム陽性桿菌(クロストリジオイデス-ディフィシレ〔CD〕[1])，グラム陰性桿菌(大腸菌，緑膿菌など)	血液，喀痰，尿，便培養で診断される。CD は便の CD トキシン検査が有用である。
	真菌	カンジダ属菌，アスペルギルス属菌，ニューモシスチス-イロベチーなど	塗抹鏡検・培養のほか，カンジダ抗原，アスペルギルス抗原，β-D-グルカンなどの血清検査で診断する。
リンパ球減少	真菌	カンジダ属菌，アスペルギルス属菌，ニューモシスチス-イロベチーなど	
	ウイルス	サイトメガロウイルス，単純ヘルペスウイルス，帯状疱疹ウイルスなど	ウイルス抗体検査，ウイルス抗原検出法，ウイルス核酸 PCR 検出法などで診断する。サイトメガロウイルスは抗原血症検査(アンチゲネミア検査)が有用である。

1)おもに抗菌薬投与後に発症する。

(日和見感染)が発生する。とくに，好中球数が 500/μL 未満になり，37.5℃以上の発熱がみとめられる状態は**発熱性好中球減少症**(FN，○96 ページ)とよばれ，迅速な対応を要する。

◆ 原因となる病原体

好中球減少とリンパ球減少が感染の背景となるが，減少した血球の種類によって感染しやすい病原体はやや異なる(○表 4-8)。

[1] 好中球減少 細菌や真菌による感染症が増加する。病原体は，皮膚・口腔内・気道・消化管・尿路から侵入すると考えられており，細菌ではブドウ球菌・腸球菌などのグラム陽性球菌と，大腸菌・緑膿菌などのグラム陰性桿菌が問題になることが多い。真菌では，カンジダ属菌・アスペルギルス属菌の頻度が高く，ニューモシスチス-イロベチー❶による肺炎もときにみとめられる。アスペルギルス属菌による感染症は治療抵抗性になることが多いため，とくに注意が必要であり，感染をおこさないことが重要である。アスペルギルス属菌はほこりやエアコンなどの空調設備に存在するため，感染リスクの高い患者は空調が管理された無菌室内での治療が推奨される。

[2] リンパ球減少 真菌感染症とウイルス感染症のリスクが高く，カンジダ属菌，アスペルギルス属菌，ニューモシスチス-イロベチーのほか，サイトメガロウイルスやヘルペスウイルスによる感染症に注意する。

◆ 感染症の診断

感染症が疑われる場合は，適切な抗菌薬を投与するために原因菌(起炎菌)を同定する必要がある。

そのために，臨床症状に応じて，血液培養のほか，喀痰や便，尿の細菌培養を行い，必要があればこれを繰り返す。また，真菌感染症の診断には，培養だけでなく血清を用いた血清診断❷が有用である。ニューモシスチス肺炎

NOTE

❶ニューモシスチス-イロベチー

以前はニューモシスチス-カリニとよばれ，また原虫だと考えられていたことから，カリニ原虫とよばれていた。

NOTE

❷血清診断

免疫学的診断法の 1 つで，血清成分の機能活性や性状が調べられる。β-D-グルカンやカンジダ抗原，アスペルギルス抗原などが検査される。

が疑われる場合は気管支鏡検査を行い，気管支肺胞洗浄液の染色・培養を行う。サイトメガロウイルス感染症に対しては，PCR 検査や末梢血好中球を用いた抗原血症検査(アンチゲネミア検査)による診断が行われる。

◆ 感染症の治療

血液・造血器疾患に合併した感染症では，早期の治療開始を優先し，発熱などの臨床症状がみとめられた段階で，起炎菌検査を行うとともに，多くの病原体に対して抗菌活性をもつ広域スペクトル抗菌薬❶の投与を開始する。そして起炎菌が同定されればその結果に応じた適切な抗菌薬に切りかえるという方針が選択される。

広域スペクトル抗菌薬を使用しても発熱が持続する場合や，真菌感染の既往がある場合には，抗真菌薬❷も併用される。

化学療法中は細菌・真菌感染症の発症リスクが高いため，好中球数が 500/μL 未満になる期間が 1 週間をこえると予想される患者に対しては，予防的な抗菌薬の投与❸も行われる。

ウイルス感染症に対しては，抗ウイルス薬❹が使用される。

血液・造血器疾患の治療中は，これらの薬剤に加えて，好中球数を増やすために適宜 G-CSF 製剤の投与が行われ，重症化した場合には免疫グロブリン製剤の投与も考慮される。

4 腫瘍崩壊症候群の対策

化学療法や分子標的療法によって腫瘍細胞がこわれると，細胞内のさまざまな物質が血中に放出される。腫瘍細胞がそれほど多くなければ，これらの物質は安全に代謝されるが，大量の腫瘍細胞が一気にこわれた場合には処理が追いつかず，高尿酸血症・急性腎不全・乳酸アシドーシス・高カリウム血症・DIC などの重篤な状態が引きおこされる。このような病態は**腫瘍崩壊症候群** tumor lysis syndrome(**TLS**，**腫瘍融解症候群**)とよばれる。

TLS を発症した際には，輸液や利尿薬などで全身管理を行うとともに，尿酸分解酵素薬のラスブリカーゼが投与される。TLS の発症が予想される高リスク症例では，事前に十分な輸液とともに利尿薬やフェブキソスタットなどの尿酸生成阻害薬の投与による予防が行われる。

5 B 型肝炎ウイルス再活性化の予防

成人の場合，B 型肝炎ウイルス(HBV)に感染すると，抗体産生を経て HBV は排除されると考えられてきたが，一部の症例では HBV がわずかに残存し，免疫抑制を伴う化学療法後に HBV が再活性化することで，ときに劇症肝炎にいたって死亡する場合があることが明らかとなった。とくに副腎皮質ステロイド薬やリツキシマブなどの B 細胞を抑制する治療ではリスクが高い。

そのため，現在では化学療法前に必ず HBs 抗原，HBs 抗体，HBc 抗体の有無を確認し，いずれかが陽性の場合は HBV 既感染と判断して HBV-DNA

NOTE

❶広域スペクトル抗菌薬
施設によって使用される薬剤は異なるが，一般的には第 4 世代セフェム系薬剤やカルバペネム系薬剤，広域ペニシリン系薬剤が選択される。

❷抗真菌薬
ボリコナゾールやミカファンギンナトリウム，アムホテリシン B などの薬剤が一般的である。ニューモシスチス肺炎には ST 合剤が用いられる。

❸細菌感染症に対してはキノロン系薬，真菌感染症に対してはイトラコナゾールやフルコナゾール，ST 合剤が用いられる。ただし，予防投与は多くの薬剤において保険適用外である。

❹抗ウイルス薬
サイトメガロウイルスに対してガンシクロビル，ヘルペスウイルスに対してはアシクロビルが用いられる。

検査によりウイルス量の測定を行うことが標準になっている。HBV-DNA 検査が陰性の場合はウイルス再活性化の可能性は低く，化学療法は継続可能であるが，陽性の場合はエンテカビル水和物などの抗ウイルス薬を処方したうえで化学療法を行う。HBV-DNA 検査は，治療終了後 1 年経過するまで 1〜3 か月ごとに行う。

✎ work　復習と課題

❶ 末梢血検査における基準値と，血球の形態の異常について説明しなさい。

❷ 骨髄穿刺と骨髄生検の方法および目的を説明しなさい。

❸ 出血傾向・血栓傾向の検査の種類と目的を説明しなさい。

❹ 化学療法に用いられるおもな薬剤とその副作用について説明しなさい。

❺ 造血幹細胞移植において，造血幹細胞の提供者による分類とドナーの要件，採取方法の分類について説明しなさい。

❻ 同種移植の前処置，輸注，移植後の管理について説明しなさい。

❼ 移植片対宿主病（GVHD）と移植片対腫瘍（GVT）効果について説明しなさい。

❽ 腫瘍免疫療法のしくみについて述べなさい。

❾ 輸血のおもな副反応について説明しなさい。

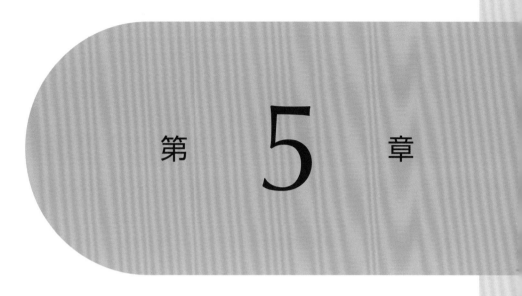

第 **5** 章

疾患の理解

A 本章で学ぶ血液・造血器疾患

　血液の機能は，血液に含まれる赤血球や白血球，血小板，凝固因子によって担われている。したがってどの成分に異常が生じたかによって，あらわれる病態が異なり，治療や看護も大きくかわってくる。そこで本章では，血液・造血器疾患を，①赤血球系の異常，②白血球系の異常，③血小板の異常，④凝固系の異常の4つに分け，それぞれ学習すべき疾患を取り上げた。

1 赤血球系の異常

　赤血球が不足すると血液の酸素運搬能が減少し，組織が酸素不足に陥ってしまう。そこで赤血球系の異常では，赤血球数の減少❶が原因となる**貧血**の理解が重要である。出血以外の貧血の原因として，次の3つがある（◉図 5-1-a）。

　①材料の不足　血球をつくる能力（造血能）は保たれていても，必要な栄養素が不足すると赤血球をつくれなくなる。鉄の摂取不足や，出血などによる鉄の喪失が原因となる**鉄欠乏性貧血**や，ビタミン B_{12} や葉酸の不足によっておこる**巨赤芽球性貧血**がある。そのほか，材料の不足ではないが，エリスロポエチンの不足でも赤血球がつくれなくなる。これを**腎性貧血**という。

NOTE

❶赤血球の増加はおもに骨髄増殖性腫瘍でみられるが，この疾患は白血球・赤血球・血小板の3系統にかかわる腫瘍であり，本章では白血球異常の項目で取り扱う。

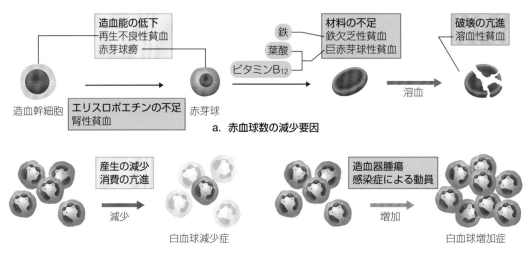

a. 赤血球数の減少要因

b. 白血球数の減少要因・増加要因

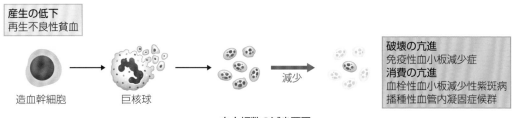

c. 血小板数の減少要因

◉**図 5-1　おもな血液・造血器疾患の要因**

②**造血能の低下**　赤血球の材料がそろっていても，造血に必要な細胞に異常が生じていると赤血球をつくれなくなる。造血幹細胞の減少による**再生不良性貧血**や，赤芽球の減少によって生じる**赤芽球癆**がこれにあたる。

③**赤血球の破壊の亢進**　正常に赤血球がつくられるものの，破壊が亢進すると赤血球数は不足してしまう。この機序によるものを**溶血性貧血**といい，本章では学んでおくべき代表的な溶血の機序を取り上げていく。

2 白血球系の異常

　白血球は，異物から生体をまもる役割を担っているため，白血球産生の減少や，白血球の消費の亢進によって白血球が不足する**白血球減少症**では，感染防御が不十分になることで感染症がおこりやすくなる（◉図5-1-b）。

　一方で，造血器のがんである**造血器腫瘍**や，感染症などの血液・造血器疾患以外の要因によって白血球数が増える**白血球増加症**もある。白血球全体の数だけでなく，増減している白血球の内訳によって症状や診断・治療が異なってくる。

●**造血器腫瘍**　造血器腫瘍は，血球の分化の段階のうち，特定の細胞が腫瘍化することで発生し，それに応じた病態があらわれる。造血器腫瘍は，血球の分化の系列に対応して大きく骨髄系腫瘍❶とリンパ系腫瘍❷からなる。骨髄系腫瘍は，赤血球や血小板の数にも影響を及ぼすが，白血球系の異常がみられる病態が大半であるため，本章では造血器腫瘍を白血球系の異常の項目に位置づけている。

NOTE
❶骨髄系腫瘍には，急性骨髄性白血病，骨髄異形成症候群，慢性骨髄性白血病，骨髄増殖性腫瘍が含まれる。
❷リンパ系腫瘍には，急性リンパ性白血病，慢性リンパ性白血病，成人T細胞白血病・リンパ腫，悪性リンパ腫，多発性骨髄腫が含まれる。

3 血小板の異常

　血小板は，出血時の一次止血に重要な役割を果たしており，血小板数が減少する**血小板減少**❸が問題になる（◉図5-1-c）。原因には次のものがある。

①**骨髄での産生低下**　血小板の産生が減少することによっておこるもので，再生不良性貧血などにおいてみられる。

②**末梢での破壊亢進**　血小板が正常につくられるものの，自己免疫などが原因で破壊されてしまうものである。**免疫性血小板減少症**などがある。

③**末梢での消費亢進**　血小板が正常につくられるものの，血栓が大量に発生する病態などで大量に消費され，血小板が不足する病態である。**血栓性血小板減少性紫斑病**や**播種性血管内凝固症候群**❹などにおいてみられる。

　なお，血小板の数ではなく機能に異常が生じる**血小板機能異常症**もある。

NOTE
❸血小板の増加はおもに骨髄増殖性腫瘍でみられるが，この疾患は白血球・赤血球・血小板の3系統にかかわる腫瘍であり，本章では白血球異常の項目で取り扱う。
❹凝固因子の不足もみられるため，本章では凝固系の異常の項目にて解説した。

4 凝固系の異常

　凝固因子は二次止血にかかわっており，なんらかの異常が生じると血液凝固に異常があらわれる。凝固系の異常には，凝固因子の産生が低下して欠乏する**血友病**や**フォン-ヴィルブランド病**と，凝固因子の産生には異常がないものの，消費が亢進して凝固因子が不足する**播種性血管内凝固症候群**などがある。血友病と播種性血管内凝固症候群は，比較的頻度の高い疾患❺であり，その病態と治療について理解しておく必要がある。

NOTE
❺とくに播種性血管内凝固症候群は，診療科を問わず遭遇する可能性がある病態である。

B　赤血球系の異常

　赤血球系の異常としては，赤血球の酸素運搬能が減少する貧血性疾患と，赤血球数が増加する赤血球増加症がある。赤血球増加症は，骨髄増殖性腫瘍の項目（○114ページ）にて取り扱い，ここでは貧血について解説する。

ⓐ 鉄欠乏性貧血

▌病態と疫学

　鉄欠乏性貧血 iron deficiency anemia は，ヘモグロビンの合成に必要な鉄が欠乏することによって発症する貧血である。最も頻度の高い貧血であり，圧倒的に女性に多い。12〜89歳の日本人女性の罹患率は8.5％であるが，対象を20〜49歳に限ると，罹患率は20〜27％に達する。一方，成人男性では頻度は低く，罹患率は2％未満である。

▌原因と病態生理

　鉄は1日に1mgが十二指腸・空腸上部より吸収され，1mgが便・汗・尿中に排泄される（○図5-2）。このバランスがくずれると鉄欠乏になるが，そのおもな原因は，① 摂取量あるいは吸収量の低下，② 喪失の増大，③ 需要の増大である。

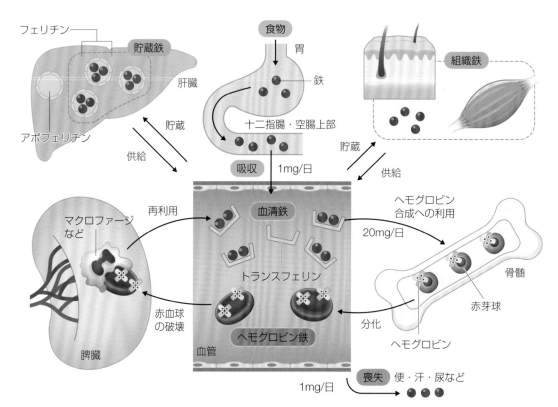

○図5-2　鉄の体内動態

●表 5-1　鉄の喪失の原因

喪失の経路	原因
消化管	消化性潰瘍，憩室出血，悪性腫瘍，痔核，ヘリコバクター-ピロリ感染による胃酸減少・鉄の収奪，寄生虫感染による出血や鉄の収奪など
婦人科系臓器	月経過多，子宮筋腫，子宮内膜症，子宮頸がん・子宮体がんなど
尿路	尿路出血，発作性夜間ヘモグロビン尿症

　1 **摂取量あるいは吸収量の低下**　摂取される鉄はすべて食物由来であるため，偏食やダイエットが摂取量減少の原因となる。また，胃切除や萎縮性胃炎，制酸薬の服用による胃酸分泌の低下，吸収不良症候群❶などが吸収量減少の原因になる。その他，ヘリコバクター-ピロリの感染による胃酸減少や鉄の収奪も原因の1つと考えられている。

　2 **喪失の増大**　月経などの性器出血や消化管からの出血，ヘモグロビンの尿中への喪失などにより鉄が失われる（●表5-1）。女性の場合，鉄欠乏の原因は月経であることも多い。

　3 **需要の増大**　鉄の需要の増大にはさまざまな要因があるが，臨床では，思春期の成長の影響や妊娠・授乳が原因となることが多い。

■ 臨床症状

　鉄欠乏性貧血では，ヘモグロビンの減少に伴う症状と，鉄欠乏自体に伴う症状がみとめられる。

　1 **ヘモグロビンの減少に伴う症状**　全身倦怠感，動悸，息切れなどがある。

　2 **細胞・組織の鉄欠乏に伴う症状**　舌炎，口角炎，さじ状爪（スプーン状爪，●154ページ，図6-1），食道粘膜の萎縮による嚥下痛❷，異食症❸pica などがみとめられる。

　鉄が不足すると，まず貯蔵鉄が減少した貯蔵鉄欠乏の状態となり，進行するとヘモグロビンが減少しはじめる。これらの変化は比較的緩徐であり，慢性化しているため自覚症状を呈しにくい（●図5-3）。血中ヘモグロビン濃度が相当低下しても，息切れなどの臨床症状を自覚しない場合もある。

NOTE

❶吸収不良症候群
　消化管での消化・吸収の過程が障害され，栄養素の不足がおこる状態の総称である。消化器疾患や内分泌・代謝疾患が原因となるほか，消化管の手術後に，行きどまりとなった部分で腸内細菌の異常な増殖がおこる盲管症候群なども原因となる。

❷嚥下痛
　高度の鉄欠乏性貧血で生じることがあり，嚥下痛・嚥下困難に，舌炎・口角炎を伴う状態をプランマー-ビンソン Plummer-Vinson 症候群という。

❸異食症
　栄養にならない物質を継続的に摂食する行為をいい，鉄欠乏の場合はくぎや土，茶葉などを欲したり，氷などのかたいものをガリガリとかじりたくなったりする場合が多い。発生メカニズムは明らかになっていないが，症状が鉄欠乏の改善とともに消失するため，鉄欠乏そのものに関連する病態と考えられている。

---

plus	**鉄代謝**

　鉄は食物からの摂取でのみまかなわれる。食物中の鉄は，赤身の肉や魚など，おもに動物性食物に含まれるヘム鉄あるいは，おもに植物性食物に含まれるイオン化鉄（ほとんどは Fe^{3+}）のかたちで摂取される。ヘム鉄はそのまま吸収されるため吸収効率がよいのに対し，Fe^{3+}の吸収には胃酸などが必要であり，吸収効率が劣る。このために，鉄欠乏の場合にはヘム鉄の摂取が奨励される。

　腸管から吸収された鉄は，トランスフェリンに結合して全身に運ばれ，大部分は骨髄の赤芽球でヘモグロビンの合成に使用される。残りの鉄はおもに肝臓内にフェリチンとして蓄えられ，これは貯蔵鉄とよばれる。そのため，血清フェリチン濃度は体内に存在する貯蔵鉄を示すよい指標になる。

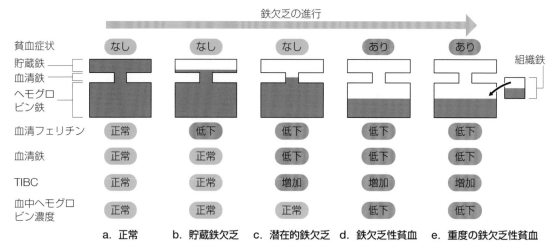

鉄欠乏の進行

| 貧血症状 | なし | なし | なし | あり | あり | 組織鉄 |

貯蔵鉄
血清鉄
ヘモグロビン鉄

血清フェリチン	正常	低下	低下	低下	低下
血清鉄	正常	正常	低下	低下	低下
TIBC	正常	正常	増加	増加	増加
血中ヘモグロビン濃度	正常	正常	正常	低下	低下
	a. 正常	b. 貯蔵鉄欠乏	c. 潜在的鉄欠乏	d. 鉄欠乏性貧血	e. 重度の鉄欠乏性貧血

▷図5-3　鉄欠乏の進行と鉄欠乏性貧血

▷表5-2　鉄欠乏性貧血と慢性疾患に伴う貧血の比較

病態	赤血球指数	血清鉄	TIBC	血清フェリチン値
鉄欠乏性貧血	MCV 低値, MCHC 低値（小球性低色素性貧血）	低下	増加	低下
慢性疾患に伴う貧血	MCV 低値, MCHC 低値（小球性低色素性貧血）	低下	正常～低下	正常～増加

検査と診断

　鉄欠乏性貧血は，平均赤血球容積（MCV）と平均赤血球ヘモグロビン濃度（MCHC）がともに低値を示す，小球性低色素性貧血である。その他，血清鉄濃度の低下，総鉄結合能（TIBC）の増加，血清フェリチン値の低下をみとめるが，この3つのうち血清フェリチン値の低下が鉄欠乏性貧血の診断にはとくに重要である（▷表5-2）。

● **総鉄結合能と不飽和鉄結合能**　**総鉄結合能** total iron binding capacity（**TIBC**）は，血清中のトランスフェリンが結合しうる総鉄量を示しており，TIBC の増加はトランスフェリンの増加を意味している。なお，鉄と結合していないトランスフェリンの量を知るための指標として**不飽和鉄結合能** unsaturated iron binding capacity（**UIBC**）があり，これは TIBC と血清鉄濃度[1]の差によって求められる。鉄欠乏性貧血では TIBC の増加と血清鉄濃度の低下がおこっているため，UIBC は増加する。

　血清鉄は慢性疾患に伴う貧血（炎症に伴う貧血，▷83ページ）でも低下するため，血清鉄の低下のみでは鉄欠乏性貧血と診断されない。

治療

　鉄欠乏性貧血には，必ず原因となる疾患・病態があり，鉄が欠乏した原因を調べて対応する必要がある。なかでも慢性出血は重要な原因であり，消化器や婦人科領域の腫瘍などの重大な疾患が背景になることもある。とくに，男性や閉経後の女性の場合は注意が必要である。

NOTE
❶血清鉄濃度は，鉄と結合しているトランスフェリン量を示している。

鉄欠乏性貧血では，原因疾患の治療とともに鉄補充を行う。

　□1 **経口鉄剤**　治療は経口鉄剤の投与が原則であり，通常，投与開始から1週間程度で網赤血球の増加がみとめられ，2週間程度で血中ヘモグロビン濃度が増加する。経口鉄剤の投与は，貯蔵鉄を反映する血清フェリチン値が回復するまで継続する。なお，鉄剤の服用により便の色が黒くなるほか，副作用として便秘や下痢，吐きけがしばしばみとめられる。

　□2 **静注鉄剤**　経口鉄剤では十分な効果が得られない場合や，経口鉄剤が副作用で内服できない場合，消化管の疾患のために経口鉄剤の投与が不適当な場合などに用いられる。

　輸血は原則として行わない。鉄欠乏性貧血で輸血を行うのは，心不全などの貧血に伴う生命の危険が迫った場合に限られる。

● **貧血が改善したあとの指導**　月経に伴う鉄欠乏性貧血など，治療後も鉄欠乏になりやすい状態である場合には，貧血が改善したあとも，鉄を多く含む食品を積極的に摂取するように指導する。

b 慢性疾患に伴う貧血

▌病態と臨床症状

　感染症や膠原病，がんなどによって炎症が発生すると，ヘプシジン❶というホルモンの産生が増加し，細胞内から血液への鉄供給が阻害される。その結果，血清鉄濃度が低下し，ヘモグロビンの合成が障害されて貧血が発生する。この病態を**慢性疾患に伴う貧血** anemia of chronic disease（**ACD**，炎症に伴う貧血）とよぶ。ACD では，一般的な貧血症状に加えて，原因になっている炎症性疾患の症状がみとめられる。

　血清鉄が低下し，ヘモグロビン合成の障害に陥る点は鉄欠乏性貧血と同様であり，そのため小球性低色素性貧血を示す。しかし，鉄欠乏性貧血は鉄の絶対的不足で発症するのに対して，ACD は鉄の利用障害が原因で発症する点が異なる。

▌検査と診断

　ACD では血清鉄が低下するが，細胞内の鉄は保たれているため，血清フェリチン値は下がらない（◉表5-2）。ACD と鉄欠乏性貧血の鑑別は治療上重要であり，そのためには血清フェリチン値の確認が必須である。

▌治療

　ACD では鉄剤を投与しても，十分に利用されずに貯蔵にまわってしまうため，治療効果は限定的である。原因となる基礎疾患の治療が優先される。

c 腎性貧血

▌病態

　一般に，貧血になると組織は低酸素状態になり，それを受けて腎臓でのエリスロポエチン産生が増加するが，慢性腎臓病の際は腎障害のために，十分なエリスロポエチンが産生されない。また，腎機能の低下による尿毒症物質の増加や栄養障害などにより，赤血球寿命が短くなる。これらにより，貧血

▢ NOTE
❶ヘプシジン
　肝臓で合成されるホルモンであり，鉄の放出タンパク質であるフェロポーチンを分解することで，血清鉄を低下させる。

の状態が持続することになる。慢性腎臓病では炎症が存在することも多く，鉄利用が障害されて ACD と同様の病態にもなる。慢性腎臓病の際にみとめられるこのような貧血を，**腎性貧血** renal anemia という。

検査と診断

血中ヘモグロビン濃度の低下とクレアチニンの増加など，腎機能障害がみられる患者に貧血がみとめられ，ほかに貧血の原因が確認できないことで診断される。

治療

ダルベポエチン アルファやエポエチン ベータ ペゴルなどのエリスロポエチンと同様の作用をもつ薬剤や，腎臓でのエリスロポエチン産生を刺激する低酸素誘導因子プロリン水酸化酵素（HIF-PH）阻害薬が用いられる。その他，骨髄での鉄利用をたすけるため，鉄剤が投与されることもある。

d 巨赤芽球性貧血

病態

ビタミン B_{12} や葉酸は，DNA 合成に必要な補酵素である。これらが欠乏すると，DNA 合成が障害されることにより，造血細胞の分裂が阻害され，貧血が発生する。このとき，骨髄内では特徴的な大型の赤芽球（巨赤芽球）が出現するため，**巨赤芽球性貧血** megaloblastic anemia とよばれている。

しかし，細胞分裂の阻害は赤血球だけでなく，すべての血球に及んでいる。ほかの血球もその多くが成熟の途中で死滅するため，白血球や血小板も減少することが多い。このように血球が成熟の途中で死滅してしまう状態を**無効造血**という。

●**ビタミン B_{12} の欠乏原因**　ビタミン B_{12} は，おもに魚介類・肉類・卵類・乳類などの動物性食品や，藻類に含まれる。したがって，菜食主義などの偏食や，慢性アルコール中毒患者や高齢者における栄養不良，吸収不良症候群などによる吸収の不良がビタミン B_{12} 欠乏の原因となる。

また，ビタミン B_{12} は，胃壁細胞から分泌される内因子と結合し，小腸で吸収される（●図5-4-a）。そのため，内因子が欠乏すると，ビタミン B_{12} の吸収が阻害されて欠乏する。内因子の欠乏の原因として重要なのは，胃切除と萎縮性胃炎による胃の壁細胞の萎縮である（●図5-4-b，c）。ビタミン B_{12} の1日必要量は 2〜5 μg 程度で，体内には5年分程度のビタミン B_{12} が貯蔵されている。そのため，胃切除から5年程度経過したところで巨赤芽球性貧血を発症する。

壁細胞や内因子に対する抗体が産生されることで内因子が欠乏し，ビタミン B_{12} 欠乏にいたり，貧血となる病態は，とくに**悪性貧血**とよばれている。

●**葉酸の欠乏原因**　葉酸は植物性食品のほか，ニワトリ・ウシ・ブタの肝臓，鶏卵，納豆，ウニなどに含まれる。通常の食生活で欠乏することはないが，次のような場合には葉酸欠乏がおこることがある。

（1）偏食やアルコール依存症による摂取不足
（2）吸収不良症候群や腸内細菌の異常，薬剤を原因とする吸収不良

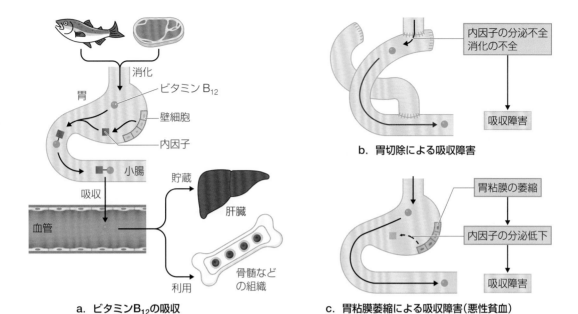

a. ビタミンB₁₂の吸収

b. 胃切除による吸収障害

c. 胃粘膜萎縮による吸収障害（悪性貧血）

◐図 5-4　ビタミン B₁₂ の吸収とその障害

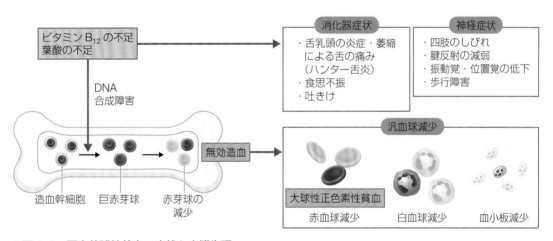

◐図 5-5　巨赤芽球性貧血の症状と病態生理

(3) 妊娠・授乳中やアルコールの大量摂取後、溶血性貧血、悪性腫瘍といっ
　　た葉酸の需要が亢進する場合

(4) 葉酸代謝拮抗薬であるメトトレキサートの投与時や肝障害時

▌臨床症状

　一般的な貧血の症状に加えて、典型例では舌乳頭の炎症・萎縮による舌の
痛み❶や、食思不振、吐きけなどの消化器症状がみとめられる（◐図 5-5,
154 ページ，図 6-2）。

　また、ビタミン B₁₂ 欠乏では、四肢のしびれや腱反射の減弱などの末梢神
経症状、振動覚・位置覚の低下などの深部知覚障害や、亜急性連合性脊髄変
性症❷とよばれる歩行障害などの脊髄神経症状もみとめられる。年齢不相応
な白髪をみとめることもある。

▭NOTE

❶ビタミン B₁₂ 欠乏による
ものはハンター Hunter 舌炎
とよばれる。

❷亜急性連合性脊髄変性症
　脊髄後索・側索に障害が
及び、体幹下肢の感覚性運
動失調を引きおこす病態で
ある。

▍検査所見と診断

末梢血検査では，MCV が高値となる大球性正色素性貧血が特徴で，汎血球減少もしばしばみとめられる（◖図5-5）。骨髄検査では，特徴的な巨赤芽球や過分葉好中球❶もみとめられる。また，骨髄内では，多くの赤芽球が成熟障害によって分化の途中で死滅するため，乳酸脱水素酵素(LDH)や間接ビリルビンが増加する。

大球性貧血の所見に加えて，ビタミン B_{12} 値あるいは葉酸値の低下をみとめることで診断される。

NOTE
❶5～6分節以上になった好中球で，巨赤芽球性貧血に伴ってみられることが多い。

▍治療

ビタミン B_{12} の欠乏に伴う貧血は，ビタミン B_{12} の吸収障害が原因であることが多く，経口投与では吸収効率が低いため，ビタミン B_{12} の筋注を行う。これによって貧血は急速に改善するが，造血の回復によって鉄欠乏に陥る可能性があるため，治療の際は鉄の動態にも注意が必要となる。萎縮性胃炎は胃がんの危険因子であるため，萎縮性胃炎によるビタミン B_{12} 欠乏性貧血では，定期的な胃の検診が行われる。

葉酸欠乏の場合は，葉酸製剤が経口投与される。

ⓔ 再生不良性貧血

▍病態と疫学

再生不良性貧血 aplastic anemia は，骨髄中の造血幹細胞がなんらかの原因で減少し，血球産生が低下する疾患である。

造血幹細胞の減少の原因として，① 造血幹細胞の遺伝子異常(先天性再生不良性貧血❷)，② 放射線や薬剤，ウイルスの影響，③ 自己免疫による造血幹細胞の傷害があるが，大多数は ③ が原因である（◖図5-6）。とくに，T 細胞による細胞性免疫が原因であると考えられている。

造血幹細胞が減少するため，赤血球だけでなく全血球の産生が低下し，汎血球減少がみとめられる。

NOTE
❷**先天性再生不良性貧血**
遺伝子変異により DNA 修復障害が生じるファンコニ Fanconi 貧血などがある。

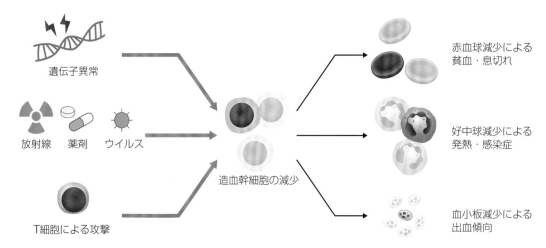

遺伝子異常

放射線　薬剤　ウイルス

T細胞による攻撃

造血幹細胞の減少

赤血球減少による
貧血・息切れ

好中球減少による
発熱・感染症

血小板減少による
出血傾向

◖**図5-6　再生不良性貧血の原因と病態生理**

○表 5-3　再生不良性貧血の重症度基準（平成 29 年度修正）

stage 1	軽症	下記以外で輸血を必要としない。
stage 2	中等症 a b	以下の 2 項目以上を満たし， 赤血球輸血を必要としない。 赤血球輸血を必要とするが，その頻度は毎月 2 単位未満。 　　網赤血球　　60,000/μL 未満 　　好中球　　　 1,000/μL 未満 　　血小板　　　50,000/μL 未満
stage 3	やや重症	以下の 2 項目以上を満たし，毎月 2 単位以上の赤血球輸血を 必要とする。 　　網赤血球　　60,000/μL 未満 　　好中球　　　 1,000/μL 未満 　　血小板　　　50,000/μL 未満
stage 4	重症	以下の 2 項目以上を満たす。 　　網赤血球　　40,000/μL 未満 　　好中球　　　　500/μL 未満 　　血小板　　　20,000/μL 未満
stage 5	最重症	好中球 200/μL に未満に加えて，以下の 1 項目以上を満たす。 　　網赤血球　　20,000/μL 未満 　　血小板　　　20,000/μL 未満

（厚生労働科学研究費補助金難治性疾患克服研究事業特発性造血障害に関する調査研究班：再生不
　良性貧血診療の参照ガイド令和 4 年度改訂版．2023）

▌臨床症状

　白血球減少による発熱・感染症，貧血による息切れ，血小板減少による皮
下出血や口腔内出血が初期症状としてみとめられる。血球減少が軽度の場合
は，臨床症状がみられず，健診で発見される場合もある。

▌検査所見と診断

　末梢血検査では，前述のとおり汎血球減少をみとめる。骨髄検査では，造
血細胞（有核細胞）が減少し，脂肪細胞におきかわった脂肪髄がみとめられる。
造血細胞の形態には異常をみとめないことが多い。臨床症状や検査所見に加
えて，ほかの疾患の可能性を除外することで診断される。

▌治療と予後

　薬物療法あるいは同種移植が行われる。治療は stage 1 から 5 の重症度に
応じて選択される（○表 5-3）。

● **薬物療法**　自己免疫による造血幹細胞の障害が原因である場合は，薬物
による免疫抑制療法を行う。副腎皮質ステロイド薬は無効であり，シクロス
ポリンや抗胸腺細胞グロブリン❶が使用される。stage 2a までの患者にはシ
クロスポリンが用いられ，stage 2b 以上の患者にはシクロスポリン＋抗胸
腺細胞グロブリンが併用される（○図 5-7）。

　近年ではそれに加えて，造血幹細胞の増殖や血小板産生を促進するエルト
ロンボパグ オラミンやロミプロスチムなどのトロンボポエチン受容体作動
薬（TPO-RA）を併用することで，治療成績が向上している。併用時の奏効
率は高く，TPO-RA の併用が標準治療になりつつある。

　そのほか，タンパク質同化ホルモンであるメテノロン酢酸エステルが用い

NOTE
❶これらは T 細胞を標的
とした免疫抑制薬である。
治療後は T 細胞の機能が
大幅に低下するため，ウイ
ルス感染症の症状があらわ
れていないかに注意する必
要がある。

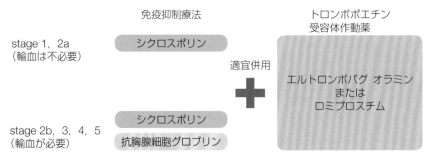

免疫抑制療法

トロンボポエチン
受容体作動薬

stage 1, 2a
（輸血は不必要）

シクロスポリン

適宜併用

＋

エルトロンボパグ オラミン
または
ロミプロスチム

stage 2b, 3, 4, 5
（輸血が必要）

シクロスポリン

抗胸腺細胞グロブリン

○図5-7　再生不良性貧血の薬物療法

られることもあるが，女性への使用は，嗄声（させい），月経異常，多毛などの男性化
の副作用に注意する必要がある。

●**同種移植**　同種移植は，再生不良性貧血の根治が期待できる治療法である。40歳未満の若年患者で，同胞間移植が可能な場合には移植が推奨されてきたが，TPO-RA併用療法の治療成績が向上してきたため，最近では若年患者でも薬物療法をまず試みることが増えている。

f 赤芽球癆

病態と疫学

赤芽球癆（ろう）pure red cell aplasia は，骨髄における赤芽球造血のみが障害され，貧血をきたす疾患である。原因は細胞性免疫によって赤芽球が攻撃されるためと考えられている。原因不明の特発性のほか，胸腺腫やリンパ性白血病，ヒトパルボウイルスB19感染による伝染性紅斑（こうはん）[1]に合併する。

検査所見

ヘモグロビン低下や網赤血球数の減少がみられるが，白血球数や血小板数に異常はない。骨髄では赤芽球のみが著明に減少している。胸腺腫に伴う場合は，画像所見で前縦隔に腫瘍がみとめられ，ヒトパルボウイルスB19感染に伴う場合は，ウイルス抗体価の上昇があらわれる。

治療

ヒトパルボウイルスB19感染が原因の場合は，必要に応じて対症療法を行い，通常は1～3週間で改善する。その他の慢性症例では，シクロスポリンによる免疫抑制療法を行う。胸腺腫に合併した症例では，胸腺摘出も考慮される。

g 鉄芽球性貧血

病態

鉄芽球性貧血 sideroblastic anemia とは，骨髄で環状鉄芽球（○109ページ，図5-19-a）という異常な赤芽球が増加する貧血の総称である。ヘモグロビンを構成するヘムの合成が障害されるため，余った鉄が赤芽球内のミトコンドリアに蓄積し，環状鉄芽球が生成される。

先天性の原因と後天性の原因があり，先天性のものでは，X連鎖潜性遺

NOTE

[1]伝染性紅斑
頬が赤くなることから，わが国ではリンゴ病とよばれる。合併症の頻度は少ないが，ヒトパルボウイルスB19が赤芽球に感染すると，赤芽球が傷害され，赤芽球癆を発症することがある。

伝（伴性劣性遺伝）形式の X 染色体連鎖性鉄芽球性貧血が最も多く，ヘム合成に必要な δ-アミノレブリン酸合成酵素の異常に起因する。後天性の原因としては，アルコールやイソニアジドなどの薬物によるものと，骨髄異形成症候群（●108 ページ）によるものが代表的だが，わが国ではほとんどが骨髄異形成症候群に伴うものである。

▋ 検査所見

ヘモグロビン合成障害のため，小球性低色素性貧血をみとめるが，末梢血には小球性赤血球と正球性赤血球の混在がみられる❶。骨髄では環状鉄芽球が全赤芽球の 15％以上にみとめられ，無効造血がみられる。

▋ 治療

先天性鉄芽球性貧血では，ビタミン B$_6$（ピリドキシン塩酸塩）の投与が行われる。後天性の場合は，薬物が原因である場合は薬物の除去を行い，ビタミン B$_6$ の投与が試みられる。骨髄異形成症候群に伴う場合はビタミン B$_6$ は無効であり，骨髄異形成症候群の治療が行われる。

□NOTE
❶ これは二相性貧血とよばれる。

h 溶血性貧血

1 溶血性貧血の病態

溶血によって赤血球の寿命が短縮し，骨髄での産生が追いつかなくなった結果，貧血を示す病態を**溶血性貧血** hemolytic anemia という。

▋ 血管内溶血と血管外溶血

溶血は，溶血がおこる部位に着目して，赤血球が血管内でこわれる**血管内溶血**と，脾臓や肝臓のマクロファージによって貪食される**血管外溶血**に分けられる（●図 5-8）。

血管外溶血の場合，赤血球中のヘモグロビンはマクロファージによって安全に処理され，ビリルビンへと代謝されていくが，血管内溶血の場合はヘモグロビンが未処理のまま血中に放出され，これにより急性腎不全などの臓器

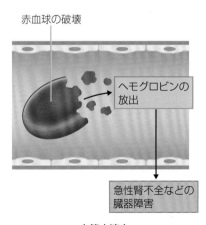

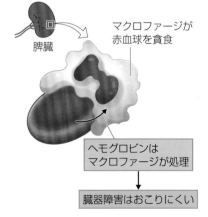

a. 血管内溶血　　　　　　b. 血管外溶血

●図 5-8　血管内溶血と血管外溶血

▶表5-4　溶血性貧血を引きおこす代表的な疾患・病態

血管内溶血	血管外溶血
・発作性夜間ヘモグロビン尿症 ・グルコース-6-リン酸脱水素酵素(G6PD)欠損症 ・赤血球破砕症候群 ・ABO型不適合輸血	・遺伝性球状赤血球症 ・ピルビン酸キナーゼ欠損症 ・自己免疫性溶血性貧血 ・サラセミア

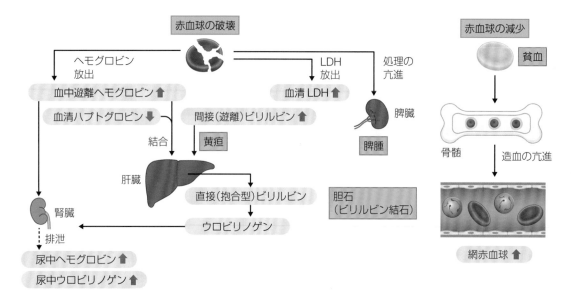

▶図5-9　溶血性貧血の際にみられる検査値の変化

障害❶を引きおこすことがある。なお、溶血性貧血において、血管内溶血および血管外溶血がみられる疾患は異なる(▶表5-4)。

▋先天性溶血性貧血と後天性溶血性貧血

溶血性貧血の原因は、大きく先天性と後天性に分けられる。それぞれの疾患については後述する。

⬜1⬜ **先天性溶血性貧血**　遺伝子変異による赤血球自体の異常が原因で、溶血性貧血が発生するものが**先天性溶血性貧血**である。遺伝性球状赤血球症やサラセミアのほか、グルコース-6-リン酸脱水素酵素(G6PD)やピルビン酸キナーゼなどの代謝酵素の異常・欠損が原因となる。

⬜2⬜ **後天性溶血性貧血**　赤血球をとりまく環境の異常によって生じる溶血性貧血が、**後天性溶血性貧血**である。自己免疫性溶血性貧血が代表的で、ほかに発作性夜間ヘモグロビン尿症や赤血球破砕症候群、薬剤性溶血性貧血などが該当する。

◆ 所見と診断

▋検査所見

溶血の原因にかかわらず、溶血性貧血では貧血症状や網赤血球の増加など、共通する所見がみられる(▶図5-9)。とくに、溶血を示す生化学的所見(血清

◻NOTE
❶たとえば、ABO型不適合輸血(▶72ページ)による多臓器不全は、大量の赤血球が血管内で溶血をおこすことに起因する。

LDH 高値，間接ビリルビン高値，血清ハプトグロビン低値)が重要である。

診断

　溶血性貧血は，まず前述の所見によって，溶血性貧血であることが診断される。その後に病態をしぼり込むために，後述するクームス試験や PNH 型血球検査(◎92 ページ)などが行われ，自己抗体や補体が関与するかが判断される。また，必要に応じて末梢血の塗抹標本を作成し，赤血球の形態の異常や破砕赤血球の有無を確認することで，溶血の原因が精査される。

2　遺伝性球状赤血球症

　遺伝性球状赤血球症 hereditary spherocytosis は，赤血球膜を構成するタンパク質の遺伝子に変異が生じた常染色体顕性遺伝(優性遺伝)の遺伝性疾患である。タンパク質の異常により，赤血球が正常な形状を維持できず，小さな球状となる。球状赤血球は脾臓のマクロファージによって破壊されやすいため，貧血をきたす。脾臓の摘出(脾摘)を行うと，貧血は改善するが，球状赤血球自体はそのまま残る。

3　自己免疫性溶血性貧血

病態

　赤血球に対する自己抗体が産生され，赤血球が攻撃されることで溶血が発生し，貧血にいたる自己免疫疾患が，**自己免疫性溶血性貧血** autoimmune hemolytic anemia(**AIHA**)である。患者によって自己抗体がはたらく温度が異なり，自己抗体が体温(37℃)付近で赤血球を攻撃する場合を**温式 AIHA**，体温以下で攻撃する場合を**寒冷凝集素症**という。

診断

　AIHA の診断には，赤血球に対する自己抗体の有無を確認するクームス試験が必要である(◎図 5-10)。クームス試験には，赤血球に結合している抗体を検出する直接クームス試験と，患者の血清中にある自己抗体を検出する間接クームス試験があり，通常は両者をセットにして検査[1]を行う。

　温式 AIHA は原因のわからない特発性のほか，悪性リンパ腫や固形がん，膠原病に合併する場合がある。また，寒冷凝集素症はマイコプラズマ感染症後の発症がみられるほか，近年，リンパ系腫瘍が原因になることが多いことが明らかになった。

治療

　原因疾患がある場合は，その疾患の治療を優先して行う。原因不明の場合は，温式 AIHA では副腎皮質ステロイド薬による治療が行われる。寒冷凝集素症は，副腎皮質ステロイド薬での難治例が多く，保温による溶血抑制が基本である。

　近年では，溶血の原因となる補体活性を抑制するために，C1 補体に対する抗体薬のスチムリマブも用いられる。

NOTE
[1]直接クームス試験が陽性であれば AIHA と診断され，間接クームス検査でその抗体の標的抗原などを調べることができる。温式 AIHA の場合の自己抗体はおもに IgG，寒冷凝集素症の自己抗体は IgM である。

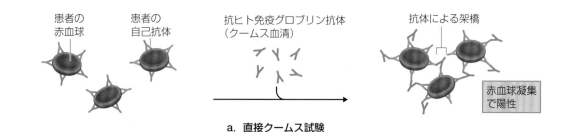

患者の赤血球　患者の自己抗体　抗ヒト免疫グロブリン抗体（クームス血清）　抗体による架橋

赤血球凝集で陽性

a. 直接クームス試験

健常人の赤血球　患者の血清　患者の抗体が赤血球に結合　抗ヒト免疫グロブリン抗体（クームス血清）　抗体による架橋

赤血球凝集で陽性

b. 間接クームス試験

◉**図 5-10　直接クームス試験と間接クームス試験**
直接クームス試験は，患者の赤血球に結合している自己抗体の有無を調べている。間接クームス試験は，患者の血清中に健常人の赤血球に結合する抗体が存在するかを調べている。

4　発作性夜間ヘモグロビン尿症

病態と症状

　造血幹細胞の *PIG-A* 遺伝子に変異が発生すると，グリコシルフォスファチジルイノシトール（GPI）とよばれるリン脂質をつくれなくなる。GPI が欠損すると，補体から細胞をまもる CD55 と CD59 という 2 つの分子が赤血球膜上から消失してしまい，赤血球が補体によって破壊される。このようにして発症する溶血性貧血が，**発作性夜間ヘモグロビン尿症**❶paroxysmal nocturnal hemoglobinuria（**PNH**）である。

　血管内溶血が発生するため，特徴的な褐色尿であるヘモグロビン尿があらわれる。そのほか，ヘモグロビンによる尿細管の傷害に起因する腎障害や，血中に放出されたヘモグロビンによる血中一酸化窒素濃度の低下が引きおこす平滑筋障害，補体の活性化に伴う炎症，炎症によって凝固が亢進することによる血栓症など，さまざまな障害がみとめられる。

診断

　溶血の所見に加えて，上記の臨床症状および CD55・CD59 陰性血球❷が確認されれば PNH と診断される。PNH ではクームス試験は陰性である。

治療

　PNH による溶血に対しては，補体活性を抑制するため，C5 補体に対する抗体薬のエクリズマブまたはラブリズマブを投与する。C5 の活性を抑制すると，血管内溶血は大幅に抑制され，貧血および溶血に伴う諸症状が改善する。なお，PNH にはしばしば再生不良性貧血も合併するが，その場合は，再生不良性貧血の治療も行われる。

▭NOTE
❶発作性夜間血色素尿症ともいわれる。

▭NOTE
❷この血球は PNH 型血球とよばれ，PNH 型血球を検出する検査が PNH 血球検査である。

5　サラセミア

病態

　サラセミア[1]thalassemia は，グロビン遺伝子の先天性異常が原因で，ヘモグロビン合成障害がおこる疾患である。成人のヘモグロビンを構成するαグロビンとβグロビンのうち，αグロビン遺伝子に異常がある場合をαサラセミア，βグロビン遺伝子に異常がある場合をβサラセミアとよぶ。サラセミアでは，αグロビンとβグロビンの産生に不均衡が生じ，赤血球がこわれてしまう。

検査所見と診断

　MCV<70 fL などを示す著明な小球性赤血球と，貧血があるにもかかわらず赤血球数が減らず，増えている例も多いことが特徴である。

　著明な MCV 低値とヘモグロビン分画検査の異常，特徴的な標的赤血球の出現でサラセミアが疑われ，遺伝子検査[2]で確定診断される。

治療

　軽症のサラセミアでは経過観察が行われる。貧血が強い場合には輸血が行われ，重症のサラセミアでは造血幹細胞移植も検討される。

6　赤血球破砕症候群

　赤血球が血管内で物理的に破砕される疾患を総称して**赤血球破砕症候群** red cell fragmentation syndrome という。血管壁の異常のために赤血球が血管通過時に摩擦を受けたり，人工弁などの人工物に接触したりすることで破壊される場合が多い。末梢血中では，三日月状やヘルメット状に断片化した赤血球(破砕赤血球)がみとめられる。

　血栓性血小板減少性紫斑病(TTP，◉137ページ)や溶血性尿毒症症候群(HUS，◉138ページ)などの血栓性疾患，人工弁置換術後などに伴って発症する。

診断と治療

　血中ヘモグロビン濃度の低下と溶血を示す検査値に加えて，末梢血塗抹標本で破砕赤血球を検出することで診断される。原因疾患を特定し，原因疾患に対する治療を行う。

7　薬剤性溶血性貧血

　薬剤によっては溶血を引きおこすものがあり，薬剤が原因となる溶血性貧血を**薬剤性溶血性貧血** drug-induced hemolytic anemia という。

　機序としては，①自己抗体を誘発する場合，②薬剤が赤血球膜に付着することで抗体との反応性[3]が新たに発生し，抗原抗体反応が引きおこされる場合，③薬剤とそれに対する抗体が免疫複合体を形成して溶血を引きおこす場合がある。

　代表的な薬剤は次のとおりである。

①自己抗体を誘発する場合　メチルドパ水和物などがある。

NOTE

[1]地中海沿岸で頻度の高い疾患であるため地中海貧血の別名があるが，インドや東南アジア，中国南部でも患者数は多い。わが国における有病率は3,000〜5,000人に1人である。

NOTE

[2]ただし，わが国では遺伝子検査を行うことは困難である。

NOTE

[3]低分子化合物はそれ自体は免疫原性をもたないが，大きな分子と結合すると抗原となりうる。このような物質をハプテンという。

　②抗原抗体反応が引きおこされる場合　ペニシリン系抗菌薬やセファロスポリン系抗菌薬などがある。

　③免疫複合体を形成して溶血を引きおこす場合　アセトアミノフェンなどがある。

　診断には病歴の聴取が重要であり，薬剤性溶血性貧血が疑われた場合は，ただちにその薬の投与を中止する。

C　白血球系の異常

1　白血球の数や機能の異常

白血球増加症

　白血球の増加は日常臨床でしばしばみとめられる所見である。定まった基準はないが，末梢血の白血球が 11,000〜12,000/μL 以上の場合を**白血球増加症**とすることが多い。

　白血球が増加する原因には大きく，①造血器腫瘍による増加である**腫瘍性増加**と，②ほかの原因による**二次性増加**に分けられ，さらに増えている白血球の種類によって病態が異なる（●表5-5）。また，疾患によっては白血球だけでなく，赤血球数や血小板数が変化することがあり，診断の一助になる。したがって白血球増加症の診療は，まず血球数検査と血球形態検査を行って，全血球数と白血球像を確認することからはじまる。

▌芽球の出現

　通常，末梢血に芽球は存在しないが，急性白血病（●100ページ）や骨髄異形成症候群（●108ページ），慢性骨髄性白血病（●112ページ）では，末梢血に

●表5-5　白血球増加をきたすおもな病態

増加する白血球分画	腫瘍性増加	二次性増加
芽球	急性白血病，骨髄異形成症候群，慢性骨髄性白血病など	—
好中球	慢性骨髄性白血病，真性赤血球増加症，本態性血小板血症	細菌・真菌感染症，喫煙，ストレス，慢性炎症性疾患，副腎皮質ステロイド薬の投与後など
好酸球	骨髄増殖性腫瘍	アレルギー性疾患，膠原病，寄生虫感染症，悪性リンパ腫[1]
好塩基球	慢性骨髄性白血病	—
単球	慢性骨髄単球性白血病など	結核，梅毒，潰瘍性大腸炎，サルコイドーシスなど
リンパ球	慢性リンパ性白血病，成人T細胞白血病・リンパ腫，悪性リンパ腫など	ウイルス感染症，伝染性単核球症など

1) 悪性リンパ腫ではアレルギーや免疫反応の異常により，好酸球が増加することがある。

芽球がみとめられる。急性白血病や骨髄異形成症候群では，赤血球や血小板，好中球が減少していることが多く，早期に骨髄検査を行い，診断を確定する必要がある。

▍好中球増加

　好中球数が 7,500/μL 以上に増加している場合を好中球増加という。その原因には二次性増加と腫瘍性増加の両方がある。

　二次性増加で最も多いのは，細菌・真菌感染症であり，核の左方移動(◐46 ページ)がしばしばみとめられる。また，喫煙やストレス，慢性炎症性疾患でも好中球は増加する。ほかにも，副腎皮質ステロイド薬を投与すると，その直後から好中球数が増加する。

　腫瘍性疾患では，慢性骨髄性白血病や，真性赤血球増加症・本態性血小板血症などの骨髄増殖性腫瘍(◐114 ページ)が代表的であるが，これらの疾患では好中球だけでなく，ほかの血球も増加するのが特徴である。

▍好酸球増加

　好酸球数が 600/μL 以上の場合を好酸球増加という。アレルギー性鼻炎やアトピー性皮膚炎など，さまざまなアレルギー疾患や膠原病による二次性増加であることが多い。また，寄生虫感染症も好酸球増加の重要な原因となる。

　造血器腫瘍では，骨髄増殖性腫瘍や二次性に悪性リンパ腫(◐121 ページ)で増加する場合がある。

▍好塩基球増加

　好塩基球数が 200/μL 以上の場合を好塩基球増加という。好塩基球増加は慢性骨髄性白血病に特徴的な所見である。

▍単球増加

　単球数が 800/μL 以上の場合を単球増加という。二次性増加の原因としては，結核菌や梅毒トレポネーマへの感染や，潰瘍性大腸炎・サルコイドーシスなどの炎症性疾患があり，腫瘍性増加の原因としては，慢性骨髄単球性白血病がある。

▍リンパ球増加

　成人では，リンパ球数が 4,000/μL 以上の場合をリンパ球増加という。二次性増加の原因としてウイルス感染症が重要であり，次に解説する伝染性単核球症では，異型リンパ球が増加する。腫瘍性増加の原因としては，慢性リンパ性白血病(◐119 ページ)や成人 T 細胞白血病・リンパ腫(◐120 ページ)などの成熟リンパ球の腫瘍がある。

■ 伝染性単核球症

▍病態

　伝染性単核球症 infectious mononucleosis は，大多数は EB ウイルス❶の初感染によって発症する感染症であり，頸部リンパ節腫脹，発熱，咽頭痛を特徴とする。EB ウイルスは上咽頭の上皮細胞に感染し，続いて B 細胞に感染する。おもな感染経路は唾液❷である。初感染が乳幼児期の場合はほとんどが不顕性感染であるが，思春期以降に感染した場合には伝染性単核球症を発症

NOTE
❶サイトメガロウイルスなども原因になる。
❷接吻により感染することが多いため，キス病ともよばれている。

することが多い。

▌臨床症状・検査所見・診断

　潜伏期間は4〜8週であり，発熱，頸部リンパ節腫脹，咽頭痛，扁桃腫大がおもな症状であるが，肝脾腫や肝機能障害をみとめることもある。検査所見としては，リンパ球増加が特徴的であり，異型リンパ球がみとめられる。EBウイルス感染時には，ウイルスに対する抗体が産生されるため，それも診断の参考にされる。

▌治療

　治療は，安静と解熱鎮痛薬などによる対症療法である。基本的に経過は良好であり，自然に軽快するが，肝機能障害を併発した場合は入院が必要になることもある。ペニシリン系抗菌薬は薬疹をおこすことがあるため，伝染性単核球症では使用しない。

b 白血球減少症

　白血球数が3,000/μL以下の場合を**白血球減少症**という。臨床では，好中球減少症とリンパ球減少症が問題となる。減少の要因には，好中球やリンパ球の産生低下，寿命の短縮，消費の亢進などがあり，これらが複合的にかかわる場合もある。

1 好中球減少症

　好中球数が1,500/μL未満の場合を**好中球減少症**という。一般的に，好中球数が1,000/μL未満になると感染症を発症するリスクが増大する。500/μL未満では重症感染症のリスクが高くなる。好中球数がほとんどゼロになった状態を**無顆粒球症**とよぶ。

▌原因と診断

　好中球減少症の原因として最初に鑑別されるのは薬剤である（●表5-6）。あらゆる薬剤が好中球減少症の原因になりうるが，チアマゾールなどの抗甲状腺薬やH$_2$遮断薬，解熱鎮痛薬，抗菌薬は好中球減少症を引きおこす頻度が高い。したがって，診断には薬剤使用歴の問診が重要である。

　薬剤以外の原因としては，ビタミンB$_{12}$欠乏，葉酸欠乏，銅欠乏などの栄

plus	発熱性好中球減少症

　好中球が減少すると病原体への抵抗力が低下し，感染症を合併しやすい。好中球が減少した患者が発熱をみとめた場合には感染症が疑われ，感染症に対する治療が必要となる。起炎菌同定のために，ただちに血液培養などの各種培養検査を行いつつ，広域スペクトルの抗菌薬の投与を開始する。

　とくに，好中球数500/μL未満の患者での感染症による発熱は，発熱性好中球減少症 febrile neutropenia（FN）とよばれ，発熱の目安としては腋下温で37.5℃以上である。FNは敗血症に移行し，生命にかかわる状態になる危険性が高いため，迅速な対応が必要である。

○表5-6　好中球減少症とリンパ球減少症の原因

病態	おもな原因
好中球減少症	・重篤な感染症 ・薬剤(抗甲状腺薬, H_2遮断薬, 解熱鎮痛薬, 抗菌薬, 抗がん薬など) ・栄養障害(ビタミンB_{12}欠乏, 葉酸欠乏, 銅欠乏) ・造血器腫瘍(急性白血病, 骨髄異形成症候群, 原発性骨髄線維症, 悪性リンパ腫など) ・造血障害性疾患(再生不良性貧血など)
リンパ球減少症	・先天性疾患(重症複合免疫不全症, ウィスコット-オルドリッチ症候群など) ・栄養障害(アルコール依存症など) ・ウイルス感染症(HIVやその他のウイルス) ・薬剤(副腎皮質ステロイド薬や抗がん薬など)

養障害や重篤な感染症❶などが考えられ，さらにこれらが否定された場合には血液・造血器疾患が疑われる。

　急性白血病や骨髄異形成症候群などの造血器腫瘍では，骨髄で異常細胞が増加し，正常造血が抑制されるため，好中球が減少する。また，再生不良性貧血などの骨髄での血球産生が低下する疾患でも，好中球減少症の頻度は高い。抗がん薬投与時の骨髄抑制期にも，高頻度に好中球減少をみとめる。

▌治療

　薬剤が原因と考えられる場合には，疑われる薬を中止したうえで，好中球を増加させるために G-CSF 製剤が投与される。薬剤以外が原因となる場合は，原因疾患の治療を行いつつ，必要に応じて G-CSF 製剤が投与される。

2 リンパ球減少症

　一般にリンパ球数が 1,000/μL 未満の場合を，**リンパ球減少症**という。

▌原因

　原因となる先天性疾患としては，重症複合免疫不全症やウィスコット-オルドリッチ Wiskott-Aldrich 症候群❷がある。後天性の原因としては栄養失調が最も多く，大酒家❸でみとめられることが多い。その他，ウイルス感染症ではリンパ球が末梢血からリンパ組織や炎症をおこした臓器に動員されるため，一時的に末梢血中のリンパ球が減少する。また，HIV 感染による**後天性免疫不全症候群** acquired immunodeficiency syndrome（**AIDS，エイズ**）では，CD4 陽性の T 細胞が破壊されるため，リンパ球が持続的に減少する。

　また，副腎皮質ステロイド薬の使用時は，好中球が増加する一方でリンパ球は減少するため，リンパ球減少に伴うウイルス感染症の合併に注意する必要がある。

C 好中球機能異常症

　好中球は血管内から組織に移動し，組織内を遊走して細菌感染部位に集まり，細菌を貪食・消化・殺菌することで感染に対抗する。これら一連の機能のどこかに異常が生じた状態を**好中球機能異常症**という。

　原因には先天性の場合と後天性の場合がある。先天性疾患としては慢性肉

□NOTE
❶重篤な感染症では好中球の消費および破壊が亢進するため，好中球が減少する。

□NOTE
❷ウィスコット-オルドリッチ症候群
　X 連鎖原発性免疫不全症であり，血小板減少・湿疹・易感染性を三徴とする疾患である。男児のみに発症する。
❸大酒家は食事を十分にとらないことも多く，またアルコール処理に伴ってビタミンやエネルギーの消費が亢進するため，しばしば栄養不良の状態になる。

芽腫症，白血球接着不全症，ミエロペルオキシダーゼ欠損症，チェディアック-東 Chédiak-Higashi 症候群❶などが代表的であり，これらの疾患では重篤な感染症を繰り返す。

　後天性疾患は，骨髄異形成症候群が代表的である。骨髄異形成症候群では，遺伝子変異に伴って好中球の遊走能・貪食能・殺菌能に異常が発生し，好中球数が比較的保たれている場合でも感染症を繰り返すことがある。

　このような疾患では，感染症の予防のために，ふだんから手指消毒や口腔内の清潔に努め，居室を清潔に保つように指導する。また，発熱時は抗菌薬による治療が必要になるため，がまんしないで医療機関に連絡するように伝えておくのがよい。

□ NOTE
❶ チェディアック-東症候群
　常染色体潜性遺伝を示す疾患で，非常にまれである。

2 造血器腫瘍

a 造血器腫瘍の分類と特徴

　血液細胞が腫瘍化したものを総称して，**造血器腫瘍**という。腫瘍化の原因は遺伝子変異であり，変異をおこした細胞が増殖能を獲得して腫瘍になる。近年，多くの造血器腫瘍では，さまざまな変異が段階的に蓄積して発症にいたることがわかってきた（◉図 5-11）。

◆ 造血器腫瘍の分類

　造血器腫瘍は，造血幹細胞から成熟血球に分化するまでの，どの分化段階の細胞が腫瘍化するかによって病態が定まり，病名が決まる。造血器腫瘍は大きく骨髄系腫瘍（赤血球・顆粒球・単球・血小板系の腫瘍）とリンパ系腫瘍（リンパ球・形質細胞系の腫瘍）に分けられる（◉図 5-12）。

◆ 造血器腫瘍の特徴

　造血器腫瘍では，固形がんと異なる次の特徴がみとめられる。

　□1 **正常造血の抑制**　急性白血病などの分化能を失った細胞が骨髄で増殖する造血器腫瘍では，正常造血が抑制されるため，赤血球・白血球・血小板の産生が減少し，それにより息切れや易感染状態，出血による症状が引きお

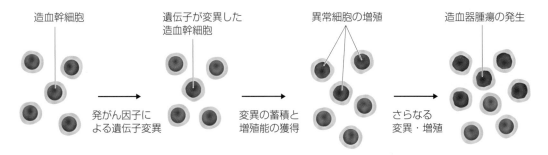

　造血幹細胞　　　　　　遺伝子が変異した　　　　　異常細胞の増殖　　　　　造血器腫瘍の発生
　　　　　　　　　　　　造血幹細胞

　　　　　　発がん因子に　　　　　変異の蓄積と　　　　　さらなる
　　　　　　よる遺伝子変異　　　　増殖能の獲得　　　　　変異・増殖

◉図 5-11　造血器腫瘍の発生

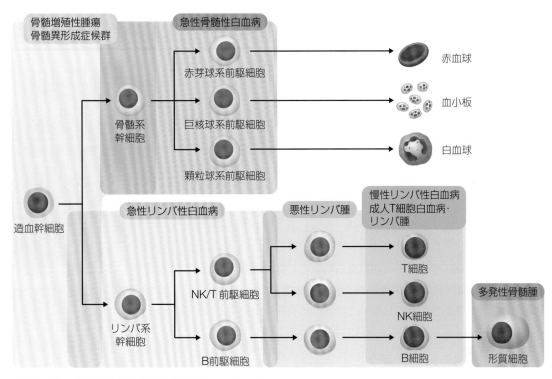

● 図 5-12　血球の分化とおもな造血器腫瘍の対応

こされる❶。

　②免疫機能の異常　リンパ系腫瘍では，免疫をつかさどるリンパ球に異常が生じるため，感染防御能の低下や自己免疫疾患など，さまざまな免疫機能の異常を合併する。

　③抗がん薬による全身的な治療　血液細胞は全身を循環しているため，造血器腫瘍は，診断時にはすでに全身に散布されている。したがって切除などの局所療法では不十分であり，抗がん薬の全身投与（静脈内投与・内服投与）を行う必要がある。

◆ 造血器腫瘍の進展

　血液細胞は全身に分布し，特定の臓器に存在するものではないため，造血器腫瘍では転移という言葉は用いられない。腫瘍細胞が臓器に入り込んだ場合は浸潤とよばれ，たとえば肝臓に入り込んだ場合は「肝臓への浸潤」と表現される。

　造血器腫瘍はあらゆる臓器に浸潤する可能性があるが，とくに重要なのは，中枢神経（脳・脊髄）や精巣，肺，消化管，肝臓などへの浸潤である。リンパ系腫瘍はとくに中枢神経へ浸潤する危険性が高く，中枢神経へ浸潤した症例は予後不良であることから，治療では中枢神経に分布しやすい薬剤の使用や，抗がん薬の髄腔内投与などの特別な配慮が必要となる。

　造血器腫瘍では，全身に散らばった腫瘍細胞からさまざまな生理活性物質が放出され，しばしば全身性の炎症や凝固活性化を引きおこす。そのため，

◻NOTE
❶骨髄系腫瘍は未分化な造血細胞が腫瘍化したもので，分化する能力を失って腫瘍化したものと，分化する能力をもったまま腫瘍化したものに分けられる。前者の例は急性骨髄性白血病で，正常造血が腫瘍細胞によって抑制されるため，正常な白血球・赤血球・血小板は減少する。後者の例は慢性骨髄性白血病で，腫瘍は分化しつつ増加するため，白血球・赤血球・血小板は増加することが多い。

発熱や播種性血管内凝固症候群（DIC，●143ページ）をみとめることも多い。

b 急性白血病

◆ 病態

　急性白血病 acute leukemia は，未熟な造血細胞に遺伝子変異が発生し，腫瘍化したものである。腫瘍細胞は増殖が亢進しているうえに，成熟細胞への分化が芽球の段階で停止するため，芽球が増加する。したがって臨床では，**白血病細胞**と芽球を，同じ意味で用いることが多い。

　急性白血病では，白血病細胞が骨髄と末梢血でみとめられるのが通常であるが，ときに脳・肺・リンパ節・肝臓・脾臓といった全身の臓器にも浸潤する（●図5-13）。

　急性白血病では，分化できない白血病細胞が骨髄で増殖するため，正常造血が抑制され，好中球・赤血球・血小板が減少する。しばしば DIC も合併するため，適切な治療が行われないと患者は感染症や出血などで致死的な経過をたどる。

◆ 急性白血病の分類と疫学

　急性白血病は，白血病細胞がどの系統の細胞から発生したかによって，大きく**急性骨髄性白血病** acute myeloid leukemia（**AML**）と**急性リンパ性白血病** acute lymphoblastic leukemia（**ALL**）❶に分けられる。そして，白血病細胞の形態や変異している遺伝子に基づいてさらに分類される。遺伝子変異の有無は長期的な治療方針にかかわる重要事項で，患者の予後に大きな影響を与えるため，急性白血病では遺伝子検査が必ず行われる。

　急性白血病はどの年齢層にも発症するが，急性骨髄性白血病は50歳以上

□NOTE
❶悪性リンパ腫の一種であるリンパ芽球性リンパ腫（LBL）は，ALL と同様の腫瘍細胞が，リンパ節などに腫瘤をつくっている病態であると考えられている。

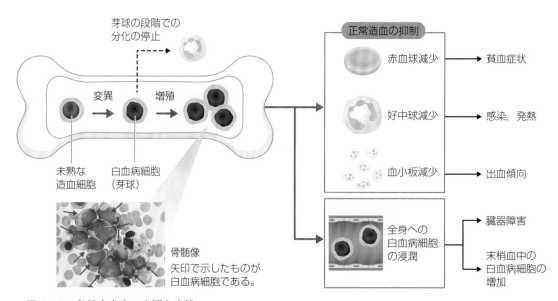

●図5-13　急性白血病の病態と症状

▶表 5-7　急性骨髄性白血病の FAB 分類

	分類	特徴
M0	急性骨髄性白血病 最未分化型	骨髄芽球に分化傾向がみられない。MPO 染色は陰性であるが、電子顕微鏡での観察では陽性となる。
M1	急性骨髄性白血病 未分化型	骨髄芽球の大部分は未分化で分化傾向はみられない。MPO 染色は陽性である。
M2	急性骨髄性白血病 分化型	前骨髄球移行への成熟傾向を示す芽球がみられる。染色体異常として t(8；21)をみとめることがある。
M3	急性前骨髄球性白血病 (APL)	アウエル小体を有する前骨髄球(ファゴット細胞)が主体で、染色体異常として t(15；17)を有する。播種性血管内凝固症候群(DIC)がほぼ全例に合併する。
M4	急性骨髄単球性白血病 (AMML)	骨髄芽球と単芽球が混在する。好酸球が増加する例があり、血清および尿中のリゾチーム活性が上昇する。
M5	急性単球性白血病 (AMoL)	単芽球が主体である未分化型と、分化した単球が主体の分化型に分類される。
M6	赤白血病 (AEL)	異形成の強い赤芽球が増加する。骨髄芽球がみとめられる型とそうでない型がある。
M7	急性巨核芽球性白血病 (AMKL)	巨核芽球が増加したもので、MPO 染色は陰性である。

▶表 5-8　急性リンパ性白血病の FAB 分類

分類	特徴
L1	小型リンパ芽球が均一に増加している。
L2	大型リンパ芽球が不均一に増殖している。
L3	バーキットリンパ腫が白血化したもので、大型で空胞を有する。

に多く、急性リンパ性白血病は 10 歳未満の小児と高齢者に多い。

● **原因となる遺伝子変異**　急性白血病の原因となる遺伝子変異には、さまざまなものが知られている。AML では *RUNX1::RUNX1T1*、急性前骨髄球性白血病では *PML::RARα*、急性骨髄単球性白血病では *CBFβ::MYH11*、ほかに *FLT3* 変異などがある。また、ALL には、フィラデルフィア染色体陽性(*BCR::ABL1* 遺伝子変異陽性、●112 ページ)の症例が存在する。

● **FAB 分類と WHO 分類**　急性白血病の分類では、これまではおもに細胞の形態から腫瘍の性質を推定する FAB 分類が用いられてきた(●表 5-7、8)。しかし近年、原因となる遺伝子変異に着目した WHO 分類が用いられるようになっている(●表 5-9)。WHO 分類では、原因となる遺伝子変異に基づいて 1 つの病型とし、それでは分類ができないものを従来通り FAB 分類に準じて分類❶することになっている。

◆ **症状・所見と診断**

▌**臨床症状**

　急性白血病は、一般的に発症は急激であり、血球減少に伴う発熱、貧血症

NOTE
❶ FAB 分類は名称から腫瘍の性質が想像しやすいため、AML においては現在でも医師の間では広く用いられている。しかし、ALL の FAB 分類は臨床的にほとんど意義がないため、現在ではほとんど用いられない。

◖表5-9　急性骨髄性白血病のWHO分類

特定の遺伝子異常を有する急性骨髄性白血病	分化状態で定義された急性骨髄性白血病
PML::RARα 融合遺伝子を有する前骨髄球性白血病	最未分化型急性骨髄性白血病
RUNX1::RUNX1T1 融合遺伝子を有する急性骨髄性白血病	未分化型急性骨髄性白血病
CBFB::MYH11 融合遺伝子を有する急性骨髄性白血病	分化型急性骨髄性白血病
DEK::NUP214 融合遺伝子を有する急性骨髄性白血病	急性好塩基球性白血病
RBM15::MRTFA 融合遺伝子を有する急性骨髄性白血病	急性骨髄単球性白血病
BCR::ABL1 融合遺伝子を有する急性骨髄性白血病	急性単球性白血病
KMT2A 再構成を有する急性骨髄性白血病	急性赤白血病
MECOM 再構成を有する急性骨髄性白血病	急性巨核芽球性白血病
NUP98 再構成を有する急性骨髄性白血病	
NPM1 変異を有する急性骨髄性白血病	
CEBPA 変異を有する急性骨髄性白血病	
骨髄異形成に関連した変化を有する急性骨髄性白血病	
その他の特定の遺伝子異常を有する急性骨髄性白血病	

◖表5-10　急性骨髄性白血病の初診時の検査データの例

項目	検査値	基準値（男性）	白血球分画	検査値	基準値
赤血球数	258万/μL	450万〜500万/μL	芽球	85%	0%
ヘモグロビン濃度	6.7 g/dL	14〜18 g/dL	前骨髄球	0%	0%
ヘマトクリット値	27.5%	35〜45%	骨髄球	0%	0%
白血球数	14,600/μL	4,000〜8,000/μL	後骨髄球	0%	0%
血小板数	1.2万/μL	15万〜35万/μL	杆状核球	0%	2〜13%
			分葉核球	4%	38〜58%
			好酸球	1%	1〜6%
			好塩基球	0.5%	0〜1%
			単球	1.5%	3〜7%
			リンパ球	8%	27〜46%

芽球の増加によって白血球数は増えているが，好中球の割合が大きく減少し，好中球の実数は減少している。白血球分画では白血病裂孔も確認できる。また，貧血と血小板減少が著明である。

状，出血（皮下出血や口腔内出血）がみられる（◖図5-13）。単球性白血病では，白血病細胞の浸潤による歯肉腫張をみとめることもある。また，リンパ性白血病では，リンパ節腫脹や中枢神経への浸潤による神経症状❶が最初にあらわれることもある。

■NOTE
❶頭痛，吐きけ・嘔吐，意識障害などの精神神経症状がある。

▌検査所見

　末梢血検査では，血球数の異常がみとめられる（◖表5-10）。ほとんどの患者では，末梢血に白血病細胞が増加するため，白血球数が増加し，白血球分画では芽球の増加がみとめられる。その際，芽球と残存する成熟好中球の中間の分化段階である，骨髄球や後骨髄球がみとめられないのが特徴であり，これを**白血病裂孔**という。

　正常造血は抑制されるため，赤血球数と血小板数は低下する。なお，急性前骨髄球性白血病では白血球も減少し，汎血球減少を呈することが多い。し

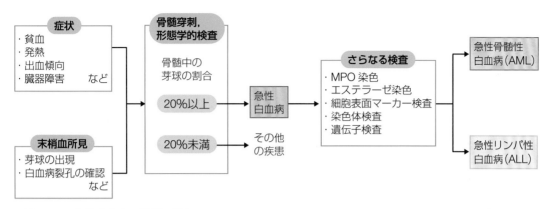

◎図 5-14　急性白血病の診断の流れ

たがって，「白血病では必ず白血球が増えている」と単純に考えられるわけではない。その他，急性白血病では DIC の合併により，PT・APTT の延長やフィブリノゲンの減少，FDP と D ダイマーの増加がしばしばみとめられる。

▌診断

　診断は，症状や末梢血の所見をもとに，急性白血病が疑われるところからはじまる（◎図 5-14）。診断の確定には骨髄検査が必須で，形態学的検査に加えて，染色体検査，染色体・遺伝子検査，細胞表面マーカー検査などが行われる。

● **形態学的検査**　まず白血病細胞である芽球を同定し，その割合を算定する。通常，骨髄中の芽球は 5% 未満であるが，芽球の割合が 20% 以上である場合に，急性白血病と診断される。

　さらに，白血病細胞の性質を判断するためにさまざまな染色が行われ，急性白血病の診断では，次の 2 つがとくに重要である。

　①**ミエロペルオキシダーゼ染色**　ミエロペルオキシダーゼ（MPO）は骨髄系の細胞がもつ酵素であり，染色の結果，白血病細胞のうち 3% 以上が MPO を含む場合を陽性，そうでない場合を陰性と判断する。骨髄性白血病で陽性，リンパ性白血病では陰性である。

　②**エステラーゼ染色**　エステラーゼは，単球系細胞や好中球系細胞がもつ酵素で，エステラーゼ染色は単球系細胞の同定に用いられる。非特異的エステラーゼが単球性白血病で陽性となり，茶色に染色される。

● **染色体・遺伝子検査**　染色体検査では，病型に特徴的な染色体異常の有無に注意をはらう。遺伝子検査では，病型を決める特徴的な遺伝子異常のほかに，*FLT3* 遺伝子変異などの予後に影響する遺伝子について，変異の有無を確認する。遺伝子変異がある場合には，その変異をもつ細胞量を定量することで，治療後の効果判定が行われる。

● **細胞表面マーカー検査**　骨髄性白血病であれば骨髄系マーカー（CD13 や CD33 など），リンパ性白血病であればリンパ系マーカー（CD3 や CD10）が陽性になり，診断に有用である。

◆ 急性白血病の治療の考え方

急性白血病の治療は，「白血病細胞の根絶をはからない限り，治癒はありえない」という「total cell kill（白血病細胞の全滅）」の理念に基づいて行われ，根治を目ざした治療方針をたてるのが原則である。しかし，高齢者や全身状態のわるい患者などの強力な治療が困難と考えられる患者に対しては，根治は目ざさず，生活の質（QOL）の維持を目ざすなど，柔軟に対応する。

█ 化学療法における治療戦略

目ざすべき total cell kill のためには，化学療法時に投与する抗がん薬は多いほうがよい。しかし，薬剤が多すぎると骨髄抑制が強くなり，正常造血が回復しなくなる。そこで，急性白血病では正常造血が回復可能な用量で抗がん薬を投与し，それを繰り返すことで治癒を目ざす戦略がとられる。

初診時および治療中は，高度の血球減少がみとめられる。致死的な感染症や出血をおこさないよう，抗菌薬や G-CSF 製剤の投与，輸血などの適切な支持療法を必ず併用する（◉図 5-15）。

█ 寛解導入療法

白血病発症時には白血病細胞が大量に存在し，正常造血は抑制されているため，患者は腫瘍による臓器障害と，正常血球の減少という 2 つの生命にかかわるリスクにさらされている。そこで，この時期の治療は，白血病細胞をある程度減らして正常造血を回復させ，まず患者を生命の危機から救いだすことを目的に行われる（◉図 5-16）。

薬剤が投与されると白血病細胞は減少し，わずかに残っている正常細胞も減少する。しかしほとんどの場合，抗がん薬による障害は正常細胞のほうが少ないため，薬剤投与後しばらくすると，白血病細胞は減ったままであるのに対して，正常細胞の数が回復してくる。そして最終的に，治療後には血液検査値がほぼ問題のないレベルまで回復する。

一般的に，治療により異常所見が消失し，正常機能が回復した状態を**寛解**という。白血病治療においては，骨髄中の芽球の割合が 5% 未満まで低下し，末梢血血球数が正常になった状態を**完全寛解**❶complete remission（**CR**）とよぶ。白血病治療において寛解に入ることは治癒への第一歩であり，この第一歩を

□NOTE
❶完全寛解
　寛解には程度があり，異常所見が十分に消失した場合が完全寛解である。

好中球減少

感染症予防のための支持療法
・手洗い・うがいの励行
・加熱食の提供
・抗菌薬，抗真菌薬の予防投与
・G-CSF 製剤の投与

血小板減少

・血小板輸血

赤血球減少

・赤血球輸血

その他

・栄養管理
・精神的サポート
・凝固因子が不足している場合
　は，凝固因子の補充

◉**図 5-15　急性白血病における支持療法**

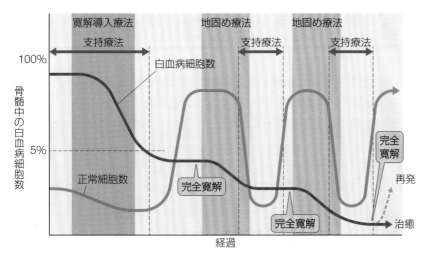

◉**図 5-16　化学療法による白血病細胞数と正常細胞数の変化**
寛解導入療法を行うと白血病細胞数は減少し，正常細胞数が回復してくる。治療初期の完全寛解は完治したという意味ではなく，地固め療法を繰り返しながら完全寛解が維持されることで，次第に治癒の意味あいをもつようになる。正常細胞が減少している時期には，適切な支持療法も必要である。

目ざす治療を**寛解導入療法**とよぶ。
● **測定可能残存病変と地固め療法**　しかし，寛解導入療法で寛解に入ったとしても，白血病細胞は確実に残存している。この残存している腫瘍細胞を**測定可能残存病変** measurable residual disease（**MRD**）とよぶ。一般的に，初診時に体内に存在する白血病細胞は約 1 兆個といわれており，寛解導入療法で完全寛解に入った場合でも，約 10 億個の白血病細胞が残存している。
　したがって，その後も次に述べるように地固め療法を継続し，total cell kill を目ざさねばならない。MRD はさまざまな方法で測定されるが，最も感度が高いのは PCR 法であり，PCR 法でも MRD が検出されなくなった状態を**分子生物学的完全寛解**とよぶ。白血病の治療ではこの分子生物学的完全寛解を目ざしていく。分子生物学的完全寛解では，体内の白血病細胞の数は 100 万個未満である。

▌**地固め療法**
　完全寛解に入ったあと，残った白血病細胞をさらに減少させ，いよいよ

---

column　「寛解」と「治癒」の違い

　診断後，最初に行われる寛解導入療法によって得られた寛解は「生命の危機を脱し，ひと息つけるようになった」という意味合いにとどまり，これは治癒への第一歩ではあるものの，けっして治癒したという意味ではない。
　しかし，治療後に継続している寛解は，時間経過とともに，徐々に治癒の意味合いを帯びてくる。必ずしも全症例にあてはまるわけではないが，一般的に急性白血病は，5 年間以上寛解が持続していれば治癒と考えられている。

total cell kill を目ざすために行う治療が**地固め療法** consolidation therapy（**寛解後療法**）である。すでに正常造血が回復しているため，地固め療法では，寛解導入療法より強度の高い治療を行うことができる。

　AML では 3〜4 回の地固め療法を行って total cell kill を目ざす。ALL ではさらに強力な化学療法が必要であるため，寛解に入ったあとも，強化療法として寛解導入療法と地固め療法が最長 2 年程度繰り返される。

▌維持療法

　維持療法 maintenance therapy は，寛解の維持を目的とした治療である。ALL では強化療法の間にも，抗がん薬を用いる維持療法が行われ，total cell kill を確実なものにする。

◆ 急性骨髄性白血病・急性リンパ性白血病の治療

　急性白血病は，わが国では，日本成人白血病治療共同研究機構（JALSG）のプロトコールに従って治療が行われている（◉図 5-17）。

▌急性骨髄性白血病の治療

　AML は，**急性前骨髄球性白血病** acute promyelocytic leukemia（**APL**）とそれ以外の AML とで治療が異なる。

●**急性前骨髄球性白血病以外の急性骨髄性白血病の治療**　APL 以外の AML では，ダウノルビシン塩酸塩あるいはイダルビシン塩酸塩❶と，シタラビンによる寛解導入療法が行われる。ダウノルビシン塩酸塩を 1〜5 日目，あるいはイダルビシン塩酸塩を 1〜3 日目に 30 分間の点滴静注，シタラビンを 7 日間にわたって 24 時間持続静注するプロトコールが選択されることが多い（◉表 5-11）。

　寛解後は，薬剤の組み合わせをかえた地固め療法を行う。その際，初診時に確認される遺伝子変異や，寛解導入療法の治療効果に応じてリスク評価がなされ，化学療法だけでは再発が多く，予後不良と考えられる高リスク症例❷には，同種移植が計画される。

█ NOTE
❶ダウノルビシン塩酸塩やイダルビシン塩酸塩は，血管外漏出をおこすと激しい組織障害を引きおこすため，投与の際はとくに注意が必要である（◉169 ページ）。

❷**高リスク症例**
　FLT3 変異のある患者や寛解が得られなかった患者が高リスク症例である。

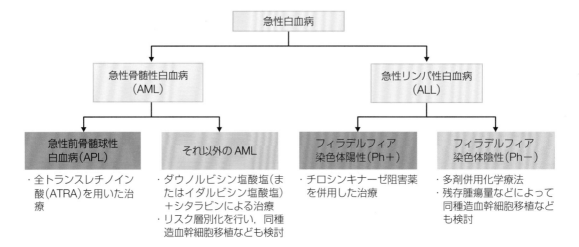

◉**図 5-17　急性白血病の治療**

● 表5-11　急性骨髄性白血病の寛解導入療法

プロトコール	薬剤	投与量	投与法	投与日
DNR＋Ara-C 7＋5	DNR	50 mg/m²	30分点滴	days 1〜5 の5日間
	Ara-C	100 mg/m²	24時間持続静注	days 1〜7 の7日間
IDR＋Ara-C 7＋3	IDR	12 mg/m²	30分点滴	days 1〜3 の3日間
	Ara-C	100 mg/m²	24時間持続静注	days 1〜7 の7日間

DNR：ダウノルビシン塩酸塩，IDR：イダルビシン塩酸塩，Ara-C：シタラビン，m²：体表面積。治療計画では通常，治療初日を day 1 として投与日をあらわす。

　わが国において，AML が寛解にいたる割合は 75％以上であるが，5年生存率は 30〜40％にとどまり，けっしてよいものではない。リスク評価による個別化医療を含め，寛解後の治療に工夫が求められている。

● 急性前骨髄球性白血病の治療　APL は，*PML::RARα* 遺伝子異常により，レチノイン酸受容体に異常が発生して，前骨髄球から先に分化が進まなくなることで引きおこされる白血病である。治療は，前骨髄球から先への分化を誘導する作用をもつ，ビタミン A 誘導体の全トランスレチノイン酸 all-trans retinoic acid（ATRA）が用いられ，これを分化誘導療法という。

　ATRA によって分化異常が解除されると，腫瘍細胞である前骨髄球が好中球まで分化するため，骨髄抑制をおこすことなく腫瘍細胞が減少する。APL では重篤な DIC がほぼ全例で合併するが，DIC も自然に軽快し，90％以上の症例が寛解に達する。

　ただし，ATRA 投与直後は，急激な白血球増加に伴って炎症性サイトカインが分泌され，呼吸不全を伴う分化症候群が発生する。これは致死的な合併症であるため，十分な注意が必要である。

■ 急性リンパ性白血病の治療

　ALL では，AML よりも強度の高い治療が行われ，寛解導入療法では，ドキソルビシン塩酸塩，ビンクリスチン硫酸塩，L-アスパラギナーゼ，プレドニゾロンなどの多くの薬剤が用いられる。寛解後も強力な多剤併用療法を継続するが，ALL では中枢神経における再発例が多いことから，再発予防のために，地固め療法にメトトレキサートの髄腔内注射を併用する。

　フィラデルフィア染色体陽性の ALL では，通常の化学療法に分子標的療法を併用する。具体的には，BCR::ABL1 融合タンパク質の活性を抑制するイマチニブメシル酸塩・ダサチニブ水和物などのチロシンキナーゼ阻害薬が用いられる。

　成人の場合，ALL は AML より予後がわるく，ALL 自体が高リスク疾患に分類されるため，化学療法によって寛解が得られたあとに同種移植が実施されてきた。しかし，最近では治療がきいて MRD がみとめられない症例では移植を回避することもあり，リスクの判断や同種移植の適応の判断がかわりつつある。なお，MRD がみとめられる場合や，再発した場合には同種移植が行われる。

C 骨髄異形成症候群（MDS）

◆ 病態と疫学

▌病態

　骨髄異形成症候群 myelodysplastic syndrome（**MDS**）は，骨髄系の未熟な細胞に遺伝子変異が発生し，腫瘍化したもので，骨髄系腫瘍の一種である（▶図5-18）。この点でMDSはAMLと同じであるが，MDSの腫瘍細胞はAMLのように急速には増殖せず，見かけ上ゆっくりと増えるところが異なる。

　また，AMLでは成熟細胞への分化が停止しているため，芽球の形態をした白血病細胞が増えるが，MDSの腫瘍細胞は好中球や赤血球，血小板などへの分化能を残しているため，腫瘍細胞由来の成熟血球が存在するのも相違点である。このようなMDSとAMLの違いは，原因となる遺伝子変異の違いによると考えられている。

　しかし，MDSの腫瘍細胞のもつ分化能は完全ではなく，分化の途中で多くの細胞が死滅し，無効造血がおこる。また，たとえ分化できても細胞の形態に異常があり，機能も不十分であることが多い。

　MDSの骨髄では，異常な形態の血液細胞がみとめられ，これを**骨髄異形成❶**とよぶ（▶図5-19）。診断時は異形成の状態で，良性と悪性の間でくすぶっているようにみえるが，時間の経過とともに変異が蓄積して悪性化が進行し，最終的にはAMLへと進行する。

　また，MDSの腫瘍細胞は，正常造血を破壊しながら徐々に増えていくため，程度の差はあるものの，発見されたときにはすでに正常造血の機能が低下していることが多い。その場合，治療を行っても正常造血はなかなか回復

■ NOTE

❶骨髄異形成
　形態上は悪性と言いきることはできないが，明らかに正常とは異なり，悪性と良性の境界にある状態を意味する。異形成を呈する細胞は悪性に進行するリスクの高い前がん細胞と考えられている。

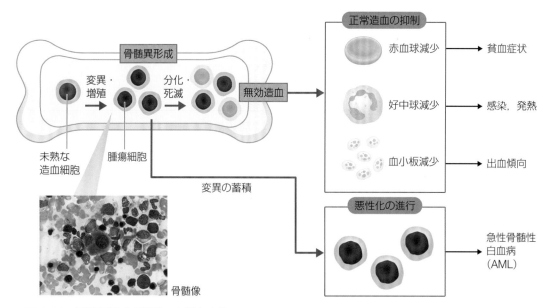

▶**図5-18　骨髄異形成症候群の病態と症状**

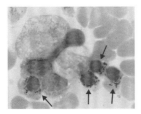
a. 環状鉄芽球

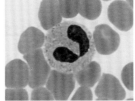
b. ペルゲル核異常好中球

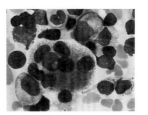
c. 異型巨核球

◐**図 5-19　骨髄異形成症候群でみられる異常細胞**

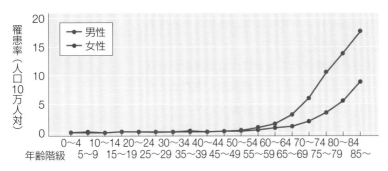

◐**図 5-20　骨髄異形成症候群の年齢階級別罹患率（1993〜2008 年）**

（Chihara. D, et al.: Incidence of myelodysplastic syndrome in Japan. *Journal of Epidemiology*, 24(6): 469-473, 2014 をもとに作成）

せず，難治性の血球減少が持続する。

疫学

　MDS は 60 歳以上の高齢者に多く，若年者の発症は少ない（◐図 5-20）。MDS は一般にはあまり認知されていない疾患であるが，高齢者の血球減少は MDS が原因であることが多く，重要な疾患である。

◆ 症状・所見と診断

臨床症状

　無効造血のために成熟血球数は低下し，息切れや発熱，出血などの症状がみとめられるが，無症状であることも多い。

検査所見と診断

　末梢血では，赤血球・白血球・血小板の減少がみとめられる。無症状の場合には，血液検査によって偶然に発見されることも多い。なお，汎血球減少ではなく，赤血球・白血球・血小板のうち 1〜2 系統が減少する場合もある。

　診断には骨髄検査が必須で，細胞の異形成や染色体異常が確認される。染色体異常は約半数の症例にみとめられる頻度の高い異常である。AML への進行が近づいている症例では，骨髄や末梢血での芽球の増加もみとめられるが，MDS では芽球は増加しても 5〜19%❶である。

　これらの所見によって MDS と診断され，診断後は WHO 基準に従って病型が決定される。

NOTE
❶芽球が 20% 以上を占める場合は，AML と診断される。

◆ 治療

　MDS は腫瘍性疾患であるため，本来は急性白血病と同様に，強力な化学療法で治療すべきである。しかし，診断時にはすでに正常造血能が十分に残っておらず，また MDS 患者の多くを占める高齢者は治療に耐えられないことも多い。そのため，MDS は化学療法だけでは根治不可能であり，治癒が期待できる方法は同種移植のみである。

　MDS は，軽度の血球減少程度の症状にとどまる症例から，芽球が増加した AML 目前の症例まで病態の幅が広い。そのため，診断時に国際予後判定スコア（IPSS-R）を用いてリスクの評価を行い，低リスクか高リスクかを判断したうえで，適切な治療を決定する（◐表 5-12～14）。

●**低リスクの場合の治療**　低リスクと判断される場合は，血球減少が軽度で状態が安定していれば，経過観察でよい。しかし，血球減少が進行した症例では，血球数を増やすことを目的に治療が行われる。輸血や，ダルベポエチン アルファや G-CSF などのサイトカイン製剤，タンパク質同化ホルモ

◐**表 5-12　染色体異常によるリスク群の分類**

予後グループ	染色体核型	生存期間中央値	25%急性骨髄性白血病移行期間中央値	国際予後判定スコア（IPSS-R）における症例の割合
非常に良好な異常	−Y，11q 欠失	5.4 年	NR（到達せず）	4%
良好な異常	正常，5q 欠失，12p 欠失，20q 欠失	4.8 年	9.4 年	72%
中程度の異常	7q 欠失，+8，+19，i(17q)，ほかの独立したクローンがある	2.7 年	2.5 年	13%
不良な異常	−7，3 の逆位/3q の転座/3q の欠失，−7 と 7q の合併，複雑な 3 つ以上の異常	1.5 年	1.7 年	4%
非常に不良な異常	複雑な 3 つ以上の異常	0.7 年	0.7 年	7%

染色体核型の「−」と「+」は染色体の数的異常を示し，「−」はその染色体が 1 本ないことを，「+」は 1 本多いことをあらわす。「i(17q)」は 17 番染色体の短腕が欠失し，長腕におきかわった染色体異常を意味する。

---

plus	**意義不明のクローン造血**

　近年の研究で，MDS と同様の遺伝子変異のある血液細胞をもつ健常人が存在することが明らかとなった。これは意義不明のクローン造血 clonal hematopoiesis of indeterminate potential（CHIP）とよばれる。
　異常のある細胞をもつ人は，50 代以下ではほとんどみられないのに対して，加齢とともに増加し，60 代で 5%，70 歳以上では 10%以上になる。異常のある細胞があると必ず MDS を発症するわけではないが，この傾向は MDS，そして AML が高齢者に多い理由の 1 つと考えられている。

◉ 表5-13　国際予後判定スコア(IPSS-R)

予後因子	0	0.5	1	1.5	2	3	4
染色体	非常に良好な異常	−	良好な異常	−	中程度の異常	不良な異常	非常に不良な異常
骨髄での芽球(%)	≦2	−	>2〜5<	−	5〜10	>10	−
ヘモグロビン(g/dL)	≧10	−	8〜<10	<8	−	−	−
血小板数(10⁴/μL)	≧10	5〜<10	<5	−	−	−	−
好中球数(/μL)	≧800	<800	−	−	−	−	−

◉ 表5-14　IPSS-R による MDS のリスク分類

スコア合計	リスク	生存中央期間中央値	25%急性骨髄性白血病移行期間中央値
≦1.5	非常にリスクは低い	8.8年	NR(到達せず)
>1.5〜3	リスクは低い	5.3年	10.8　年
>3〜4.5	リスクは中程度	3.0年	3.2　年
>4.5〜6	リスクは高い	1.6年	1.4　年
>6	非常にリスクは高い	0.8年	0.73年

スコアの合計が3.5点以下の場合を低リスクMDS，4.0以上の場合を高リスクMDSと分類する。

ンなどの支持療法とともに，化学療法薬であるアザシチジンなどが用いられる。5番染色体の欠失がある5q⁻症候群の症例では，レナリドミドが有効である。

　低リスクのMDSは，比較的良好な予後が見込まれるため，治療によって死亡するリスクがある同種移植の施行はかえって不利益と考えられ，基本的には行わない。

　なお，赤血球の輸血を繰り返すと，輸血由来の鉄が体内に貯留し，鉄過剰症❶がおこる。鉄過剰症では，肝機能障害や内分泌障害などの臓器障害を引きおこすため，鉄を体外に排泄させる作用をもつデフェラシロクス❷が投与される。

● **高リスクの場合の治療**　高リスクと判断される場合は，AML目前の状態であり，生存期間の中央値❸は1〜2年間と予後はかなりわるい。同種移植が可能な場合はすみやかに移植を行うが，移植を行うことのできない症例ではアザシチジンによる化学療法が選択される。

　ただし，高齢者や合併症をもつ患者では，アザシチジンの投与も困難な場合がある。その場合はQOLの維持に重点をおき，輸血などの支持療法を主体とした最良支持療法 best supportive care(BSC)が選択されることも多い。

□ NOTE

❶**鉄過剰症**
　血液検査で血清フェリチンの増加がみられ，それが診断の根拠の1つになる。

❷**デフェラシロクス**
　薬剤と鉄が錯体(キレート)をつくり，鉄の排泄を促す。これを鉄キレート療法という。

❸**中央値**
　データを小さい順に並べたときにちょうど真ん中にくる値をいう。

d 慢性骨髄性白血病（CML）

◆ 病態

　9番染色体と22番染色体には，それぞれ *ABL1*，*BCR* という遺伝子が存在する。これらの染色体の一部が切断されて転座をおこすと，*BCR::ABL1* という新たな融合遺伝子ができる（◐図5-21）。この転座によって形成された染色体はフィラデルフィア染色体（Ph染色体）とよばれる。

　ABL1はチロシンキナーゼ（◐56ページ）の一種であり，ABL1が活性化すると細胞は増殖する。BCR::ABL1融合タンパク質が形成されるとABL1がつねに活性化した状態になるため，増殖が持続する。このように，*BCR::ABL1* 融合遺伝子によって産生されるBCR::ABL1融合タンパク質のはたらきが原因となり，造血幹細胞が腫瘍化して発生する疾患が**慢性骨髄性白血病** chronic myeloid leukemia（**CML**）である。

　CMLの腫瘍細胞は，AMLやMDSとは異なり，分化は障害されていない（◐図5-22）。そのため，腫瘍細胞に由来する顆粒球が増加し，かつ赤血球と

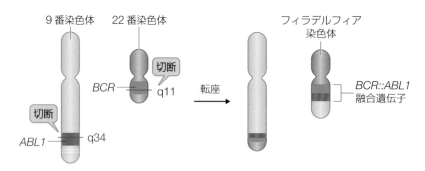

◐**図5-21　フィラデルフィア染色体の形成**

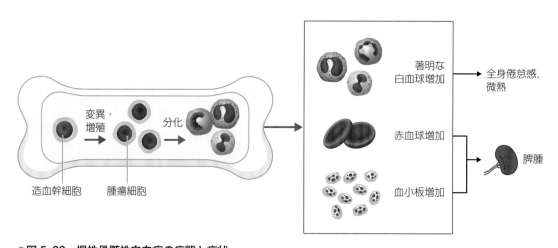

◐**図5-22　慢性骨髄性白血病の病態と症状**
慢性骨髄性白血病の腫瘍細胞は分化能を保ったまま増加するため，著明な白血球増加をまねく。なお，慢性骨髄性白血病患者の15～45%は無症状である。

血小板の産生も減少することなく，正常範囲または増加傾向にある。また，末梢血には分葉核好中球だけでなく，芽球から分葉核好中球にいたるすべての成熟段階の好中球が出現するのが特徴であり，AML でみられるような白血病裂孔をみとめない。

このようにして，CML の血球が増加している時期のことを**慢性期**とよぶ。慢性期は数年間にわたって持続するが，治療を行わないとほぼ全症例で血球数が変動していく**移行期**へと進行し，さらに急激に芽球が増加し，急性白血病に類似する症状（**急性転化**）がみられる**急性転化期**へといたる。

以上のように，CML は AML とはまったく別のなりたちによる疾患であり，急性白血病が慢性化したものではない。

◆ 症状・所見と診断

▌臨床症状

自覚症状に乏しい慢性期のうちに，健康診断などで偶然に発見されることが多い。全身倦怠感や微熱を自覚することがあり，また，脾腫をみとめることも多く，左上腹部の不快感などを訴えることもある。

▌検査所見と診断

白血球の増加が特徴的で，赤血球数・血小板数は保たれているか，やや増加する（◉表5-15）。すでに述べた通り，白血病裂孔はみられない。また，好塩基球・好酸球の増加が特徴的であり，好中球アルカリホスファターゼスコア（NAP スコア）を検査すると低値❶となる。

骨髄検査では過形成をみとめ，染色体検査では Ph 染色体が検出される。遺伝子検査では *BCR::ABL1* 融合遺伝子がみとめられる。

CML はこれらの特徴的な臨床症状，末梢血所見，Ph 染色体あるいは *BCR::ABL1* 融合遺伝子を検出することで診断されるが，確定には染色体検

> ☐ NOTE
> ❶ CML によって増加した好中球は酵素活性が低く，検査で低値が出ると考えられている。

◉表5-15　慢性骨髄性白血病の初診時の検査データの例

項目	検査値	基準値（男性）	白血球分画	検査値	基準値
赤血球数	450 万/μL	450 万～500 万/μL	芽球	1%	0%
ヘモグロビン濃度	13.8 g/dL	14～18 g/dL	前骨髄球	3%	0%
ヘマトクリット値	45.0%	35～45%	骨髄球	5%	0%
白血球数	46,000/μL	4,000～8,000/μL	後骨髄球	10%	0%
血小板数	37 万/μL	15 万～35 万/μL	杆状核球	15%	2～13%
			分葉核球	54%	38～58%
			好酸球	2%	1～6%
			好塩基球	5%	0～1%
			単球	0%	3～7%
			リンパ球	5%	27～46%

白血球数は著増しているが，急性白血病とは異なり，赤血球・血小板は減少していない。また，白血病裂孔はみとめられない。

査・遺伝子検査が必須である。

◆ **治療**

前述のように，CML は慢性期，移行期，急性転化期の3期に分けられ，それぞれで治療が異なる。急性転化すると予後は不良であることから，CML においては急性転化させないことが最も重要である。

▌慢性期の治療

CML は，BCR::ABL1 融合タンパク質のチロシンキナーゼ活性が発症の原因であるため，この BCR::ABL1 融合タンパク質を特異的に阻害するチロシンキナーゼ阻害薬 tyrosine kinase inhibitor（TKI）が治療に用いられる。TKI の代表的薬剤はイマチニブメシル酸塩であり，TKI の投与により腫瘍細胞を減少させることができる。

CML では，*BCR::ABL1* 融合遺伝子の量を PCR 法で計測することによって，残存する腫瘍細胞数を定量することができ，治療効果のモニタリングに用いられる。定量結果は初発時の腫瘍量を 100% としたときの割合で表現され，腫瘍量が 0.0032% 未満（初発時の約3万分の1）まで減少した状態を達成することを目ざす。

CML の治療では，一定期間ごとに PCR 法で効果を確認し，効果不十分と判断された場合には，薬剤の増量や変更が考慮される。なお，CML にはインターフェロン α を用いる治療法もあるが，インターフェロン α では TKI ほどの効果を得られず，使用は妊娠などで TKI が使えない場合などに限られる。

▌移行期・急性転化期の治療

移行期の CML に対しては，TKI を増量し，さらに可能な場合には同種移植が考慮される。急性転化期の CML に対しては，急性白血病に準じた化学療法に TKI を併用するが，可能な症例では同種移植が推奨されている。

e 骨髄増殖性腫瘍（MPN）

骨髄増殖性腫瘍 myeloproliferative neoplasm（**MPN**）とは，骨髄内で顆粒球，赤芽球，巨核球のいずれか1系統以上の細胞が異常に増殖する疾患群である。

---

column 慢性骨髄性白血病の予後を劇的に改善したイマチニブメシル酸塩

かつて CML は，造血幹細胞移植を行わないと，急性転化によって 100% 死亡する病であった。しかし，2001（平成13）年にわが国で承認されたイマチニブメシル酸塩はその状況を一変させた。イマチニブメシル酸塩の内服治療では，診断から 10 年間の CML による死亡率は 7% であり，CML は内服治療のみで寿命をまっとうできる可能性もある疾患となった。

また，最近の研究では，一定以上の効果を示した患者に対しては TKI の服用を中止することも可能かもしれないという結果も得られている。このように，イマチニブメシル酸塩は治療にはかりしれない足跡を残した薬剤といえる。

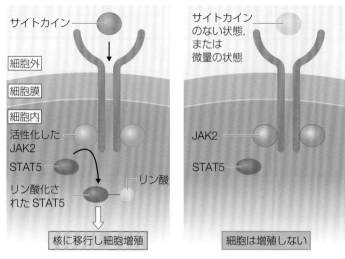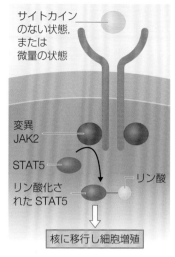

a. 正常細胞における細胞増殖の調節 　　　b. 骨髄増殖性腫瘍の病態

○**図 5-23　骨髄増殖性腫瘍の原因**
細胞増殖の調節は，エリスロポエチンやトロンボポエチン，G-CSF などのサイトカインを介して行われている。これにはサイトカインの刺激を受けた JAK2 の活性化→細胞内シグナル伝達物質の STAT5 のリン酸化という経路が関与している。骨髄増殖性腫瘍では JAK2 の変異により，サイトカインの刺激がなくてもこの経路が亢進し，細胞増殖がおこってしまう結果，血球数が異常に増加する。

一般的には真性赤血球増加症（真性多血症），本態性血小板血症，原発性骨髄線維症の3疾患の総称として用いられる。

　MPN は，造血幹細胞の遺伝子変異が発症の原因となる。MPN に含まれる3疾患では，サイトカインによる血球増加に重要な役割を果たす JAK2 というチロシンキナーゼに遺伝子変異がみとめられ，それによって血球産生が亢進し，好中球・赤血球・血小板が増加する（○図 5-23）。

　なお，AML や MDS とは異なり，MPN では血球の分化・成熟は障害されていない。そのため，芽球の増加はみとめられず，腫瘍細胞由来の成熟好中球や赤血球，血小板が末梢血で増加する。

1 真性赤血球増加症（真性多血症）

病態

　赤血球数が増加した状態が赤血球増加症であり，**多血症**ともいう。多血症は，ほかの要因によらずに体内の赤血球の絶対量が増加している**真性赤血球増加症** polycythemia vera（**PV**，**真性多血症**）と，なんらかの原因や疾患に合併する二次性多血症，および脱水やストレスなどで血漿成分が減少し，見かけの赤血球濃度が高くなることで多血症にみえる相対的多血症に分類される。

　二次性多血症の原因としては，低酸素❶や腫瘍などによるエリスロポエチンの産生亢進が重要である。二次性多血症や相対性多血症の場合の治療は，原因の除去を試みることである。

　一方，PV は造血器腫瘍であり，ほとんどの症例に *JAK2* 遺伝子の変異がみとめられる。なお，PV では赤血球増加だけでなく，白血球や血小板も増

□NOTE
❶低酸素の原因には，高地在住，慢性肺疾患，先天性心疾患，低換気症候群などがあり，これらは人体の正常な反応により赤血球が増加したものである。

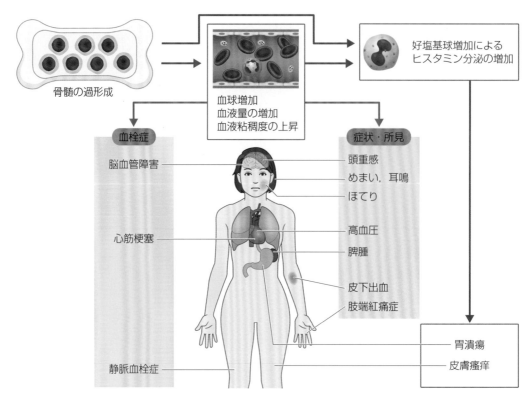

◖図 5-24　**真性赤血球増加症の病態と症状**

加することが多い。

臨床症状

　血液量の増加があり，頭重感やめまい，顔面紅潮，高血圧などの症状がみとめられる。また，赤血球・血小板の増加による血液粘稠度の増加により，血栓症や末梢の循環不全が発生し，手指先端のピリピリした違和感や発赤を伴う痛み（肢端紅痛症）があらわれることもある。そのほか，脾腫をみとめることが多い。一部の症例では，好塩基球増加に伴ってヒスタミンの分泌が亢進し，皮膚瘙痒感をみとめたり，胃潰瘍を発症することもある（◖図5-24）。

検査所見と診断

　末梢血では，ヘモグロビン濃度とヘマトクリット値の増加がみとめられ，白血球・血小板の増加を伴うことも多い（◖表5-16）。血清エリスロポエチン濃度は低下しており，これはPVと診断するために重要な所見である。そのほか，血清ビタミン B_{12} 値やNAPスコアの増加をみとめる。また，骨髄では，全血球系の過形成がみとめられる。このような所見に加えて，*JAK2* 遺伝子変異をみとめればPVと診断される。

治療と予後

　PVの治療では，血栓症の予防が最も重要であり，瀉血❶で赤血球を減らすとともに，抗血小板療法として低用量のアスピリンを投与する。

　高齢者や血栓症の既往のある患者では，血球数を減らす作用をもつヒドロキシカルバミドによる化学療法を併用する。これで不十分な場合は，JAK2

▭NOTE

❶瀉血

　患者から血液を抜き去る治療法で，通常は肘部の太い血管に針を刺し，低い場所に設置した集血バッグに200～400 mLの血液をゆるやかに集める。

○表 5-16 真性赤血球増加症の初診時の検査データの例

項目	検査値	基準値（男性）	白血球分画	検査値	基準値
赤血球数	688 万/μL	450 万〜500 万/μL	芽球	0%	0%
ヘモグロビン濃度	18.5 g/dL	14〜18 g/dL	前骨髄球	0%	0%
ヘマトクリット値	55.5%	35〜45%	骨髄球	0%	0%
白血球数	12,600/μL	4,000〜8,000/μL	後骨髄球	0%	0%
血小板数	52.8 万/μL	15 万〜35 万/μL	杆状核球	24%	2〜13%
			分葉核球	48%	38〜58%
			好酸球	2%	1〜6%
			好塩基球	1%	0〜1%
			単球	5%	3〜7%
			リンパ球	20%	27〜46%

赤血球数とヘマトクリットの著明な増加をみとめる。白血球の増加もみとめるが、好中球が主体であり、芽球などの未熟な白血球はみられない。血小板数も増加している。

阻害薬であるルキソリチニブリン酸塩やインターフェロン製剤を使用する。

PV は一部の症例が骨髄線維症[1]や急性白血病に進行するが、頻度としては低く、予後への影響が大きいのは血栓症である。血栓症を予防できれば、予後は比較的良好である。

2 本態性血小板血症

病態

本態性血小板血症 essential thrombocythemia（**ET**）は、骨髄内の巨核球が腫瘍性に増殖し、血小板の産生が著明に亢進する疾患である。その原因は造血幹細胞における遺伝子変異で、とくに *JAK2* 遺伝子変異が約半数にみとめられる。そのほかにカルレティキュリン[2]遺伝子変異やトロンボポエチン受容体の変異が原因となることもある。

臨床症状

多くは無症状であり、血液検査で偶然発見されることが多い。

血小板増加の影響によって、血栓症がみとめられることがある。また、100 万/μL 以上という著しい血小板増加をみとめる場合は、血液中のフォン-ヴィルブランド因子（○137 ページ）が減少[3]することにより、逆に出血傾向をきたすこともある。

検査所見と診断

血小板の増加がみとめられ、血小板数は 100 万/μL をこえることもしばしばある（○表 5-17）。同時に白血球増加をみとめることも多い。骨髄検査では、巨核球の増加がみとめられる。

これらの所見に加えて、*JAK2* 遺伝子変異などの特徴的な遺伝子異常がみとめられれば、ET と診断される。なお、炎症性疾患や鉄欠乏性貧血では、しばしば反応性の血小板増加症がみとめられるので、その鑑別は ET の診断

NOTE
[1] PV が進行すると、消耗期とよばれる状態となり、骨髄線維症にいたる。

NOTE
[2]カルレティキュリン
つくられるタンパク質が正しい三次元的構造になるように補助するはたらきをもつタンパク質（分子シャペロン）の 1 つ。

NOTE
[3]フォン-ヴィルブランド因子は血中と血小板上に存在する。血小板数が著しく増加すると、血小板上に多くのフォン-ヴィルブランド因子が分布することで、血中のフォン-ヴィルブランド因子は低下する。

●表5-17　本態性血小板血症の初診時の検査データの例

項目	検査値	基準値（男性）	白血球分画	検査値	基準値
赤血球数	468万/μL	450万〜500万/μL	芽球	0%	0%
ヘモグロビン濃度	13.2 g/dL	14〜18 g/dL	前骨髄球	0%	0%
ヘマトクリット値	42%	35〜45%	骨髄球	0%	0%
白血球数	12,300/μL	4,000〜8,000/μL	後骨髄球	0%	0%
血小板数	125万/μL	15万〜35万/μL	杆状核球	20%	2〜13%
			分葉核球	55%	38〜58%
			好酸球	1%	1〜6%
			好塩基球	1%	0〜1%
			単球	6%	3〜7%
			リンパ球	17%	27〜46%

血小板の著明な増加をみとめる。白血球もやや増加しているが，好中球が主体であり，芽球などの未熟な白血球はみられない。

においては重要である。

治療と予後

　治療は，PVの場合と同様に，ETでも血栓症の予防が最も重要になる。高齢あるいは血栓症の既往がある場合は高リスク症例に分類され，低用量のアスピリンの投与と，抗がん薬による血小板減少療法を行う。それ以外は低リスク症例に分類され，血栓症のリスクに応じて低用量のアスピリンの投与，あるいは経過観察を行う。

　ETでは，大多数の患者の予後は良好である。ただし，10%未満ではあるが，次に述べる骨髄線維症や急性白血病へ進展する場合がある。

3　原発性骨髄線維症

病態

　骨髄線維症は，造血幹細胞における遺伝子変異が原因で巨核球に異常が発生し，骨髄の線維化❶を中心とした病態を示す疾患である。一次性に発症する**原発性骨髄線維症** primary myelofibrosis（**PMF**）と，PVやETに続発する二次性の骨髄線維症があるが，病態は同様である。骨髄線維症では*JAK2*遺伝子変異が約半数にみとめられるが，ETと同様にカルレティキュリンやトロンボポエチン受容体の変異がおこっている場合もある。線維化によって骨髄での造血が困難になるため，脾臓で造血が行われる**髄外造血**がみられる。

臨床症状

　貧血症状および脾腫がみとめられ，ときに巨脾となる。PMFでは炎症反応が亢進しており，進行すると発熱や倦怠感などの症状がみとめられる。

検査所見

　PVやETとは異なり，骨髄の造血能が低下しているため，血球数は低下する。また，骨髄芽球や赤芽球が骨髄から末梢血にもれ出す白赤芽球症がみ

□NOTE

❶巨核球が産生するTGF-βなどのサイトカインが線維化を引きおこすと考えられている。

られたり，涙状に変形した涙滴赤血球がみとめられたりするのが特徴である。

　骨髄穿刺では線維化のために骨髄液が吸引できないこと（ドライタップ）が多く，診断には骨髄生検が必要である。

▌治療と予後

　ほかの MPN と異なり，奏効する治療法がないのが現状で，根治が期待できる治療法は，同種移植のみである。薬物療法としては，JAK2 阻害薬であるルキソリチニブリン酸塩が用いられ，脾腫や全身症状の改善，予後の延長がみとめられる。しかしながら，診断から約 4 年間のうちに半数が死亡するなど，予後はわるい。

f 慢性リンパ性白血病（CLL）

▌病態と疫学

　慢性リンパ性白血病 chronic lymphocytic leukemia（**CLL**）は，成熟した B 細胞が腫瘍化し，末梢血中に増加する疾患である（●図 5-25）。腫瘍細胞が末梢血中に出現することから白血病に分類されるが，リンパ節腫脹をきたす症例も多く，リンパ節腫脹が主体の場合は**小リンパ球性リンパ腫** small lymphocytic lymphoma（**SLL**）❶とよばれる。高齢者に多く，また発症率には人種差があり，わが国での発症頻度は欧米の 1/10 と比較的まれな疾患である。

▌臨床症状と検査所見

　白血球増加およびリンパ球増加が特徴的であり，当初は無症状のことが多いが，進行すると貧血や血小板減少を伴う。リンパ節腫脹をみとめることもある。抗体の量が低下する低γグロブリン血症が引きおこされることが多く，免疫不全を呈するため感染症を合併しやすい。また，免疫異常による自己免疫疾患や炎症，貧血などの影響も加わり，全身倦怠感や体重減少をみとめることがある。

──NOTE
❶ CLL と SLL で増殖している腫瘍細胞は同じである。

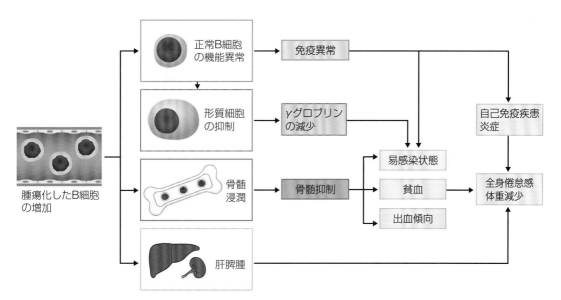

●図 5-25　**慢性リンパ性白血病の病態と症状**

治療と予後

CLL は低悪性度群のリンパ系腫瘍(◯127ページ)に分類されるもので，根治は困難だが，予後は比較的良好である。早期の治療が生存率の向上に寄与するわけではないため，無症状の場合は，無治療で経過観察を行う。

病態が進行し，体重減少や高度の倦怠感，発熱，盗汗❶，貧血，血小板減少，リンパ節腫大の増悪，自己免疫疾患の合併などの臨床症状がみとめられた場合には，治療を行う。ブルトン型チロシンキナーゼ(BTK)❷阻害薬のイブルチニブやアカラブルチニブが第一選択薬として用いられることが多い。

NOTE
❶盗汗
　大量の寝汗のことである。
❷ブルトン型チロシンキナーゼ(BTK)
　B 細胞の生存と活性化に重要なチロシンキナーゼであり，BTK を抑制するとCLL の腫瘍細胞は機能障害を引きおこし，最終的に細胞死にいたる。

g 成人 T 細胞白血病・リンパ腫(ATLL)

病態・疫学

ヒト T リンパ球向性ウイルス 1 Human T-lymphotropic virus 1(**HTLV-1**，ヒト T 細胞白血病ウイルス)の感染によって成熟 T 細胞が腫瘍化し，末梢血中およびリンパ節で増加する疾患が，**成人 T 細胞白血病・リンパ腫**❸adult T cell leukemia lymphoma(**ATLL**)である。

発症した患者には HTLV-1 の感染が必ずあり，通常，数十年の潜伏期間のあとに発症する。一方で，すべての感染者が ATLL を発症するわけではなく，生涯に発症する確率は 5% 程度である。

ATLL は後述する臨床所見と経過によって，① 急性型，② 慢性型，③ くすぶり型，④ リンパ腫型の 4 型に分類される。なお，慢性型はさらに 2 種に分類され，乳酸脱水素酵素(LDH)値または血中尿素窒素(BUN)値が正常上限値をこえる，もしくは血中アルブミン値が正常下限値を下まわるものが予後不良因子をもつ慢性型，いずれもないものが予後不良因子をもたない慢性型とされている。

わが国では，とくに九州や四国を中心とする西南日本に多く，HTLV-1 は母乳による母子間の垂直感染や，夫婦間などの水平感染で広がる。2011 年から HTLV-1 の母子感染の対策が行われており，今後 ATLL 患者は減少していくことが期待されている。

NOTE
❸成人 T 細胞白血病・リンパ腫
　末梢血とリンパ節の両方に病変があるため，成人 T 細胞「白血病・リンパ腫」と表現される。また，ATL と略されることもある。

臨床症状

ATLL の腫瘍細胞はさまざまな臓器に浸潤し，リンパ節腫脹・肝脾腫・皮疹・神経症状などを引きおこす。また，高カルシウム血症をきたすことが多く，これによる吐きけや腎障害がみとめられる。そのほか，免疫不全によってさまざまな感染症を合併する。

検査所見と診断

抗 HTLV-1 抗体が陽性となる。また，病型によって検査所見に差はあるが，リンパ球増加や ATLL に特徴的な異型リンパ球(核が花弁状になったリンパ球)がみとめられる(◯図5-26)。そのほか，LDH や可溶性 IL-2 受容体，血清カルシウム値の増加❹がみとめられる。

ATLL は特徴的な臨床症状と，出身地・家族歴を含む問診，および上記検査によって診断される。

NOTE
❹ LDH は血球内に存在する酵素であり，造血器腫瘍では腫瘍細胞由来の LDH が血中に増加する。可溶性 IL-2 受容体は活性化したリンパ球の表面にあらわれる IL-2 受容体が血中に遊離したもので，リンパ系腫瘍や炎症で血中濃度が増加する。血清カルシウム値の増加は，ATLL の腫瘍細胞が過剰に産生する副甲状腺ホルモン関連タンパク(PTHrP)による。

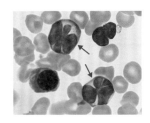

▶図 5-26　成人 T 細胞白血病・リンパ腫でみられる
　　　　　異型リンパ球

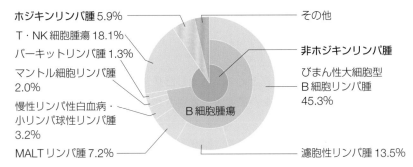

▶図 5-27　悪性リンパ腫の内訳（2003〜2008 年）

（Chihara. D, et al.: Differences in incidence and trends of haematological malignancies in Japan and the United States. *British journal of haematology*, 164(4): 536-545, 2014 をもとに作成）

▌治療と予後

　症状や進行がおだやかな，くすぶり型と予後不良因子をもたない慢性型では経過観察を行う。急性型やリンパ腫型などのそれ以外の病型では，悪性リンパ腫の高悪性度群（◐129 ページ）に準じた化学療法❶を行うが，治療成績は不良である。

　治療に反応する患者では同種移植が推奨されており，これによる治療成績の向上が期待されている。そのほか，ATLL では腫瘍細胞表面に発現している CCR4 分子を標的とした抗 CCR4 抗体薬のモガムリズマブや，レナリドミド水和物が用いられる。

ⓗ 悪性リンパ腫

1 悪性リンパ腫とその治療

◆ 病態と疫学

　悪性リンパ腫 malignant lymphoma は，おもに成熟リンパ球が腫瘍性増殖をきたす悪性腫瘍で，リンパ節，脾臓，扁桃などのリンパ組織の腫大がみられる病態の総称である。B 細胞が腫瘍化する B 細胞リンパ腫，T 細胞が腫瘍化する T 細胞リンパ腫のほか，NK 細胞が腫瘍化する場合もある。

● **悪性リンパ腫の病型**　悪性リンパ腫はさまざまな病型に分けられるが，**ホジキンリンパ腫** Hodgkin lymphoma（**HL**）と**非ホジキンリンパ腫** non-Hodgkin lymphoma（**NHL**）に大別され，その 90〜95％は NHL である（◐図 5-27）。後述

◻NOTE

❶ビンクリスチン塩酸塩，シクロホスファミド水和物，ドキソルビシン塩酸塩，ラニムスチン，ビンデシン硫酸塩，エトポシド，カルボプラチン，プレドニゾロンを組み合わせた VCAP-AMP-VECP 療法 がおもに行われる。

のとおり，NHL には多数のリンパ腫が含まれる。わが国の悪性リンパ腫の罹患率は年々増加傾向であり，2011 年では人口 10 万人あたり 19.4 人と報告されている。

● **リンパ腫の白血化**　通常，悪性リンパ腫ではリンパ節腫大はみられるものの，末梢血に腫瘍細胞はみられない。しかし，悪性リンパ腫の一部において，腫瘍が進行すると腫瘍細胞が末梢血にあらわれる場合があり，この現象を**リンパ腫の白血化**という。

◆ 症状・所見と診断

▌臨床症状

　悪性リンパ腫では，多くの症例でリンパ節腫脹をみとめる。腫大したリンパ節は，通常は無痛性であり，痛みを伴う感染性リンパ節腫大と鑑別される（▶36 ページ，表 3-5）。

　リンパ節以外に病変がみとめられることも多く，中枢神経，眼窩，咽頭部，肺，消化管，肝臓，脾臓，皮膚，精巣，骨髄，血管などといった全身の臓器・組織が病巣になりうる。また，悪性リンパ腫では炎症が引きおこされ，発熱や盗汗，体重減少がみられることがあり，これらは B 症状❶とよばれる。

▌検査所見と診断

　血液検査では悪性リンパ腫に特徴的な所見はないが，可溶性 IL-2 受容体は高値になることが多く，悪性リンパ腫の腫瘍マーカーとして治療効果の判定に用いられる。その他の項目では，LDH が高くなることが多い。

　画像検査では CT あるいは FDG-PET 検査が必須であり，腫大病変や FDG の取り込みを評価して病変の広がりを確認し，病期判定を行う。画像検査は治療後の効果判定にも重要である（▶図 5-28）。

　なお病期判定には，アンアーバー Ann Arber 分類（コッツウォルズ Cotswolds 修正案）が長らく用いられてきた（▶表 5-18）。その後，2014 年に改訂版のルガノ Lugano 分類が発表された（▶表 5-19）。現在ではルガノ分類が推奨されているが，臨床ではアンアーバー分類が用いられることも多い。

　悪性リンパ腫の診断の確定は組織生検でのみ可能であり，骨髄浸潤時は臨

NOTE
❶ B 症状
　臨床病期分類（▶表 5-18）に由来し，これらの症状が 1 つでもある場合を B，ない場合を A と分類したことによる。

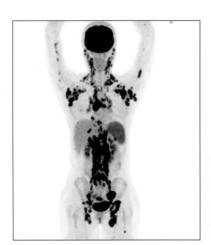

●**図 5-28　悪性リンパ腫の FDG-PET 画像**
黒く撮影されている部位は FDG が取り込まれていることを示しており，ここに腫瘍細胞が存在する。ただし，FDG は正常状態でも脳と心臓に取り込まれ，尿路（腎臓・尿管・膀胱）に排出されるため，これらの臓器の取り込みは異常とはみなされない。本症例では，頸部から縦隔，腹腔内にいたる広い範囲に異常な取り込みがあり，全身にリンパ腫病変がみとめられる。

表5-18　アンアーバー分類（コッツウォルズ修正案）

分類	特徴
臨床病期Ⅰ	1つのリンパ節領域，あるいはリンパ系臓器（脾臓・胸腺・ワルダイエル輪など）への侵襲
臨床病期Ⅱ	横隔膜上下いずれか一方のリンパ節領域またはリンパ組織への侵襲。侵襲している領域の数が付記されることもある
臨床病期Ⅲ	横隔膜の両側のリンパ節領域またはリンパ組織への侵襲 節外病変：限局した節外への進展をみとめる場合は上記診断にEを付記する
臨床病期Ⅳ	広汎なリンパ節外組織への侵襲

継続または繰り返す原因不明の発熱（38℃以上），盗汗，過去6か月以内の10%以上の体重減少のいずれかがみられるものをB，これらの症状がないものをAとする。また，最大径10 cm以上の病変，もしくは胸椎5/6レベルの胸郭の横径，1/3以上の胸腔内病変をみとめる場合（bulky病変）はXをつける。

（Lister, T. A. et al.: Report of a committee convened to discuss the ecaluation and staging of patients with Hodgkin's disease, *Journal of Clinical Oncology*, 7(11): 1630-1636, 1989による，著者訳）

表5-19　ルガノ分類

病期		病変部位	節外病変（E）の状態
限局期	Ⅰ期	1つのリンパ節病変または隣接するリンパ節病変の集合	リンパ節病変を伴わない単独のリンパ外臓器の病変
	Ⅱ期	横隔膜の同側にある2つ以上のリンパ節病変の集合	リンパ節病変の進展による，限局性かつリンパ節病変と連続性のある節外臓器の病変を伴うⅠ期またはⅡ期
	Ⅱ期bulky	bulky病変を伴うⅡ期	該当なし
進行期	Ⅲ期	横隔膜の両側にある複数のリンパ節病変または脾臓病変を伴う横隔膜の上側の複数のリンパ節病変	該当なし
	Ⅳ期	リンパ節病変に加えてそれとは非連続性のリンパ外臓器の病変	該当なし

病変の進展は，集積を示す悪性リンパ腫ではPET，集積を示さないリンパ腫ではCTで決定する。扁桃，ワルダイエル輪，脾臓は節性病変とみなす。bulky病変を伴うⅡ期を限局期または進行期のどちらで扱うかは，組織型や予後因子の数によって決定してもよい。Bulky病変の定義は組織型によって異なるため，X表記はせず，最長径を記録する。

（Bruce D. C. et al.: Recommendations for initial evaluation, staging, and response assessment of Hodgkin and non-Hodgkin lymphoma: the Lugano classification, *Journal of Clinical Oncology*, 32(27): 3059-3068, 2014による，著者訳）

床病期Ⅳとなることから，病期判定のため原則として骨髄生検が施行される。診断はさまざまな病理染色を組み合わせて病理医が行うが，診断には通常1～2週間を要する。

　なお，組織生検の際には，細胞表面マーカー検査や染色体検査も同時に行うことが多い。細胞表面マーカー検査によりB細胞リンパ腫であることを確定することは可能であり，病状が重篤で病理診断を待つことができない場合には，細胞表面マーカー検査の結果のみで化学療法を開始することもある。

◆ 治療

▌化学療法

　悪性リンパ腫の最も一般的な治療法は化学療法である。リンパ球に対して殺細胞効果をもつ薬剤を 1 剤，あるいは複数組み合わせて使用する。近年さまざまな薬剤が開発されているが，ここでは多くの症例で用いられる一般的な治療薬，および治療薬の組み合わせ（レジメン）を紹介する。

● リツキシマブ　リツキシマブ rituximab は，CD20 に対する抗体薬である。B 細胞は細胞表面に CD20 を発現しており（▶50 ページ），その B 細胞が腫瘍化した B 細胞腫瘍も多くの場合は CD20 をもつ。リツキシマブはこの CD20 に結合することで，標的の細胞を破壊する（▶図 5-29）。リツキシマブはほかの化学療法薬と併用すると治療効果を高めることができることから，現在では B 細胞リンパ腫の治療における中心的な薬剤として使用されている。

　リツキシマブは投与時に，抗原抗体反応による症状が発生しうる。これはインフューションリアクション[1] infusion reaction（**急性輸注反応**）とよばれ，発熱，瘙痒感，ショックなどの症状を呈することがあるため，投与中は患者の全身状態を，定期的に注意深く観察する必要がある。

　なお，インフューションリアクションはリツキシマブの初回投与時および 2 回目の投与時にとくにおこりやすく，また腫瘍量が多い場合にもおこりやすい。発症の抑制のために，リツキシマブの投与開始 30 分前に，ジフェンヒドラミンなどの抗ヒスタミン薬や，アセトアミノフェンなどの解熱鎮痛薬，プレドニゾロンなどの前投与が行われる。

● CHOP 療法，R-CHOP 療法　CHOP 療法は，ほとんどの非ホジキンリンパ腫に有効な，基本的なレジメンである。CHOP 療法は，シクロホスファミド cyclophosphamide，ドキソルビシン塩酸塩[2]，ビンクリスチン硫酸塩[2]，プレドニゾロン prednisolone を用いるものであり，B 細胞リンパ腫の場

▭ NOTE
❶インフューションリアクション
　抗体薬でよくみられる副作用で，投与中～投与開始後 24 時間のうちにあらわれる。発症機序は明らかではないが，サイトカインの過剰産生による炎症や免疫応答が要因と考えられている。
❷ CHOP 療法 の H と O は，ドキソルビシンの別称ヒドロキシダウノルビシン hydroxydaunorubicin，ビンクリスチン硫酸塩の商品名オンコビン® Oncovin® に由来する。

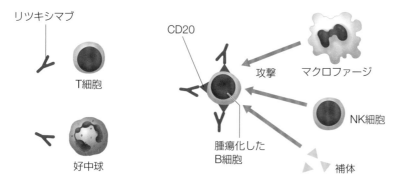

a. B細胞以外の血球　　　　　　　　b. B細胞

▶**図 5-29　リツキシマブの作用機序**
リツキシマブは，CD20 をもたない T 細胞や好中球は傷害しない。一方で，CD20 をもつ腫瘍細胞を含む B 細胞に結合し，マクロファージや NK 細胞を活性化する抗体依存性細胞傷害と，補体を活性化する補体依存性細胞傷害を介して，抗腫瘍効果を発揮する。

○表 5-20　R-CHOP 療法

薬剤	投与量	投与法	投与スケジュール					
			day1	2	3	4	5	6
リツキシマブ	375 mg/m²	点滴静注	↓					
シクロホスファミド水和物	750 mg/m²	点滴静注		↓				
ドキソルビシン塩酸塩	50 mg/m²	点滴静注		↓				
ビンクリスチン硫酸塩	1.4 mg/m² (max 2 mg/body)	静注		↓				
プレドニゾロン	100 mg/body	経口		↓	↓	↓	↓	↓

m²：体表面積，↓：投与日。リツキシマブはほかの薬剤と同日あるいは後日に投与されることもあり，スケジュールは施設によって異なる。

合は，これにリツキシマブを加えた R-CHOP 療法が施行される。R-CHOP 療法は，リツキシマブの追加によって治療成績の明確な向上が期待できる。薬剤投与は 3 週間を 1 サイクルとし，これを 6〜8 回繰り返す（○表 5-20）。

　ドキソルビシン塩酸塩には副作用として，蓄積性の心毒性があるため，累積使用量の記録が必要である。CHOP 療法または R-CHOP 療法を規定回数施行すると，ドキソルビシン塩酸塩の累積使用量が高用量に達するため，再発時などにあらためて治療が必要になった場合には，ドキソルビシン塩酸塩を含むアントラサイクリン系抗生物質は用いられない。

● **BR 療法**　BR 療法は，ベンダムスチン bendamustine 塩酸塩とリツキシマブによる治療である。ベンダムスチン塩酸塩は，アルキル化薬に属する抗がん薬であり，リンパ球への殺細胞効果が高い。低悪性度群リンパ腫（○127 ページ）に対する標準治療の 1 つになっている。

　ベンダムスチン塩酸塩の使用後は，B 細胞による抗体産生と，T 細胞による細胞性免疫がともに大きく障害されるため，真菌感染症やウイルス感染症にとくに注意する必要がある。

● **ABVD 療法，Bv-AVD 療法**　ABVD 療法では，ドキソルビシン塩酸塩❶，ブレオマイシン bleomycin 塩酸塩，ビンブラスチン vinblastine 硫酸塩，ダカルバジン dacarbazine が用いられる。ホジキンリンパ腫では標準療法として用いられている。

　ブレオマイシン塩酸塩の副作用に間質性肺炎があるため，とくに肺疾患をもつ患者では注意する必要がある。最近ではブレオマイシン塩酸塩を抗 CD30 抗体薬のブレンツキシマブ ベドチン brentuximab vedotin におきかえた Bv-AVD 療法の有効性が報告され，施行が増えている（○表 5-21）。

● **チロシンキナーゼ阻害薬**　チロシンキナーゼは細胞の増殖などに重要な役割を果たしており，悪性リンパ腫の腫瘍細胞においても増殖・生存に重要である。ブルトン型チロシンキナーゼ（BTK）阻害薬であるイブルチニブは，BTK を阻害することにより B 細胞の機能を抑制するはたらきをもち，マントル細胞リンパ腫（○127 ページ）などに有効である。

　分子標的薬であるチロシンキナーゼ阻害薬は，化学療法と比較して骨髄抑

> **NOTE**
>
> ❶ ABVD 療法の A は，ドキソルビシンの別称であるアドリアマイシン adriamycin の頭文字に由来する。

○表5-21　Bv-AVD 療法

薬剤	投与量	投与法	投与スケジュール	
			day1	day15
ブレンツキシマブ ベドチン	成人：1.2 mg/kg 小児：48 mg/m²	点摘静注	↓	↓
ドキソルビシン塩酸塩	25 mg/m²	静注	↓	↓
ビンブラスチン塩酸塩	6 mg/m²	静注	↓	↓
ダカルバジン	375 mg/m²	点滴静注	↓	↓

制などの副作用が少ないため，高齢者にも比較的使われやすい。

▍放射線療法

　悪性リンパ腫は放射線に対する感受性が比較的高い。そのため，腫瘍が限局している場合や，腫瘍によってなんらかの重篤な臓器障害が引きおこされ，緊急に腫瘍を縮小させる必要がある場合には，放射線照射が行われる。

　限局性の濾胞性リンパ腫や，胃に限局した MALT リンパ腫などで用いられる（●127ページ）。

▍自家末梢血造血幹細胞移植

　悪性リンパ腫は化学療法による治療が基本だが，再発あるいは難治性の中・高悪性度リンパ腫（●128，129ページ）の場合，化学療法だけでの根治は困難であり，自家末梢血造血幹細胞移植が行われる。

　通常，CHOP 療法とは異なる多剤併用療法で再寛解導入を試み，その治療中に G-CSF 製剤を投与して，造血幹細胞の採取を行う。そして，十分に腫瘍を縮小させた時点で，自家末梢血造血幹細胞移植を行う。

▍CAR-T 細胞療法

　B 細胞リンパ腫では，CD19 を標的とした CAR-T 細胞療法が行われ，ほとんどの薬剤が無効になった難治性 B 細胞リンパ腫でも寛解が得られることが報告されている。わが国ではチサゲンレクルユーセルなど，CD19 を標的とした数種類の CAR-T 細胞療法が利用可能であり，近年施行例数が増えている。

2　ホジキンリンパ腫

▍病態と臨床症状

　ホジキンリンパ腫（HL）は，腫瘍組織に2核〜多核のリード-シュテルンベルグ Reed-Sternberg 細胞や，単核のホジキン細胞がみとめられることが特徴のリンパ腫である。

　通常，痛みを伴わないリンパ節腫脹が，頸部から連続的にみとめられる（●図5-30-a）。頻度は少ないが，発熱と解熱を繰り返すペル-エブシュタイン Pel-Ebstein 型発熱がみとめられることがある。

▍治療と予後

　病変が限局している場合は，化学療法あるいは化学療法と放射線療法の併

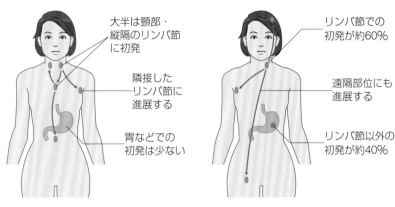

大半は頸部・
縦隔のリンパ節
に初発

隣接した
リンパ節に
進展する

胃などでの
初発は少ない

リンパ節での
初発が約60%

遠隔部位にも
進展する

リンパ節以外の
初発が約40%

　a. ホジキンリンパ腫　　　　　　　b. 非ホジキンリンパ腫

◉**図5-30　ホジキンリンパ腫と非ホジキンリンパ腫の初発部位と進展様式**

用療法を行う。病変が広範囲に存在する進行期には，化学療法が行われる。HLの標準化学療法はABVD療法であり，80%以上の患者で完全寛解が得られ，また60%以上の患者で再発せずに長期生存する。最近ではBv-AVD療法も行われる。

　再発した場合には，自家末梢血造血幹細胞移植が行われ，再発難治性ホジキンリンパ腫では，ニボルマブやペムブロリズマブも使用される。

　HLの予後は一般的に良好であり，臨床病期Ⅲ以上の進行した例でも10年生存率は70%以上が見込まれる。しかし，長期に生存することから，化学療法に伴う二次がん◉（二次発がん）や心血管系疾患などの合併症が問題となっている。

◻NOTE

❶二次がん
　化学療法や放射線療法によって正常細胞の遺伝子が傷害されることで，数年から数十年後にもとの疾患とは異なる種類のがんを生じることをいう。

3 非ホジキンリンパ腫

　非ホジキンリンパ腫（NHL）は，ホジキンリンパ腫以外のさまざまなリンパ腫を総称したものである。ほとんどすべての器官に発生する可能性があり，病変の特徴や症状の程度，予後は多種多彩である（◉図5-30-b）。

　NHLは多くの病型に分けられているが，臨床において重要なのは，最も高頻度にみられる**びまん性大細胞型B細胞リンパ腫** diffuse large B-cell lymphoma（**DLBCL**），ついで頻度が高い**濾胞性リンパ腫** follicular lymphoma（**FL**），そして**マントル細胞リンパ腫** mantle cell lymphoma（**MCL**），**粘膜関連リンパ組織型** mucosa associated lymphoid tissue **節外性辺縁帯リンパ腫（MALTリンパ腫）**，**末梢T細胞リンパ腫** peripheral T cell lymphoma（**PTCL**）などである。治療方針は，次に説明する悪性度に応じて決定される。

▮ **悪性度による分類と治療**

　NHLは，その組織学的特徴によって低悪性度群 indolent リンパ腫，中悪性度群 aggressive リンパ腫，高悪性度群 highly aggressive リンパ腫に分けられ，臨床経過や治療方針が異なる（◉表5-22）。

　● **低悪性度群リンパ腫**　FLやMALTリンパ腫が代表的であり，腫瘍の進展は緩徐である。数年間，病変の状態が変化しない患者もしばしばみとめら

●表5-22　おもな非ホジキンリンパ腫の悪性度分類

悪性度	疾患	病態や特徴
低悪性度群リンパ腫	小リンパ球性リンパ腫（SLL）	CLLと同様の小型の成熟リンパ球が増殖する疾患で，腫瘍細胞が末梢血とリンパ節にみとめられる場合はCLL，リンパ節腫大のみがみとめられる場合はSLLと診断される。治療にはBTK阻害薬が用いられる。
	リンパ形質細胞性リンパ腫	リンパ球から形質細胞に分化する途中の細胞が腫瘍化したもの。腫瘍細胞はIgMをつくるが，腫瘍によってつくられたIgMが血液中に増えた場合は原発性マクログロブリン血症（●134ページ）とよばれる。
	濾胞性リンパ腫（FL）	*BCL2*遺伝子の異常で発症する。ゆっくり進行し，いつから病変があったかわからないことも多い。治療によって病変は小さくなるが，ほとんどの場合再発し，10年以上たって再発することもある。生命予後は比較的よいが，根治は困難である。
	粘膜関連リンパ組織型節外性辺縁帯リンパ腫（MALTリンパ腫）	消化管・肺・甲状腺・眼窩に発生する。胃に発生したものはヘリコバクター–ピロリ感染が原因の場合があり，除菌のみで消失することがある。進行は緩徐であるため予後はよいが，多くの場合，根治は困難である。
	マントル細胞リンパ腫（MCL）	比較的緩徐に進行するものがあるため低悪性度リンパ腫に分類されてきたが，実際には予後のわるい症例が多く，若年者では強力化学療法と自家末梢血造血幹細胞移植が選択される。
中悪性度群リンパ腫	びまん性大細胞型B細胞リンパ腫（DLBCL）	進行するリンパ節腫大で発見されることが多い。治療に反応すれば予後は比較的良好である。
	末梢T細胞リンパ腫（PTCL）	リンパ節のほか，肝臓・脾臓への浸潤を伴うことも多い。再発が多く，長期予後はわるい。
高悪性度群リンパ腫	リンパ芽球性リンパ腫（LBL）	LBLはALLと同様の疾患と考えられている。リンパ芽球が腫瘍化しており，ALLでは骨髄・末梢血・リンパ節（一部症例）に病変がみとめられるが，リンパ節病変が主体の場合はLBLと診断される。治療はALLと同様である。
	バーキットリンパ腫	急速に進行し，骨髄や中枢神経に病変をつくることが多い。EBウイルス感染で発症する場合がある。強力化学療法を行い，治療に反応すれば治癒が期待できるが，治療に反応しない場合の予後はわるい。
	成人T細胞白血病・リンパ腫（ATLL）のリンパ腫型，急性型など	強力化学療法が行われるが，治療成績は不良である。治療に反応する例では，造血幹細胞移植が検討される。

れる。その一方で，低悪性度群リンパ腫の化学療法での根治は困難である。

　腫瘍量が少なく，かつ臓器障害などの臨床症状がない場合は，早期の治療開始が生存率の改善に結びつかないことから，無治療での経過観察が選択される[1]。腫瘍量が多い，あるいは腫瘍に伴う臨床症状がみとめられる場合には，BR療法やR-CHOP療法による治療が行われる。なお，胃のMALTリンパ腫は，発症と進展にヘリコバクター–ピロリが関与することがあり，除菌療法が有効な場合がある。

　なお，MCLは低悪性度群リンパ腫に分類されるが，予後は不良である。標準的な治療が確立しておらず，限局期は放射線照射を含めた治療が行われるが，進行期では高悪性度群リンパ腫と同等の治療が選択されることが多い。
● **中悪性度群リンパ腫**　DLBCLと，末梢T細胞リンパ腫（PTCL）などのT細胞リンパ腫が含まれ，わが国ではこの中悪性度群リンパ腫が最も多い。DLBCLの場合はR-CHOP療法が標準治療であるが，限局期で腫瘍が巨大

☐ NOTE
❶腫瘍が限局している場合は，放射線照射で根治できる可能性があるので治療が検討される。

ではない場合は，回数を減らした R-CHOP 療法に放射線照射を併用することもある。T 細胞リンパ腫の場合は，CHOP 療法が標準的であるが，一部の T 細胞リンパ腫ではブレンツキシマブ ベドチンを追加し，ビンクリスチン硫酸塩を除いた Bv-CHP 療法が行われることもある。

　再発時は多剤併用療法❶を施行するが，通常の化学療法だけでは根治は困難であるため，腫瘍を縮小させたあとに，自家末梢血造血幹細胞移植が行われる。また，B 細胞性のリンパ腫の難治症例に対しては，CD19 を標的とした CAR-T 細胞療法も選択肢として考慮される。

● **高悪性度群リンパ腫**　リンパ芽球性リンパ腫(LBL)やバーキット Burkitt リンパ腫が代表的である。中悪性度リンパ腫より，さらに強力な多剤併用化学療法が行われる。難治性症例や再発症例では自家末梢血造血幹細胞移植を行うが，LBL は ALL と同じ疾患であると考えられており，同種移植が検討される。

□NOTE
❶再発時に行われる化学療法は，救援化学療法とよばれる。

i 骨髄腫および類縁疾患

1 多発性骨髄腫

◆ 病態と疫学

　多発性骨髄腫 multiple myeloma は，形質細胞が腫瘍化し，骨髄中で増殖する疾患である(▶図 5-31)。この腫瘍細胞を**骨髄腫細胞**とよぶ。形質細胞と同

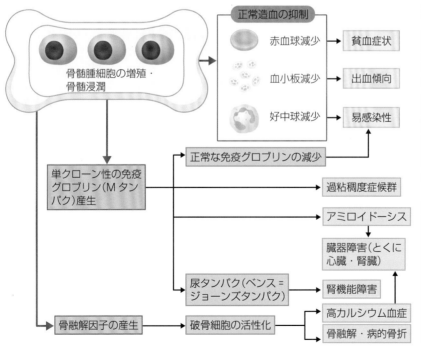

a. 多発性骨髄腫の病態

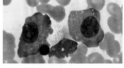

b. 骨髄腫細胞

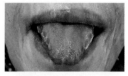

c. アミロイドーシスによる巨舌

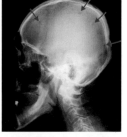

d. 骨融解による骨打ち抜き像

▶**図 5-31　多発性骨髄腫の病態と症状**

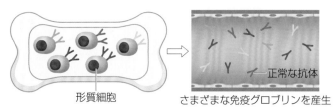

形質細胞 / さまざまな免疫グロブリンを産生 / 正常な抗体

a. 正常な場合

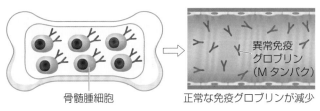

骨髄腫細胞 / 正常な免疫グロブリンが減少 / 異常免疫グロブリン（Mタンパク）

b. 多発性骨髄腫

◯図5-32 多発性骨髄腫における免疫グロブリン産生の異常
多発性骨髄腫では免疫グロブリンが大量に産生されるが，増えているのは1種類の抗体だけで，免疫機能の維持には役にたたない。むしろ正常な免疫グロブリンの産生が減少するため，免疫不全を生じる。

様に，骨髄腫細胞も抗体（免疫グロブリン）を産生することができ，1個の骨髄腫細胞は1種類の免疫グロブリンを産生する。

多発性骨髄腫では，多数の骨髄腫細胞が骨髄中に存在するが，これらはもともと1個の骨髄腫細胞が増殖したものである。そのため，すべての骨髄腫細胞がまったく同じ免疫グロブリンを産生することになる（◯図5-32）。その結果，血中には1種類の免疫グロブリンが大量に増えることになる。この病態を**単クローン性高ガンマグロブリン血症**とよび，この免疫グロブリンを**Mタンパク**とよぶ。

Mタンパクは IgG あるいは IgA であることが多いが，免疫グロブリンを構成する重鎖と軽鎖[1]のうち，ときに軽鎖のみが産生される場合がある。このような病型は**ベンス＝ジョーンズ** Bence jones **型骨髄腫**とよばれ，産生されるMタンパクは**ベンス＝ジョーンズタンパク**[2]とよばれる。

多発性骨髄腫では正常な形質細胞が減少し，正常な抗体の産生が減少するため，免疫能は低下する（◯図5-32）。なお，Mタンパクとして IgM が増加する疾患は，原発性マクログロブリン血症（◯134ページ）とよばれ，多発性骨髄腫とは別の疾患として取り扱われる。

多発性骨髄腫は60歳以上の高齢者に多い。

（◯134ページ）

◆ 症状・所見と診断

▌臨床症状

初期は無症状であることが多いが，進行すると高カルシウム血症 hypercalcemia，腎障害 renal dysfunction，貧血 anemia，骨病変 bone lesion の4症状（**CRAB症状**）が出現する。

[1]高カルシウム血症　後述する骨病変により，血中カルシウム濃度が上昇する。吐きけや意識障害を呈することもある。

[2]腎障害　Mタンパクが腎臓に沈着することで，腎障害が引きおこされ

NOTE

[1]重鎖と軽鎖
免疫グロブリンは2種類のポリペプチド鎖からなり，分子量が大きいほうを重鎖（H鎖），小さいほうを軽鎖（L鎖）という。

[2]ベンス＝ジョーンズタンパク
軽鎖が二量体を形成した異常な分子である。

る。急性腎不全として発症し，検査の結果，骨髄腫が発見されることもしばしばある。

　③貧血　骨髄腫細胞が骨髄内で増殖することから，病態が進行すると骨髄での造血が抑制され，貧血がみとめられる。

　④骨病変　骨髄腫細胞は骨に分布しやすく，破骨細胞を活性化する特徴がある。骨をとかし，骨の強度が下がるため，しばしば骨折❶を引きおこす。

▌検査所見

　多発性骨髄腫では，血清タンパク分画検査でMタンパク（Mピーク）がみとめられる。また，免疫電気泳動・免疫固定法検査でMタンパクの種類（IgG，IgAなど）が確定できる（◐図5-33）。IgGやIgAの増加は総タンパクにも反映されるため，これらの免疫グロブリンが増加する病型では血清総タンパクも増加する。

　また，正常な形質細胞および骨髄腫細胞で免疫グロブリンがつくられる際には，軽鎖のほうが重鎖より40％ほど多くつくられるため，余った軽鎖が細胞外に分泌される。これを**遊離軽鎖** free light chain（**FLC**）とよぶ。FLCは骨髄腫では増加がみとめられ，病勢の評価に利用される。

　ほかにも，血清 β_2 ミクログロブリンの増加やアルブミンの低下もみとめられ，これらは予後評価に用いられる。症例によっては腎障害によるクレアチニン増加や，高カルシウム血症などをみとめる。

　血液検査では貧血の所見がみられるほか，γグロブリンの増加により，赤血球が連続して並ぶ連銭形成が観察される。また，骨髄検査では形質細胞の増加をみとめる（◐図5-34）。

　骨病変の診断には，頭蓋骨・肋骨・骨盤・四肢骨の骨単純X線撮影を行い，骨折や骨打ち抜き像 punched out lesion などの特徴的な所見を確認する（◐図5-31-d）。骨病変の評価にはCTやMRIも有用である。

▌診断

　診断には，免疫電気泳動での血液中・尿中にMタンパクの存在の確認と，骨髄検査での骨髄中の形質細胞の増加の証明が必要である。

◻NOTE
❶多発性骨髄腫は高齢者に多いため，骨症状が当初は骨粗鬆症と診断されることもある。しかし，繰り返す骨折によってそれ以外の異常が疑われ，血液検査により診断に結びつくことが多い。

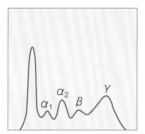

a. 慢性感染症による
高γグロブリン血症

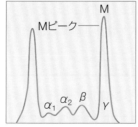

b. IgG型多発性骨髄腫による高γグロブリン血症

◐**図5-33　多発性骨髄腫において観察されるMピーク**
感染症や多発性骨髄腫では，免疫電気泳動によるγグロブリン分画が幅広く増加するが，多発性骨髄腫では1種類のγグロブリンが大量に産生されるため，幅の狭いMピークが観察される。

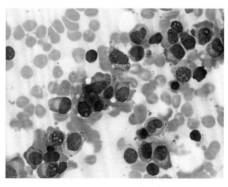

◐**図5-34　骨髄における骨髄腫細胞の増加**
紫に染色されている細胞のほとんどが骨髄腫細胞である。

◉表5-23　多発性骨髄腫で用いられる抗がん薬

種類	薬剤	特徴
免疫調整薬	サリドマイド レナリドミド水和物 ポマリドミド	セレブロンというタンパク質を介して，骨髄腫細胞の生存・増殖に重要なタンパク質を分解することで，殺細胞効果を発揮する。免疫能の調節効果ももつ。
プロテアソーム阻害薬	ボルテゾミブ カルフィルゾミブ イキサゾミブクエン酸エステル	細胞内でのタンパク質の分解を担うプロテアソームを阻害することで，殺細胞効果を発揮する。
抗体薬	ダラツムマブ イサツキシマブ エロツズマブ	骨髄腫細胞上にある抗原（CD38 や SLAMF7）を標的とした抗体薬であり，抗原への結合後に細胞を破壊する。
副腎皮質ステロイド薬	デキサメタゾン プレドニゾロン	リンパ系細胞の増殖や機能を抑制し，殺細胞効果ももっているため，骨髄腫治療では必ず用いられる。
化学療法薬	メルファラン ドキソルビシン塩酸塩　など	最近では使用機会が減ったが，骨髄腫細胞に対して殺細胞効果をもつ。
CAR-T 細胞療法薬	イデカブタゲン ビクルユーセル	骨髄腫細胞の表面にある BCMA 分子を標的とする。

　基本的には，骨髄中の形質細胞の割合が 10% 以上，あるいは血液中の M タンパク（IgG もしくは IgA）が 3 g/dL 以上であれば多発性骨髄腫と診断される。そして，臨床症状がある場合は症候性骨髄腫，臨床症状のないものは無症候性骨髄腫とよばれる。

◆ 治療

▌治療薬の種類

　骨髄腫の治療は新薬の登場によって目ざましく進歩し，予後が改善している。多発性骨髄腫で用いられる治療薬には，従来から使用されている化学療法薬のほか，次の5種類がある（◉表5-23）。

　□1 **免疫調整薬**　サリドマイドやレナリドミド水和物❶が代表的である。骨髄腫細胞の生存・増殖に重要なタンパク質を分解することで抗腫瘍効果を発揮するが，そのほかにもリンパ球系細胞に対してさまざまな活性をもつため，免疫調整薬とよばれている。

　□2 **プロテアソーム阻害薬**　プロテアソームは，細胞にとって有害な古くなったタンパク質や合成に失敗した異常タンパク質を分解する機能をもつ。

▭NOTE

❶サリドマイドとレナリドミド水和物

　奇形を誘発する性質（催奇形性）があり，かつて妊娠早期にサリドマイドを投与された患者の児に奇形が発生したことがある。現在は不適切な処方を避けるための処方管理システムが構築されており，医師，患者ともこのシステムに登録のうえ，治療に用いる。

---

plus	**意義不明の単クローン性 γ グロブリン血症**

　多発性骨髄腫の診断基準を満たさないが，M タンパクが検出される症例も多数存在する。このような症例は，意義不明の単クローン性 γ グロブリン血症 monoclonal gammopathy of undetermined significance（MGUS）とよばれ，多発性骨髄腫とは診断されない。ただ，MGUS は年 1% の割合で骨髄腫に進行することから，MGUS は多発性骨髄腫の前段階の病態と考えられ，経過観察が必要である。

免疫グロブリンを大量に合成している骨髄腫細胞は，ボルテゾミブなどのプロテアソーム阻害薬により，異常タンパク質が細胞内に蓄積しやすくなり，死滅する。

　③**抗体薬**　抗CD38抗体であるダラツムマブなどが用いられる。骨髄腫細胞には表面にCD38分子が発現しており，ダラツムマブはこの分子を標的にして骨髄腫細胞を破壊する。ほかにもSLAMF7分子を標的としたエロツズマブが用いられる。ほかの種類の薬剤と抗体薬を組み合わせることで治療成績は向上する。

　④**副腎皮質ステロイド薬**　骨髄腫治療では必ず用いられる治療薬である。おもに，生理活性の強いデキサメタゾンが用いられる。

　⑤**CAR-T細胞療法**　骨髄腫細胞の表面にあるBCMA分子に対するCAR-T細胞（イデカブタゲン　ビクルユーセル）が治療に用いられる。

▋治療の流れ

　多発性骨髄腫は現在の治療では根治を期待することはできない。骨髄腫は比較的緩徐に進行する疾患であり，さらに早期の治療介入の有用性は証明されていないため，治療は症状が出現する症候性骨髄腫の段階で開始する。無症候性骨髄腫やMGUSは基本的に無治療での経過観察とし，病勢の進行の有無を確認する。

　症候性骨髄腫では，薬物療法が行われる。通常，治療は①免疫調整薬，②プロテアソーム阻害薬，③抗体薬，④副腎皮質ステロイド薬，⑤従来から使用されている化学療法薬（メルファランなど）を用い，①〜④のグループから1種類ずつ薬剤を選択して組み合わせる。ただ，4種類すべてを選択すると副作用が大きくなりすぎるため，④のデキサメタゾンと①〜③から1〜2種類を選んで組み合わせるのが一般的である。

　実際，初回治療では，「ダラツムマブ＋レナリドミド水和物＋デキサメタゾン」（DRd療法）や「ボルテゾミブ＋デキサメタゾン」（Vd療法），「ボルテゾミブ＋レナリドミド＋デキサメタゾン」（VRd療法）などが選択されることが多い。

　65歳または70歳以下で臓器機能に大きな問題のない患者では，これらの薬剤で腫瘍量を減らしたあと，造血幹細胞を採取し，大量抗がん薬を用いた自家末梢血幹細胞移植を行う。それ以上の年齢の場合や，臓器機能に問題のある場合には，化学療法のみで治療を継続する。難治症例ではCAR-T療法も用いられる。

　骨病変による骨折や疼痛は患者のQOLを大きく阻害するため，骨粗鬆症の治療でも用いられるビスホスホネート製剤（ゾレドロン酸水和物など）や，破骨細胞による骨融解を阻害する抗体薬のデノスマブが使用される。

◆ 予後

　メルファランが治療の主体であった時代の平均生存期間は3.3年と，予後は非常にわるかった。しかし，レナリドミド水和物やボルテゾミブなどの新薬が登場してから予後は改善をつづけており，現在では平均生存期間が7〜

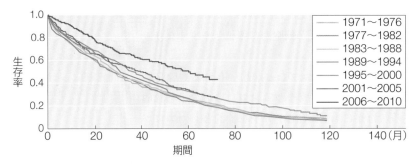

▶図5-35　多発性骨髄腫患者の治療成績

(Kumar, S. K. et al.: Improved survival in multiple myeloma and the impact of novel therapies. *blood* 111(5): 2516-2520, 2008 と Kumar, S. K. et al.: Continued improvement in survival in multiple myeloma: changes in early mortality and outcomes in older patients. *leukemia* 28(5): 1122-1128, 2014 をもとに作成)

8年まで延長している(▶図5-35)。今後も生存期間はさらに延長すると期待されている。

2 原発性マクログロブリン血症

　原発性マクログロブリン血症[1]primary macroglobulinemia は，IgM 産生細胞が腫瘍化することによっておこる疾患である。血中の IgM が高値となり，リンパ節腫脹と血液過粘稠[2]による眼底静脈のソーセージ様腫脹がみとめられる。

　1 種類の IgM(M タンパク)が増加するという点では多発性骨髄腫と同様であるが，腫瘍細胞の性質は，形質細胞よりも B 細胞に近い。そのため，近年では B 細胞リンパ腫の一種であるリンパ形質細胞性リンパ腫として取り扱われる。治療も多発性骨髄腫ではなく，低悪性度群 B 細胞リンパ腫に対するものが選択される。

3 アミロイドーシス

　アミロイドーシス amyloidosis は，アミロイドとよばれる線維状の異常タンパク質が，心臓や腎臓，消化管，神経，肝臓などのさまざまな臓器に沈着し，機能障害をおこす疾患の総称である。

　免疫グロブリンの軽鎖がアミロイドの原因タンパク質の 1 つになっており，骨髄腫の 5～10% にアミロイドーシスが伴う。アミロイドの沈着した部位に応じて，巨舌(▶129ページ，図5-31)や難治性のうっ血性心不全などがみとめられる。

j 血球貪食症候群

病態

　血球貪食症候群 hemophagocytic syndrome は，骨髄中のマクロファージが増殖し，みずからの血球を貪食してしまう疾患である。なんらかの理由で TNF-α，IL-2，IL-6，インターフェロンなどの炎症性サイトカインが大量に産生[3]された結果，全身性の炎症を引きおこして，骨髄内のマクロファー

■NOTE

❶原発性マクログロブリン血症
　ワルデンシュトレームマクログロブリン血症ともよばれる。

❷血液過粘稠
　血液の粘稠度が異常に高くなることをいい，本疾患では IgM が増加することがその原因である。

■NOTE

❸この状態は，高サイトカイン血症あるいはサイトカインストーム cytokine storm ともよばれる。

ジが活性化することでおこると考えられている。

　高サイトカイン血症を引きおこす原因としては，悪性リンパ腫や膠原病，ウイルス感染症が重要であり，ウイルスでは EB ウイルスの関与によるものが知られている。

▊ 臨床症状と検査所見

　臨床症状としては，持続する発熱やリンパ節腫脹，肝脾腫がみとめられる。検査所見では，貪食に伴う進行性の血球減少，肝機能障害，血清 LDH 高値，血清フェリチン高値，DIC 所見（●143ページ）などがみとめられる。また，骨髄検査では血球を貪食したマクロファージの増加がみられる。

▊ 治療

　大量ステロイド療法が行われる。大量ステロイド療法が無効の場合は，抗がん薬と免疫抑制薬を組み合わせた薬物療法が試みられる。悪性リンパ腫が原因である場合は，悪性リンパ腫の治療を並行して行う。

D　血小板の異常

　血小板系の異常として，血小板が減少する血小板減少症と，血小板が増加する血小板増加症，血小板の機能に異常が生じる血小板機能異常症がある。血小板減少症は対応を誤ると，出血という生命にかかわる事態をまねくため，その病態の理解は非常に重要である。

　血小板が増加する疾患は，骨髄増殖性腫瘍の項目（●114ページ）にて解説し，ここではそれ以外について解説する。

a　免疫性血小板減少症（ITP）

▊ 病態

　血小板に対する自己抗体が産生されると，血小板が脾臓で破壊され，減少する。このような機序で生じる血小板減少症を**免疫性血小板減少症**❶immune thrombocytopenia（**ITP**）といい，自己免疫疾患の1つに分類される。

　免疫の異常が原因であるため，膠原病などのほかの自己免疫疾患を合併することも多い。また，赤血球に対する自己抗体も同時に産生され，自己免疫性溶血性貧血を合併❷することもある。

　近年，ヘリコバクター–ピロリの感染が ITP の発症にかかわることが明らかとなっている。そのため，治療の1つとしてヘリコバクター–ピロリの除菌が行われるようになった。また，ウイルス感染症が ITP の原因になることもしばしばある。

▊ 臨床症状

　血小板減少に伴い，おもに点状出血による皮下出血，口腔内出血，鼻出血，月経過多などの出血傾向がみとめられる。なお，血小板減少があっても5万/μL 以上である場合には，出血傾向はみられないか軽度であることが多い。

<hr>

NOTE

❶免疫性血小板減少症
　これまで，特発性血小板減少性紫斑病，あるいは免疫性血小板減少性紫斑病とよばれていた。必ずしも皮下出血（紫斑）を伴うわけではないため，病名から「紫斑病」の文字が外されたが，旧来の名称も広く用いられている。
❷ ITP と自己免疫性溶血性貧血を合併する病態をエバンス Evans 症候群という。

▊ 検査所見と診断

　血液検査では，血小板の減少がみとめられる。血小板数は10万/μL程度の軽度のものから，0.2〜0.3万/μLまで低下する重度のものまでさまざまである。白血球数と赤血球数には異常はみとめられない。

　ITPでは，末梢血での血小板の減少を補うために骨髄での血小板産生が亢進し，骨髄の巨核球は増加傾向となる。また，末梢血の未熟血小板分画（IPF，●46ページ）が高値になるのが特徴である。

　ITPでは自己抗体が血小板に結合しているため，血小板に結合した血小板関連 platelet-associated IgG（PAIgG）は高値であり，診断の参考にされる。

　診断は，血小板減少をきたすほかの疾患を除外することで行われる。

▊ 治療

　ITPと診断された場合，緊急性のある状態でなければ，まずヘリコバクター-ピロリ検査を行い，陽性の場合は除菌療法を行う（●図5-36）。除菌成功例の50〜70%で，血小板の増加がみとめられる。

　陰性あるいは除菌後に血小板が増加しない場合は，薬物療法が検討される。原則として，血小板数3万/μL以上で出血傾向をみとめない場合は，無治療での経過観察である。血小板数2万〜3万/μLでは出血症状の有無に注意をはらいながら経過観察とするが，患者の年齢や併存疾患などを考慮して治療を行うかが判断される。血小板数2万/μL以下，あるいは出血症状が強い場合には，薬物療法が行われる。

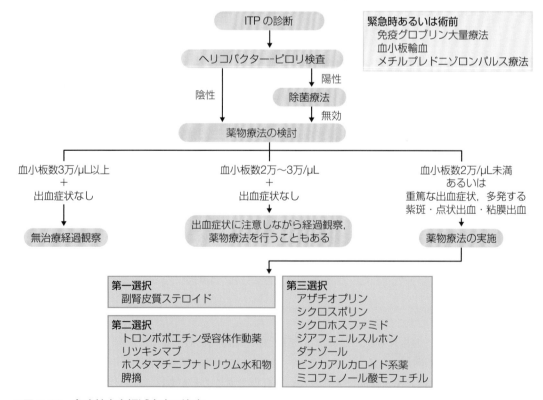

●図5-36　免疫性血小板減少症の治療

　ITP の薬物療法の第一選択薬は，副腎皮質ステロイド薬である。副腎皮質ステロイド薬が無効の場合には，トロンボポエチン受容体作動薬のエルトロンボパグ オラミンやロミプロスチム，リツキシマブ，チロシンキナーゼ阻害薬のホスタマチニブナトリウム水和物，脾摘が検討される。これら 4 つの治療法にはそれぞれ長所と短所があるため，患者の状況に合わせて選択される。

　なお，手術前に ITP がみつかることもしばしばあるが，その場合は免疫グロブリン大量療法❶が行われる。

　血小板輸血は，輸血された血小板がすぐに自己抗体によって破壊されるため，十分な効果が得られにくく原則として行わないが，出血などの緊急時にはしばしば併用される。

　ITP は血小板数がコントロールされていれば予後は良好である。

▢ NOTE
❶免疫グロブリン大量療法
　効果の持続は短期間であるが，ほかの治療より急速な血小板増加が期待できる。

b 血栓性血小板減少性紫斑病（TTP）

▌病態

　出血がおこると，血小板は血管内皮細胞で産生される**フォン-ヴィルブランド因子** von Willebrand factor（**vWF**）を介して血管外組織に接着し，血栓を生成する。vWF はいくつもの分子が直鎖状につながった形で合成されるが，ADAMTS13 という酵素によって小さく切断されて，過度な血小板凝集がおこらないように制御されている。

　この ADAMTS13 に対する自己抗体が産生されると，ADAMTS13 活性が低下する。これにより，vWF が大きな分子のまま存在することになり，大量の血小板の凝集がおこる。このような機序でおこる疾患が**血栓性血小板減少性紫斑病** thrombotic thrombocytopenic purpura（**TTP**）であり，全身の組織の血管で多数の血栓が発生して血管が閉塞し，脳血管障害や腎機能障害などの臓器障害を呈する。

　早期に適切な治療が行われなければ，これらの臓器障害が進行して死にいたる場合が多い。

▌臨床症状

　血小板減少による出血傾向や，毛細血管内での溶血による貧血・黄疸，脳血管の閉塞に伴う精神神経症状，腎機能障害，発熱が代表的な症状である。これらの症状は TTP の 5 徴候といわれ，TTP が疑われるきっかけになる。

▌検査所見と診断

　血液検査では，貧血と血小板減少をみとめる。TTP では赤血球が血管閉塞のために機械的に破壊されるため，破砕赤血球がみとめられるのが特徴であり，早期診断に役だつ。生化学検査では，LDH や間接ビリルビンの増加，ハプトグロビンの低下などの溶血所見と，クレアチニンの増加などの腎機能障害所見がみとめられ，血中の ADAMTS13 活性は著しく減少している。

　特徴的な臨床症状と破砕赤血球を含む貧血，血小板低下，腎機能障害で TTP を疑い，ADAMTS13 活性の低下で診断が確定する。

▮ 治療

　診断後，ただちに血漿交換療法を開始して，ADAMTS13の補充と自己抗体の除去を行うとともに，自己抗体の産生を抑制するために副腎皮質ステロイド薬の投与を開始❶する。最近ではこれらの治療にvWFに対する抗体薬であるカプラシズマブが併用される。また，難治性症例ではリツキシマブも投与される。TTPによる血小板減少に対して血小板輸血を行うことは，血栓の材料を供給することでもあり，いわば火に油を注ぐような状態になるため原則禁忌である。

　以前は臓器障害の進行により，入院後短期間で死亡する患者が多かったが，近年では早期診断と血漿交換療法・免疫抑制療法の併用で救命できるようになった。

NOTE
❶全身状態がわるい場合には，診断が確定する前でも早期治療開始を優先して投与が行われることもある。

C 溶血性尿毒症症候群（HUS）

▮ 病態と疫学

　溶血性尿毒症症候群 hemolytic uremic syndrome（**HUS**）は，おもに志賀毒素産生大腸菌❷ Shiga toxin-producing Escherichia coli（STEC）の感染が原因で発症する血栓性疾患である。

　志賀毒素によって血管内皮細胞が傷害されることで，血管内皮での血小板凝集が亢進し，全身の毛細血管に血栓が形成される。その結果，脳，腎臓，心臓などの重要臓器への血流が障害され，臓器障害をきたす。毛細血管内での血小板凝集が原因で臓器障害がおこるところはTTPに類似しているが，血小板凝集の原因がvWFの異常ではなく，血管内皮細胞の傷害である点が異なり，また腎障害が強いのが特徴である。

　HUSは小児に多くみられるが，成人でも発症する。

NOTE
❷志賀毒素産生大腸菌
　志賀毒素（ベロ毒素）を産生する大腸菌で，STECは腸管出血性大腸菌感染症の原因となり，その約50％は病原性大腸菌O157株である。

▮ 臨床症状と診断・治療

　溶血性貧血と血小板減少，急性腎障害が3主徴である。そのほか，意識障害や痙攣（けいれん）などの神経症状や，STEC感染に伴う消化管症状を併発する。TTPと同様に，破砕赤血球がみとめられる。

　HUSは臨床的には上記の3主徴で診断され，STECや志賀毒素の検出で確定することができる。

　治療では，急性腎障害への支持療法などの全身管理を行う。

d ヘパリン起因性血小板減少症（HIT）

　ヘパリンの投与によって生じる血小板減少症が，**ヘパリン起因性血小板減少症** heparin-induced thrombocytopenia（**HIT**）である。抗凝固作用をもつヘパリンと，血小板内の顆粒に含まれる血小板第Ⅳ因子は複合体を形成するが，この複合体に対して抗体（HIT抗体）が産生されることがある。HIT抗体は血小板を活性化し，血栓が発生する一方で，血小板は消費されることによって減少する。

　HITが疑われたときは，ただちにヘパリンの投与が中止され，抗トロンビン薬のアルガトロバン水和物が投与される。

e 血小板機能異常症

血小板機能異常症 platelet dysfunction は，血小板の機能異常のために，血小板数が正常であるにもかかわらず出血傾向をみとめる病態である。先天性疾患としては，血小板無力症やベルナール-スーリエ症候群などがある。臨床で重要なのは後天性の場合で，薬剤が原因となるものである。

アスピリンなどの非ステロイド性抗炎症薬（NSAIDs）は，血小板のアデノシン二リン酸（ADP）による凝集やコラーゲンによる凝集を抑制することで，血小板機能を低下させる。手術や生検，抜歯などの観血的処置❶を行う場合は，患者が NSAIDs を使用していないことを確認する必要がある。

E 凝固系の異常

a 血友病

病態

血友病 hemophilia は，血液中の凝固因子が不足することで，二次止血が障害される凝固異常症である。第Ⅷ因子が欠乏して発症する血友病 A と，第Ⅸ因子が欠乏して発症する血友病 B があり，いずれも代表的な遺伝性凝固異常症である。

第Ⅷ因子，第Ⅸ因子は X 染色体上の遺伝子によってつくられるため，ともに X 連鎖潜性遺伝を示し，患者は通常，男性である。発症頻度は男児出生 1 万人に約 1 人であり，先天性血液凝固異常症のなかで最多である（▶図5-37）。

臨床症状

皮膚や口腔内などの浅い部分の出血だけでなく，関節内や筋肉内などの深部組織への出血がみとめられる（▶図5-38）。生後すぐより重篤な出血を繰り返す重症型と，あまり止血に問題を生じない軽症型まで病状はさまざまである。関節内出血を繰り返すと関節が変形，拘縮して動かなくなるため，患者にとっては関節内出血の管理が生涯にわたる最も重要な課題になる。

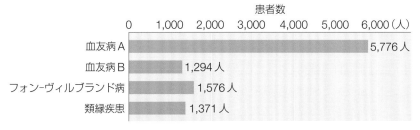

◎図 5-37　先天性血液凝固異常症の患者数
（エイズ予防財団：血液凝固異常症全国調査令和 4 年度報告書，2023 をもとに作成）

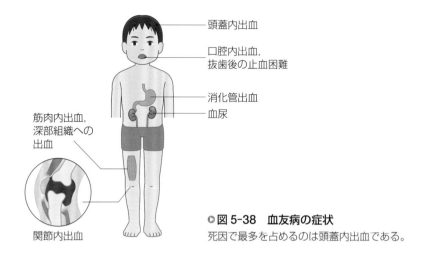

頭蓋内出血

口腔内出血,
抜歯後の止血困難

消化管出血

血尿

筋肉内出血,
深部組織への
出血

関節内出血

◗ 図 5-38　血友病の症状
死因で最多を占めるのは頭蓋内出血である。

検査所見と診断

　血友病 A・B ともに，血小板数や出血時間は正常である。凝固検査では第Ⅷ因子，第Ⅸ因子がかかわる内因系に障害が発生するため，プロトロンビン時間(PT)は正常だが，活性化部分トロンボプラスチン時間(APTT)が延長する。第Ⅷ因子あるいは第Ⅸ因子活性の低下を確認することで，診断が確定する。

治療

　治療では，不足している凝固因子の補充を行う。凝固因子製剤は，以前は献血由来のものが使用されていたが，現在ではウイルスが混入する危険❶のない，遺伝子組換え技術による凝固因子製剤が開発されており，これを用いるのが主流である。

　遺伝子組換え製剤には，週1回の投与でもよい長期間作用型の薬剤もあり，患者のライフスタイルに合わせた治療が可能になっている。また，血友病 A には，第Ⅸ因子と第Ⅹ因子の経路をつないで，第Ⅷ因子の機能を代替する抗体薬のエミシズマブも使用される。

　血友病の治療目標は出血を抑えることだが，前述のように関節内出血の抑制が最重要目標である。以前は出血時の凝固因子補充(オンデマンド補充)が主体であったが，近年では長期間作用型凝固因子製剤を用いた定期的な凝固因子の補充(定期補充)が主流である。定期補充を行いながら，運動会などの出血が予想されるイベントの前や，出血時に補充療法を適宜行う。

b　後天性血友病

病態

　後天性血友病は，凝固因子に対する自己抗体(インヒビター)が産生され，凝固因子活性が消失することで，血友病と同様の症状を呈する病態である。第Ⅷ因子に対するインヒビターが産生されて発症する場合がほとんどであり，悪性腫瘍や自己免疫疾患がその引きがねになることが多い。発症時は，それまで出血傾向のなかった成人が，突然の皮下出血や筋肉内出血をきたす。

NOTE
❶ 過去には HIV が混入したことによる薬害エイズ問題が発生した。

▍検査所見と診断

血友病と同様に PT が正常で APTT が延長する凝固検査所見がみられ，第Ⅷ因子活性の低下と，第Ⅷ因子に対するインヒビターが陽性であることで診断される。

▍治療

治療は，抗体産生を抑えるための免疫抑制療法が中心であり，副腎皮質ステロイド薬などが用いられる。出血が持続する間は，第Ⅷ因子を介さずに凝固を活性化させるためのバイパス療法として，第Ⅶ因子製剤やエミシズマブの投与が行われる。

c フォン-ヴィルブランド病（vWD）

▍病態

フォン-ヴィルブランド病 von Willebrand disease（**vWD**）は，フォン-ヴィルブランド因子（vWF）の遺伝子異常による vWF の減少，あるいは機能異常により出血傾向をきたす先天性疾患❶である。

vWF は血小板凝集に必要な因子であるため，vWD では血小板止血（一次止血）が障害される。また，vWF は第Ⅷ因子に結合して，第Ⅷ因子を保護しているため，vWD では第Ⅷ因子活性も低下する。

▍臨床症状

鼻出血が最も多い。そのほかに皮下出血，歯肉出血，抜歯後の止血困難，月経過多などをみとめる。

▍検査所見と診断

血小板数は正常であるが，血小板機能の異常により，出血時間が著しく延長する。凝固検査では，第Ⅷ因子活性が低下し，APTT が延長することが多い。vWF 活性の低下が確認されることで診断される。

▍治療

小出血や鼻出血などであれば，圧迫などの局所止血のみで十分なことも多い。治療は vWD の病型によって異なるが，デスモプレシン酢酸塩水和物の投与や献血由来の第Ⅷ因子製剤❷，遺伝子組換え vWF 製剤の投与などが行われる。

d 播種性血管内凝固症候群（DIC）

▍病態

播種性血管内凝固症候群 disseminated intravascular coagulation（**DIC**）は，さまざまな基礎疾患に合併して全身で著しい凝固活性化が発生し，全身の毛細血管に血栓が多発する病態である（◉図 5-39）。血栓が生じると臓器の血流が阻害されることによって，障害が発生する。

さらに，DIC では凝固の亢進によって凝固因子が消費されるため，最終的に凝固因子が不足して出血傾向を呈する。

凝固活性化の原因には，敗血症に伴う白血球の活性化や血管内皮傷害による組織因子の産生，固形がんや白血病の腫瘍細胞からの組織因子の放出，産

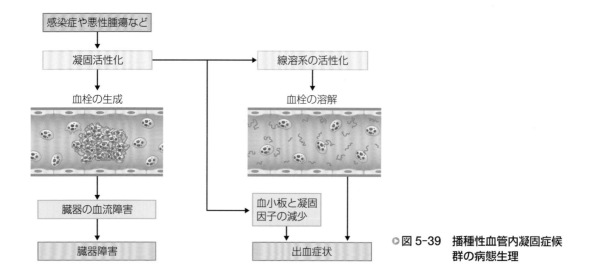

◖図5-39　播種性血管内凝固症候群の病態生理

◖表5-24　播種性血管内凝固症候群の原因となる疾患

分類	疾患の例
感染症	敗血症，重症ウイルス感染症　など
悪性腫瘍	急性白血病[1]，各種の固形がん[2]　など
産科的疾患	常位胎盤早期剥離，羊水塞栓，前置胎盤，妊娠高血圧症候群，死胎児症候群（死胎稽留）　など
組織壊死	外傷，熱傷，熱中症，外科手術　など
血管内溶血	ABO型不適合輸血　など
血管障害	ショック，カサバッハ-メリット症候群，大動脈瘤　など
その他	自己免疫疾患，毒蛇咬傷　など

1)とくに急性前骨髄球性白血病でよくみられる。
2)転移を伴った進行がんでみられる。

科的疾患による組織因子の血管内への流入などさまざまなものがある（◖表5-24）。

　なお，最初に血栓形成が進行し，そののちに凝固因子が枯渇して出血傾向に転じるのが基本病態であるが，実際にはこれらに線溶系の異常や血小板減少が加わるため，病態によって血栓と出血のどちらが優勢になるのかが異なる。すなわち，血栓傾向を示す線溶抑制（凝固優勢）型DICと，出血傾向を示す線溶亢進（線溶優勢）型DICに分けられる。

　どちらの病型を示すかは原因によって異なり，敗血症によるDICでは血栓傾向が優勢となるため臓器障害がおもな病態となるが，急性前骨髄球性白血病（APL）では線溶による出血が優勢になることが多く，重要臓器の出血が問題になる。

■臨床症状

　血栓に伴う臓器虚血による臓器障害と，出血症状の両方がみとめられる。重要な臓器障害としては，中枢神経，腎臓，肺の障害があり，それぞれ意識

○表 5-25　**播種性血管内凝固症候群の診断基準**

項目		基本型		造血障害型		感染症型	
一般止血検査	血小板数 (×10⁴/μL)	12< 8< ≦12 5< ≦8 ≦5 24 時間以内に 30%以上の 減少1)	0 点 1 点 2 点 3 点 +1 点			12< 8< ≦12 5< ≦8 ≦5 24 時間以内に 30%以上の 減少1)	0 点 1 点 2 点 3 点 +1 点
	FDP(μg/dL)	<10 10≦ <20 20≦ <40 40≦	0 点 1 点 2 点 3 点	<10 10≦ <20 20≦ <40 40≦	0 点 1 点 2 点 3 点	<10 10≦ <20 20≦ <40 40≦	0 点 1 点 2 点 3 点
	フィブリノゲン (mg/dL)	150< 100< ≦150 ≦100	0 点 1 点 2 点	150< 100< ≦150 ≦100	0 点 1 点 2 点	150< 100< ≦150 ≦100	0 点 1 点 2 点
	プロトロンビン 時間比	<1.25 1.25≦ <1.67 1.67≦	0 点 1 点 2 点	<1.25 1.25≦ <1.67 1.67≦	0 点 1 点 2 点		
分子マーカー	アンチトロンビン (%)	70< ≦70	0 点 1 点	70< ≦70	0 点 1 点	70< ≦70	0 点 1 点
	TAT, SF または F1+2	基準範囲上限の 2 倍未満 2 倍以上	0 点 1 点	基準範囲上限の 2 倍未満 2 倍以上	0 点 1 点	基準範囲上限の 2 倍未満 2 倍以上	0 点 1 点
肝不全2)		なし あり	0 点 −3 点	なし あり	0 点 −3 点	なし あり	0 点 −3 点
DIC 診断		6 点以上		4 点以上		5 点以上	

1)血小板数>5 万/μL では経時的低下条件を満たせば加点する(血小板数≦5 万では加点しない)。血小板数の最高スコアは 3 点までとする。
2)肝不全：ウイルス性，自己免疫性，薬物性，循環障害などが原因となり「正常肝ないし肝機能が正常と考えられる肝に肝障害が生じ，初発症状出現から 8 週以内に，高度の肝機能障害に基づいてプロトロンビン時間活性が 40%以下ないしは INR 値 1.5 以上を示すもの」(急性肝不全)および慢性肝不全「肝硬変の Child-Pugh 分類 B または C(7 点以上)」が相当する。
(日本止血学会：DIC 診断基準 2017 年度版，2017)

障害，急性腎不全，呼吸不全としてあらわれる。多臓器不全❶を呈することもまれではない。出血はあらゆる部位でみとめられるが，脳出血や消化管出血がおこると致命的になる場合がある。

■ **検査所見と診断**

　検査では，血小板減少，PT・APTT の延長，フィブリノゲンの低下，FDP・D ダイマー高値，アンチトロンビン(AT)低値などの所見がみとめられる。DIC の診断は，① DIC を合併する基礎疾患の存在，② 出血症状あるいは臓器不全症状，③ 検査所見によって DIC の存在を疑い，各種の検査結果をスコア化した診断基準を用いて診断することが推奨されている(○表 5-25)。

■ **治療**

　治療は，DIC の原因となっている基礎疾患に対する治療が第一である。

□ NOTE
❶多臓器不全
　複数の臓器が，同時あるいは関連して機能不全に陥る病態である。

　そのうえで，ヘパリン類や，プロテアーゼ阻害薬のナファモスタットメシル酸塩およびガベキサートメシル酸塩，組換えトロンボモジュリン製剤などによる抗凝固療法が，患者の状態に合わせて行われる。

　その他，AT が低下した症例ではアンチトロンビン製剤の投与，フィブリノゲンが低下した症例では新鮮凍結血漿による凝固因子の補充を行い，血小板減少に対しては血小板輸血が行われる。

✐ work　復習と課題

❶ 鉄欠乏性貧血，巨赤芽球性貧血，再生不良性貧血の病態と治療について説明しなさい。

❷ 溶血性貧血の機序について説明し，病態と治療を述べなさい。

❸ 白血球数が減少する原因と，それによっておこる病態を説明しなさい。

❹ 急性白血病の病態と治療について説明しなさい。

❺ 骨髄異形成症候群，慢性骨髄性白血病，骨髄増殖性腫瘍，慢性リンパ性白血病，成人 T 細胞白血病・リンパ腫について，病態を説明しなさい。

❻ 悪性リンパ腫の分類と，病態および治療について概要を説明しなさい。

❼ 多発性骨髄腫の病態と治療について説明しなさい。

❽ 免疫性血小板減少症と血栓性血小板減少性紫斑病の病態と治療について説明しなさい。

❾ 血友病の病態と治療について説明しなさい。

❿ 播種性血管内凝固症候群の病態と原因疾患，治療について説明しなさい。

第 **6** 章

患者の看護

A　疾患をもつ患者の経過と看護

　血液・造血器疾患では，病態の悪化および治療に伴って血液3系統の機能が低下し，患者は多様な症状・徴候を呈する。血液・造血器腫瘍においては，生命の危機に直面している状態を急性期という。また，血液像が正常化し，発病前と同様の生活が営める時期，すなわち致命的な状態を脱した時期を慢性期（寛解期）という。いずれも病態が進展しても自覚症状に乏しく，病気のなりゆきや個別的な状態をふまえた看護が重要である。

1　急性期の患者の看護

急性期① 急性骨髄性白血病を発症したAさん

Aさんの 慢性期 149ページ 再発期 150ページ

白血病の診断から入院までの経緯

　Aさんは50歳の女性で，会社員の夫と15歳の娘との3人暮らしである。非常勤勤務として週3日の事務作業をしていたが，最近疲れを感じやすく，また，頻繁な発熱のため，休みながら仕事や家事をしていた。家事の最中についた傷が治りにくいことや，少し早足で歩く程度でも動悸や息切れがすることが気になっていたが，加齢によるものと考えていた。

　ある日，職場の健康診断における血液検査で，白血球数・赤血球数・血小板数の異常を指摘され，すぐに専門病院を受診した。

　夫とともに受診した精密検査の結果，急性骨髄性白血病と診断された。医師からは翌日に入院治療をする必要があることが説明された。

　Aさんは白血病と説明されたことで頭が真っ白になり，もう死ぬのではないか，これからどうなるのかなどの恐怖と不安を感じた。説明に同席した夫も動揺し，妻がどうなるのか，娘にどのように話すのかなどの不安を感じた。

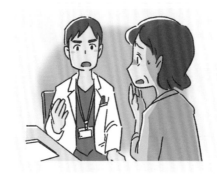

　そのようななか，Aさんと夫は入院の準備を急いで進めた。

看護のポイント

　血液・造血器疾患は，造血器腫瘍や貧血，凝固因子の異常などにより，血液3系統の機能が低下し，感染などからの防御や全身への酸素の供給，止血機能などに破綻をきたした状態となる。しかし，このような状況にあっても患者は自覚症状に乏しく，多くは健康診断での血液検査で異常を指摘されるか，倦怠感・貧血などの症状をきっかけに受診して診断にいたる。

　白血病の急性期は，血液3系統の機能低下が著しく，生命の危機に直面し

ている時期であり，すみやかな治療が必要である。しかし，白血病はその種類や進行度によって治療法が異なり，診断には腫瘍化している細胞の種類や広がり方，全身状態の検索が必要となる。骨髄検査が必須であり，検査による侵襲も少なくない（◯162ページ）。

　Ａさんのように，白血病患者は入院直前まで，ふだんどおりの生活を送っていることが多い。そのため，診断直後に入院・治療の必要がある場合，患者は予期せぬ重篤な状況を受け入れる間もなく，不安をかかえたまま治療にのぞむことになる。さらに，急性期は感染予防のために個室に隔離されるなど，治療に伴う生活の制限も多くなる。

　看護師は，急激な発症に伴う易感染状態や貧血症状，出血傾向などに対するケアとともに，骨髄穿刺などの侵襲的な検査への支援を行う（◯153, 162ページ）。さらに，診断後にすみやかに治療が開始されることから，白血病という重大な病気に罹患した患者の恐怖と不安を受けとめ，治療方針の決定までの過程において，患者が意思決定できるように支援する（◯199ページ）など，短期間にさまざまなケアを提供することが求められる。

急性期❷　入院し，治療を開始したＡさん

Ａさんの　慢性期 149ページ　再発期 150ページ

抗がん薬による入院治療

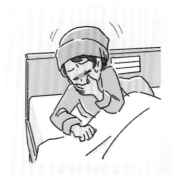

　Ａさんは，受診後すぐに家族と職場に相談し，家庭のことや仕事を調整して入院した。病気に対する不安は強く，外来における医師の説明はほとんど覚えていなかった。入院後，すみやかに薬物療法が開始された。

　白血病の治療には抗がん薬が用いられるが，その副作用として骨髄抑制が生じる。そのため，血液３系統の機能が低下し，易感染状態・貧血・出血傾向を呈する。また，ほかの副作用である吐きけや口内炎による苦痛，脱毛・皮膚障害などの外見の変化，しびれをはじめとする神経障害などでつらい日々が続いた。

　Ａさんは，中心静脈カテーテルを留置しながらの行動や，慣れない処置が続くなかで生活を送り，緊張することも多かった。また，白血球減少に伴う感染予防のために，長期にわたって個室で過ごし，貧血や血小板減少に対する輸血なども行われながら治療を継続した。

　Ａさんは，治療を継続していくうちに徐々に入院生活に慣れてきた。しかし，治るのかという生命予後への不安や家族内での役割，仕事復帰への悩みをつねにかかえていた。家族も同様に多くの不安をかかえていた。

▌看護のポイント

　白血病患者の初期治療の目標は，寛解（●104 ページ）にいたることである。寛解を目ざして薬物療法を行う時期を寛解導入期とよび，この時期に行う治療が寛解導入療法である。

　寛解導入療法に伴い，血液3系統の機能低下は，治療前よりもさらに著明になる。Aさんのように，吐きけ・口内炎・脱毛・皮膚障害・神経障害など，薬物療法に伴って多様な副作用が生じ，ときに生命をおびやかす状態になることもある。

　副作用自体は不可避であるが，予防・早期発見・適切な対処などにより，患者の苦痛を最小限にし，かつ致命的な状態にいたることを回避することができる。これが看護の重要な役割であり，治療前の患者に対しては，治療に関する知識の提供が必要となる（●201 ページ）。

　具体的には，副作用の種類や発現するまでの流れ，セルフモニタリングや対処の方法などである。治療開始後は，患者がセルフケアできているかを観察し，その方法が適切かどうかを評価することが必要である。また，苦痛によってセルフケアができない場合には，必要に応じて支援も行う。

　また，抗がん薬は，劇薬・毒薬が多いため，その取り扱いには注意を要する。安全・安楽で確実な投与管理だけでなく，抗がん薬を取り扱う医療者の職業曝露にも注意することが重要である（●175 ページ）。

　寛解導入期の入院生活では，Aさんのように，さまざまな副作用による苦痛があるとともに，処置や生活の制限が多いことから，心理的な負担が大きい。患者は入院生活を通して，医療者からの支援だけでなく，患者どうしのピアサポート❶が励みになることもある。患者が長期間の療養生活をのりこえていくために，看護師には，長期間の治療計画を見通し，そのときどきの患者の気持ちや体調の変化に応じた看護が求められる（●165 ページ）。

　白血病の治療は，副作用が強いが効果も高いことから，適切な管理のもとで治療を完遂することが重要である。また，ほかの種類のがんでは，薬物療法の多くは外来や短期入院で行われ，就業を継続しながらの治療が可能であるが，白血病の薬物療法は長期入院が必要となる。そのため，仕事の継続や家庭での役割遂行がむずかしい。看護師は患者の社会的役割を理解し，治療中も社会とのつながりを閉ざさないよう，これからの治療や生活について，適宜説明を行うことが重要である（●203 ページ）。

　このように，白血病の寛解導入期の看護には，治療計画と長期的なスケジュールを理解して治療効果を最大限に高め，療養生活と治療の折り合いをつけること，そして安楽な治療の実施および副作用を最大限緩和させるために，急性・遅発性・晩期に生じる有害事象の種類と，発生の時期を考慮した継続的なケアを行うことが重要である（●167 ページ）。

─NOTE

❶ピアサポート
　ピアとは同じような立場や境遇，経験などをもつ人たちをさす言葉で，このような人どうしの支え合いをピアサポートという。

本章で取り上げる急性期患者の看護

　血液・造血器疾患にはほかにも急性の経過をたどる疾患がある。本章では，急性期看護の理解を深めるため，以下の疾患の看護を解説している。

- 悪性リンパ腫患者の看護(◯215ページ)
- 血友病患者の看護(◯220ページ)

---

2 慢性期の患者の看護

慢性期 治療をのりこえ，寛解期に入った A さん

A さんの 急性期 146 ページ 再発期 150 ページ

寛解後の通院での治療

　A さんは，予定どおりの治療をのりこえ，寛解期に入ったと説明された。治療中のつらい日々を思い出しながらも，効果があったことに対してほっとした。現在は退院して，外来へ通院中であり，家事を中心に日常生活を拡大している。今後は，寛解期を維持するために追加の薬物療法を受けることになると説明されており，定期的に入退院する予定になっている。

　根治を目ざすために造血幹細胞移植を医師からすすめられているが，ドナーになりうる HLA が適合した血縁者がおらず，骨髄バンクに登録した。

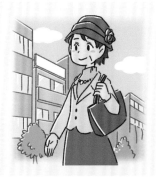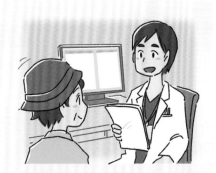

■ 看護のポイント

　白血病における寛解期とは，治療によって異常所見が消え，骨髄の正常機能が回復した状態をいう。しかし，白血病細胞は根絶されていない可能性もあり，患者の病態や状況に応じて，追加の治療が必要である。この時期の治療は，地固め療法(寛解後療法)といわれ，強化療法・維持療法と称する薬物療法も行われる。また，患者の病態や全身状態によっては，造血幹細胞移植が行われる場合もある。

　寛解期には，白血病に伴う血液 3 系統の異常所見はみられず，退院して自宅での療養が可能となる。しかし，継続して行われる治療の多くは入院で行われるため，入退院を繰り返す生活となる。

　また，寛解期には急激な症状は呈しないものの，抗がん薬による治療が継続されるため，寛解導入期と同様の副作用が出現し，血液3系統の機能も低下する。患者は入院中よりも活動範囲が広がるため，易感染状態や貧血症状，出血傾向などに注意を要する。いずれも自覚症状に乏しいこともあり，病気のなりゆきや個別的な状態をふまえた看護が重要である（●211ページ）。

　患者は，治療に効果があったことに安堵する一方で，再発への不安をかかえている。また，脱毛や皮膚の変化など，外見（アピアランス）の変化に伴う**ボディイメージ❶**の変容に伴い，外出を控える，仕事の復帰を躊躇するなど，さまざまな心理・社会的な課題をかかえることになる。家族もどのようにかかわっていけばよいかなどの悩みをかかえている。治療は外来に移行することも多いが，入院・外来を問わず患者や家族に継続的にかかわり，不安や疑問の軽減に努めることが重要である。

　急性白血病の具体的な治療期間は，病態や症状の程度によって異なるが，通常は数年に及ぶ。つまり，治療の副作用をかかえながらの生活が長期間にわたるため，就労支援や周囲の支えが重要となる。また，抗がん薬の医療費は高額であり，患者が高額療養費制度などの社会資源を有効に活用できるように，多職種での連携した支援が不可欠である（●202ページ）。

　白血病の治癒を目ざす方法には，造血幹細胞移植があり，自分の造血幹細胞を採取する自家移植や，双生児の兄弟姉妹からの同系移植，HLAの適合する第三者などからの移植である同種移植がある。同種移植の場合は，骨髄バンクに登録し，適合者を待つことも多い（●182ページ）。

□ NOTE

❶ボディイメージ
　ボディイメージとは，自分の身体についての認識のことであり，その人らしさを示す。治療により身体の外形や機能が変化することに伴い，その人がいだいていた自分らしさが変化することがボディイメージの変容である。

本章で取り上げる慢性期患者の看護

　血液・造血器疾患にはほかにも慢性の経過をたどる疾患がある。本章では，慢性期看護の理解を深めるため，以下の疾患の看護を解説している。
- 貧血のある患者の看護（●153ページ）
- 慢性骨髄性白血病患者の看護（●214ページ）
- 悪性リンパ腫患者の看護（●215ページ）
- 血友病患者の看護（●220ページ）

3　再発期の患者の看護

再発期　寛解から3年後，再発が発覚したAさん

Aさんの　**急性期** 146ページ　**慢性期** 149ページ

● **再発の診断から入院**

　Aさんが急性骨髄性白血病の治療を受け，寛解にいたってから3年が経過した。Aさんは寛解導入療法終了後に職場に復帰し，家族や職場の支援を受けながら社会生活を送っていた。最近は，ときおり発熱や膝の痛み，だる

さなどがあったが，それ
以外の自覚症状はなく過
ごしていた。
　ある日，病院での定期
受診の際，医師に最近の
体調を相談した。血液検
査の結果，血液3系統
の異常を指摘された。骨
髄検査を行ったところ，
白血病細胞をみとめ，再
発と診断された。医師か
らは，最近の発熱や膝の

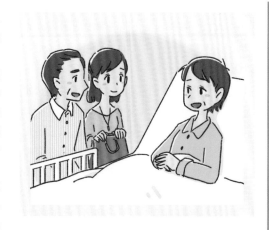

痛みなどは白血病細胞による影響であると説明された。Aさんは再び入院し，
薬物療法や輸血などを受けることになった。
　Aさんは「今までつらい治療をのりこえてきたのに……，なんで私だけ
が」と再発したことにショックを受けていたが，「でも，前は抗がん薬がき
いたんだし，今回もがんばる」と治療に期待する思いを伝えた。一方，再発
したことで「もしかしたら，もうだめかもしれない」という思いもあった。
　そこで，以前の入院時は自分の親に家事などの支援を求めていたが，自分
がいなくなったのちに，大学生になった娘が家事や家計の管理ができるよう
に準備した。家族も再発に対して，Aさんと同様にショックを受けていたが，
治療に期待しつつも，Aさんの体調が悪化したときの医療処置など，今後の
ことについてAさんとともに話すことが増えた。

▌看護のポイント

　白血病の再発とは，治療によって寛解にいたったのちに，再び血液中に白
血病細胞が出現してくることをいう。再発時には，自覚症状が乏しいか，も
しくは症状があっても軽度のこともあり，Aさんのように定期的な検査の
際に再発が診断されることが多い。
　再発時の病態は，急性期の看護で述べたものと同様であり，血液3系統の
機能が低下し，感染症や貧血，出血傾向に注意が必要である。また，白血病
細胞が全身の臓器・器官に浸潤することに伴う症状も出現する。たとえば，
Aさんの膝の痛みは，白血病細胞の浸潤による症状である。このほかにも，
関節痛，歯肉の腫脹，リンパ節腫脹，皮膚浸潤（紫斑，丘疹など），中枢神経
系への浸潤による頭痛，脾腫・肝腫などさまざまな症状を有することがある
（●212ページ）。
　再発に対する治療では，薬物療法のほか，造血幹細胞移植も検討される。
再発した場合，再発前に用いていた薬物療法の効果は期待できないことが多
く，輸血や感染予防などの対症療法が主となり，出血や重症感染症により致
命的な状況となることもある（●204ページ）。
　また，Aさんのように，患者や家族は再発したショックや今後の不安な
どを感じるとともに，治療への期待をもったり，あきらめたりと日々気持ち

が揺れ動く。看護師はこのような気持ちに共感し，抑うつ的な症状がないかに気を配る。抑うつ的な症状があれば，精神科医とも連携をとりながら，療養生活を支えていく。身体症状が徐々に強くなるために，積極的に症状の緩和を行うことも不可欠である（●213ページ）。

　このような状況で，患者の意向を尊重した医療を行うための意思決定を支える考え方として，**アドバンスケアプランニング** advanced care planning（**ACP**）❶という概念が浸透してきている。Aさんは体調の悪化をきたし，**予期的悲嘆**❷を感じた。さらに人生の最終段階における医療のあり方や，危篤状態に陥ったときの延命処置について考えるようにもなってきている。

　しかし，それらの決断を下すことは容易ではなく，病気の進行によっても気持ちは揺れ動く。看護師は，患者と信頼関係を築き，患者の意向を尊重したうえで，患者が気持ちを表出できる場を設け，患者の代弁者として，必要に応じて多職種で連携をとりながら患者を支えていく（●213ページ）。

NOTE
❶アドバンスケアプランニング（ACP）
　意思決定能力がある段階で患者の大切なことや意向について，関係者であらかじめ話し合いをもつプロセスである。
❷予期的悲嘆
　喪失が予測されるときに前もって悲嘆を開始し，心理的準備をすること。

4　患者の経過と看護のまとめ

　白血病の診断時は，造血機能が著しく低下し，血液3系統がいずれも機能不全となり，重症の感染症・貧血・出血傾向を呈している状態である。また，治療の際も血液3系統の機能低下が生じ，致命的な症状を呈することもある。寛解期では急激な症状は呈しないが，つねに日常生活に注意を要する貧血などの症状もあり，病態・経過は多様である。いずれも病態が進展しても自覚症状に乏しいこともあり，病気のなりゆきや個別的な状態をふまえた看護が重要である。

Aさんの経過のまとめ

急性期①　診断時から治療開始まで
- 健康診断の血液検査にて異常を指摘され，病院にて精密検査を受ける。
- 急性骨髄性白血病と診断され，その直後から入院の準備を開始する。

急性期②　寛解導入期
- 入院後，すぐに薬物療法が開始される。
- 吐きけや口腔粘膜症状などの苦痛や脱毛が副作用として生じる。
- 治療の長期化に伴い，今後への不安を感じる。

慢性期　寛解期
- 寛解期の維持のために追加の薬物療法が外来で行われる。
- 造血幹細胞移植を検討するものの，ドナー適合者がおらず骨髄バンクに登録する。

再発期　再発から重篤な体調にいたる時期
- 発症から3年が経過し，社会復帰を果たしていたが，定期受診の際に再発を指摘される。
- 再発に対して動揺するが，家族と今後について話し合いの機会を設ける。
- 再発に対する治療を開始する。

B　主要症状を有する患者の看護

1　貧血のある患者の看護

　貧血とは，末梢血の赤血球数，ヘモグロビン濃度，ヘマトクリット値が正常以下に減少することにより，血液の酸素運搬能力が低下し，組織の酸素欠乏が生じた状態である。

　貧血による症状は，急性出血に伴う急性貧血による症状（◐表6-1）と，慢性貧血による症状に分けられる。また，貧血に対する代償機序によって生じる症状もある（◐32ページ，図3-1）。

　症状の強さは貧血の重症度だけでなく，貧血の進行の速さに影響され，急激に生じた場合は症状が出やすい。また心肺機能や，貧血の基礎疾患などにも左右される。

1　患者の問題

　①貧血に伴う苦痛・生活への影響　貧血が生じると，酸素欠乏に敏感な組織である心筋や中枢神経に症状が最初にあらわれ，貧血の程度に応じて増強する。また，代償機序による動悸・息切れなども代表的な症状である。

　②心不全を引きおこす危険性の上昇　貧血が長期間持続すると，心臓に過度の負担がかかる。これにより心不全を引きおこす危険性も生じてくる。

2　アセスメント

◆　身体的側面

▍貧血症状の有無と程度

　貧血の誘因および増悪因子を明確にするために，自覚症状・身体所見・検査所見などを総合して貧血症状の有無と程度をアセスメントする。貧血の原因によっても異なるが，自覚症状としては動悸・息切れ・耳鳴・めまいなどが代表的であり，身体所見としては，脈拍の増加，皮膚・粘膜色の変化，さ

◐表 6-1　急性出血の症状

出血量（循環血液量に対する割合）	症状
500〜1,000 mL（10〜20%）	症状なし
1,000〜1,500 mL（20〜30%）	臥位：症状なし 立位：起立性低血圧 運動時：頻脈
1,500〜2,000 mL（30〜40%）	口渇，息切れ，意識混濁または喪失，発汗，頻脈，血圧低下
2,000〜2,500 mL（40〜50%）	ショック，乳酸アシドーシス，死亡

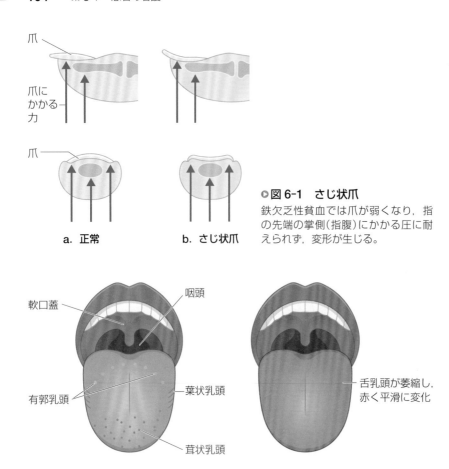

爪

爪に
かかる
力

爪

a. 正常　　　**b. さじ状爪**

◉**図6-1　さじ状爪**
鉄欠乏性貧血では爪が弱くなり、指の先端の掌側（指腹）にかかる圧に耐えられず、変形が生じる。

軟口蓋　　　　咽頭

有郭乳頭　　　　葉状乳頭

茸状乳頭

舌乳頭が萎縮し、赤く平滑に変化

a. 正常な舌　　　　**b. ハンター舌炎**

◉**図6-2　舌炎**
ハンター舌炎はビタミンB_{12}欠乏に伴う舌炎で、舌乳頭が萎縮し、舌が赤く平滑になる。しばしば灼熱感や疼痛を伴う。

じ状爪（スプーンネイル）、舌炎などが生じる（◉図6-1、6-2）。

▐ 貧血の原因に特有な症状

　主要な貧血である鉄欠乏性貧血、巨赤芽球性貧血、溶血性貧血、再生不良性貧血は、病名が「○○貧血」であるが、赤血球数の低下による貧血症状のみを有するわけではない。それぞれ、疾患のなりたちに応じた多様な症状を有する（◉表6-2）。

　鉄欠乏性貧血・巨赤芽球性貧血は、食生活の問題や成長・発達に伴う栄養素の不足、病気に伴う出血、胃切除などで生じる。患者の多くは自覚症状に乏しく、長期的に疲れやすさを感じている程度の場合もある。患者は貧血というと楽観しがちであるが、活動に伴う酸素需要の増加により苦痛が増大するため、運動が制限され、つねに頭痛や動悸などの複数の症状をかかえることになる。

　再生不良性貧血では、造血幹細胞に異常があるために、赤血球のみでなく白血球や血小板なども減少することから、感染や出血傾向にも注意を要する。

　また、血液・造血器疾患の治療では、骨髄抑制を生じる場合も少なくない。

○表6-2　おもな貧血の種類とその症状

部位	鉄欠乏性貧血	巨赤芽球性貧血	再生不良性貧血	溶血性貧血
全身	全身倦怠感	全身倦怠感	全身倦怠感，紫斑，白血球減少に伴う感染症	全身倦怠感，黄疸
呼吸器・循環器	動悸，息切れ	動悸，息切れ	動悸，息切れ	動悸，息切れ
消化器	—	食欲不振，吐きけ	—	胆石，脾腫
筋・神経・感覚器	めまい，耳鳴，頭痛	下肢のしびれ，歩行障害，振動覚・位置覚の低下，めまい，耳鳴，頭痛	めまい，耳鳴，頭痛	めまい，耳鳴，頭痛
口腔内	舌炎，口角炎，食道粘膜萎縮による嚥下痛（プランマー-ビンソン症候群）	舌乳頭の萎縮（ハンター舌炎）	歯肉出血	—
爪・頭髪	さじ状爪	白髪	—	—

共通する症状は，全身倦怠感・動悸・息切れなどである。これは，赤血球の産生の低下や出血などで，全身に供給される酸素や栄養素が減少し，臓器への影響をきたすことで生じる。

その場合にも貧血が生じる。

▎検査所見

　単位容積あたりの赤血球数やヘモグロビン量などは，脱水や体液過剰などによる血漿量の変化の影響を受けるため，全身状態と血液検査の結果から総合的に判断することが重要である。

（1）血液検査：赤血球数，白血球数，血小板数，ヘモグロビン量，ヘマトクリット値，網赤血球数，赤血球指数（MCV・MCH・MCHC），血清鉄，フェリチン値，不飽和鉄結合能（UIBC），血液ガス

（2）便・尿検査

（3）骨髄検査：骨髄穿刺，骨髄生検

▎誘因・増悪因子

（1）生物学的因子：月経，妊娠・分娩

（2）物理・化学的因子：出血（消化管・痔核・生殖器），栄養不足（鉄・ビタミン B_{12}）

（3）心理・社会的因子：不適切な食習慣・生活習慣，食事に対する考え方

◆ 心理・社会的側面

（1）患者・家族の貧血の受けとめ方

（2）貧血によって生じている苦痛の感じ方

（3）患者が困難な状態に遭遇したときの対処の仕方

3 看護目標

（1）貧血に伴う症状が改善する。

（2）食事・薬物療法をまもることができる。

（3）二次的な障害を生じない。

4 看護活動

▋不足している成分の補充

1 **輸血の実施** 血液成分の不足に対し，輸血を行う（●196ページ）。

2 **薬物療法の実施** 薬物療法の目的は，不足している赤血球やヘモグロビンの材料を補うことである。貧血の原因に応じて，鉄剤や葉酸製剤の内服，ビタミン B_{12} の注射などが行われる。鉄剤の内服は，食事の影響により吸収量が減少するため，就寝時のような空腹時の服用となる場合があるが，副作用として吐きけ・腹痛・軟便・便秘などが生じやすい。その場合は医師と相談のうえ，空腹時の内服を避けるように指導する。また，検査値でヘモグロビン量が回復しても，再発の防止と完全な回復を目ざして，貯蔵鉄を反映するフェリチン値が正常範囲になるまで内服を続ける必要がある。無断で中断することなく，指示に従うように指導する。

3 **食事療法の指導** 食事療法の目的は，鉄や葉酸，ビタミン B_6・B_{12}・C，タンパク質などの赤血球産生に必須の物質を補い，それらの不足によって生じる貧血を改善することである。原則としてはバランスのよい食事を規則正しくとり，これらの栄養素を十分に摂取することが重要である。

疾患ごとに不足している成分を考えると，鉄欠乏性貧血には肉類やレバー・卵・海藻などの鉄を多く含む食品がよい。また，巨赤芽球性貧血の場合は，ビタミン B_6・B_{12} を多く含むレバー・牛乳・卵黄などや，葉酸を多く含むキノコ類・緑黄色野菜などの食品の摂取をすすめる。ただし，1つの成分のみを多く摂取しようとすることで，かえってかたよった食事となり，栄養のバランスを欠いたり，胃腸障害などをまねいたり，鉄剤などの内服治療の妨げとなったりすることもある。患者への指導は，調理を担当する家族も交えて行い，これまでの食生活や嗜好などを十分に考慮したものとする。

▋苦痛の緩和

1 **安静** 組織の酸素需要を減少させるために，安静にする。慢性的に貧血が進行している場合には，患者の苦痛の程度は検査データと一致しないため，患者の主観的症状を目安に，安静のための指導を行う。患者自身が，どの程度の行動により動悸・息切れ・頭痛・めまいなどの症状が出現するかを把握し，それらの症状が出ない範囲での生活を行うことや，症状の出現時は安静臥床し，十分に休息をとることが重要である。

2 **保温・マッサージ** 貧血のある患者は，循環が不良で末梢に冷感がある場合が多い。循環不良が進んだ場合は，チアノーゼが出現することがある。慢性的に貧血のある患者には，つねに保温に注意するように指導する。足浴やマッサージなどで末梢の循環を促進することは，全身的にも効果がある。

▋合併症および二次障害の予防・早期発見

心不全・出血・感染などの重篤な合併症や二次障害を早期に発見し，対処するために，循環器系の症状や出血，および感染による症状について，十分かつ系統的な観察が重要である。

2 易感染（白血球減少）状態にある患者の看護

　末梢血中の正常白血球数が減少することにより，感染防御機能が低下した状態を易感染状態という。白血球のなかでもとくに好中球数が 1,000/μL 以下になると感染症を合併しやすくなり，500/μL 以下になると命をおびやかすような重症感染症のリスクが高くなる。

1 患者の問題

　1 感染予防と生活への影響　易感染状態には自覚症状がないが，症状がなくてもつねに感染予防が必要で，手洗い・うがいを励行するなどの基本的な予防行動が重要である。また，白血病患者は，病態や治療に伴い易感染状態が強くなることがあるため，入院を伴う感染管理が必要となることもある。

　2 敗血症などの重篤な合併症のリスク　造血器腫瘍に対する化学療法は，強い骨髄抑制を生じる場合が多い。それにより好中球が減少し，易感染状態になった患者は，感染症にかかると急速に重症化して致死的な敗血症にいたることがある。治療中の患者の発熱に注意し，発熱性好中球減少症（FN，○ 96 ページ）が疑われる場合には早急に対処する必要がある。

2 アセスメント

▌白血球減少の有無と程度

　患者には自覚症状がほとんどないため，治療による副作用の出現時期を予測して，好中球減少時に集中的なアセスメントを行う。また，血液検査による客観的指標を早期に把握することが重要で，化学療法による副作用の程度（グレード）の判定基準を参考にする（○表 6-3）。

　化学療法による白血球減少の症状には，① 初期は自覚症状に乏しい，② 発現の時期は治療のスケジュールによってほぼ予測できる，③ 敗血症という致命的な症状を誘発するため初期の発熱に注意を要するという特徴がある。

　なお，発熱をきたしても，感染と同定できないことや，感染部位が不明で，原因菌の検出が困難なことも多い。したがって，特定の部位の感染予防というより，全身的な観察と援助が必要となる。

(1) 検査所見：白血球数，好中球数，赤血球数，血小板数，肝機能，腎機能，電解質
(2) 発熱
(3) 粘膜の感染症状：口腔粘膜，鼻粘膜，咽頭・上気道粘膜，腸管，肛門，陰部，眼，耳道，副鼻腔
(4) カテーテル類挿入部位の感染症状：中心静脈カテーテル挿入部やドレーン挿入部などの感染の既往のある部位，創のある部位の感染症状
(5) 細菌検査（培養検査・塗抹検査）：血液❶，口腔，咽頭，尿，便
(6) 画像診断

▭NOTE
❶中心静脈カテーテルが入っている場合は中心静脈からも採血する。

○表6-3　化学療法の有害事象判定基準

グレード	1	2	3	4
白血球減少	<LLN[1)]〜3,000/mm^3；<LLN〜3.0×10e9[2)]/L	<3,000〜2,000/mm^3；<3.0〜2.0×10e9/L	<2,000〜1,000/mm^3：<2.0〜1.0×10e9/L	<1,000/mm^3；<1.0×10e9/L
好中球数減少	<LLN〜1,500/mm^3；<LLN〜1.5×10e9/L	<1,500〜1,000/mm^3；<1.5〜1.0×10e9/L	<1,000〜500/mm^3：<1.0〜0.5×10e9/L	<500/mm^3；<0.5×10e9/L
貧血	ヘモグロビン<LLN〜10.0 g/dL；<LLN〜6.2 mmol/L；<LLN〜100 g/L	ヘモグロビン<10.0〜8.0 g/dL；<6.2〜4.9 mmol/L；<100〜80 g/L	ヘモグロビン<8.0 g/dL；<4.9 mmol/L；<80 g/L；輸血を要する	生命を脅かす；緊急処置を要する
血小板数減少	<LLN〜75,000/mm^3；LLN〜75.0×10e9/L	<75,000〜50,000/mm^3；<75.0〜50.0×10e9/L	<50,000〜25,000/mm^3；<50.0〜25.0×10e9/L	<25,000/mm^3；<25.0×10e9/L
悪心	摂食習慣に影響のない食欲低下	顕著な体重減少，脱水または栄養失調を伴わない経口摂取量の減少	カロリーや水分の経口摂取が不十分；経管栄養/TPN/入院を要する	—
嘔吐	治療を要さない	外来での静脈内輸液を要する；内科的治療を要する	経管栄養/TPN/入院を要する	生命を脅かす
口腔粘膜炎	症状がない，または軽度の症状；治療を要さない	経口摂取に支障がない中等度の疼痛または潰瘍；食事の変更を要する	高度の疼痛；経口摂取に支障がある	生命を脅かす；緊急処置を要する

1)LLN：(施設)基準値下限。2)10e9：10^{9}と同義である。
本表ではグレード5を省略した。
(日本臨床腫瘍研究グループ，有害事象共通用語規準　v5.0　日本語訳JCOG版より引用，改変)

3　看護活動

▌感染予防

　感染経路は，空気感染・飛沫感染・接触感染・一般媒介物感染，昆虫媒介感染の5つに分類されるが，臨床上重要なのは，接触感染・空気感染・飛沫感染である。

　感染は人の手を介することが多いため，医療従事者は，スタンダードプリコーション(標準予防策)を遵守して患者に接する必要がある。同時に面会者や患者自身にも手洗いの励行が求められる。患者が感染症患者と接しないことも重要であり，患者や家族には，感染症の発病者および潜伏期の可能性がある人と接しないように指導する。

　医療機器も感染源の1つである。不必要なカテーテル類の使用は極力避けるとともに，必要なカテーテル類はその管理と挿入時の清潔操作を徹底する。

　化学療法の副作用で易感染状態となった場合には，通常は問題にならない感染症が悪化したり，常在菌によって粘膜炎が生じたりすることがある。予防には，治療前に全身を観察し，齲蝕・痔核などの感染があれば，それを治癒させておくことや，入浴や部分浴などで皮膚の清潔を保つことが重要である。とくに，口腔については治療前から歯科医師や歯科衛生士とも協働し，口腔衛生を保つ試みがなされている。治療中はそれらの感染既往部位の観察

と悪化防止のケアを行う。

█ セルフケアのための患者指導

　感染症を発症すると急激な症状を呈することが多いので，事前に指導することが重要である。感染予防の必要性と初期症状の発見の重要性を説明し，協力を求める。また，治療初期からの継続した身体の保清や，細菌やウイルスの感染を避けるための環境調整について指導する。家族を含めて指導し，家族からの協力を得ることも大切である。

　易感染状態でも感染症を発症していない場合は，患者は身体症状をほとんど呈しないため，状態を軽視しがちである。検査データを患者に伝え，感染の可能性の程度を説明することによって，患者が自分の状態を適切に把握できることも多い。

③ 出血傾向のある患者の看護

　出血傾向とは，血管・血小板・血液凝固因子の障害により止血機構が障害された状態であり，その原因となる疾患を出血性素因という。

█1 患者の問題

　① わずかな外力での出血と止血困難　止血機構が障害されているため，患者はふつうなら出血しないようなわずかな外力によって出血したり，あるいは明らかな原因がなくても出血したりする。そして，いったん出血すると止血が困難である。出血は頭蓋内・眼・口腔内・胸腔内・消化管・性器・皮膚などといった全身におこり，内出血・外出血・皮下出血（点状❶・斑状などの出血斑）などさまざまである（●表6-4）。

　② 細菌感染　出血部位や血液がもれ出た体腔内は，細菌にとって増殖に適した環境であり，細菌感染の危険性が高い。また，口腔や陰部などの血管に富んだ粘膜部位の出血は，局所が不潔になりがちなうえ，適度な湿潤と温度が保たれているため，細菌が増殖しやすく，気道感染や尿路感染をおこす危険性が高い。

　③ 出血に伴う不安　出血斑や外出血は，生体に重大な事態がおこったことを患者に感じさせる。また，口腔や鼻腔からの持続的な出血は，少量でゆるやかであっても，なにかわるい病気を感じさせ，患者は不安を感じる。

█2 アセスメント

◆ 身体的側面

█ 出血傾向の有無と程度

（1）全身の皮膚・粘膜の出血の有無

（2）排泄物：血尿・下血の有無

（3）出血部位：出血斑，出血部位変色，膨隆（ぼうりゅう）の有無

（4）出血の持続時：出血の量・速度・持続時間，出血した血液の性状

┌─ NOTE
❶皮膚の点状出血は血小板減少に特徴的である。

○表6-4　出血部位と症状観察のポイント

出血部位		特徴と症状観察のポイント
皮膚	点状出血 （皮下出血）	表在性の皮下，毛細血管からの出血で，直径3mm以下のものである。上肢・下肢の衣服に締め付けられる部位や，静脈圧の高い部位に発生しやすい。圧迫しても消失しないことで発疹と識別できる。
	斑状出血 （皮下出血）	深部の血管からの出血で，直径3mm以上のものである。採血や静脈内注射のあとや，打撲あとに発生しやすい。
粘膜	歯肉出血・ 口腔内出血	歯みがきや義歯，かたい食物などの刺激で発生しやすいが，とくに原因がなくても出血する。止血が困難。
	鼻出血	くしゃみや鼻をかむことで誘発される。
臓器	喀血	気道・肺からの出血で，咳嗽・胸痛を伴い，鮮紅色で泡沫状の血痰を喀出する。
	血尿[1]	腎杯・腎盂・膀胱・尿道からの出血。排尿時痛，残尿感を伴う。
	関節内出血	物理的刺激によって誘発され，疼痛を伴う。
	頭蓋内出血	打撲や排泄時の努責により誘発される。頭痛・嘔吐・意識障害などの頭蓋内圧亢進症状を伴い，致命的である。
	眼球結膜出血	咳嗽により誘発される。眼に違和感がある。
	眼底出血	眼の不快感・痛み，頭痛が生じる。
	性器出血	不正出血，経血量の増加，月経持続日数の遷延が生じる。
	消化管出血[1]	吐血の場合は，上部消化管からの出血で，暗赤色かコーヒー残渣様，吐きけを伴う。食物や嘔吐により誘発されやすい。 下血の場合は，上部消化管では黒色，下部消化管では鮮血色となる場合が多い。腹痛を伴う場合もある。

1)血尿や下血は，肉眼的にみとめなくても潜血反応で陽性になることがある。

（5）採血や注射部位，骨髄穿刺などの処置部位の止血状態
（6）全身状態：血圧・脈拍・呼吸・体温など一般状態の変化
（7）皮膚・粘膜の色調や湿潤性，四肢冷感の変化
（8）患者の訴え，表情

▌出血傾向に伴う問題
　急激な出血に伴う生命の危機の可能性

▌検査所見
　赤血球数，白血球数，ヘモグロビン量，ヘマトクリット値，血小板数，トロンボプラスチン，フィブリノゲン，出血時間，フィブリン-フィブリノゲン分解産物（FDP）

▌誘因・増悪因子
　出血傾向の原因：疾患に伴うもの，抗がん薬・抗凝固薬などの薬剤の使用

◆ 心理・社会的側面

（1）患者・家族の出血傾向の受けとめ方
（2）出血傾向によって生じている苦痛の感じ方
（3）患者が困難な状態に遭遇したときの対処の仕方

3　看護活動

出血の予防

1 打撲・外傷の予防　ベッド柵をつけて，ベッドからの転落を予防する。また，体動が激しい場合は，ベッド柵に厚めの布を巻いて，打撲による傷害を防ぐ。患者が行動する範囲は整理・整頓し，転倒などによる打撲・外傷が発生しないように注意する。また，爪切り・ひげそりなどのときは，深爪や皮膚の損傷に十分注意する。

2 口腔内の摩擦や機械的刺激の防止　口腔粘膜炎の予防のためには，ブラッシングや含嗽などの口腔ケアが重要である。しかし，出血傾向がある場合は，機械的刺激に注意し，やわらかい歯ブラシを用いる。食事は熱すぎないようにして，口腔内を刺激したり傷つけたりしないようにする。

3 うっ血の予防　長時間の起立や同一体位による圧迫は，出血斑をつくるので注意する。たとえば，きつい衣類は着用しない，血圧測定や採血・静脈内注射などの際の駆血は可能な限り短時間にする，抑制帯を用いる場合は，やわらかい素材の幅広のものを用いる。

4 努責・咳嗽の防止　排便時の努責（どせき）は，肛門出血や脳出血の誘因となるため，便通を整え，便秘傾向にならないように注意する。また，強いあるいは頻回の咳嗽により眼球結膜（がいそう）や肺に出血をおこすことがあるので，鎮咳薬の服用や室内の温度・湿度の調整などを行う。

5 処置後の止血の促進　注射・採血などにはできるだけ細い針を使用し，抜去後は止血するまで十分に圧迫する。その際，局所をマッサージしたり，強く圧迫しないように注意する。骨髄穿刺などのあとは，安静にして 15〜20 分間圧迫し，止血の確認をすることが大切である。

出血時の処置

出血時には，以下の 4 つの止血の原則を意識して処置を行う。

1 圧迫　出血している部位を滅菌ガーゼあるいはオキシドール綿，アドレナリン綿球などで圧迫することは，破綻した血管壁の収縮を強め，血液の凝固を促進して止血を促す。

2 体位　出血部位に応じて特別な体位をとらせることは，出血部位を循環する血液量を減少させ，圧迫固定による止血を促進する。四肢からの出血の場合は，出血部位を高く上げることで止血を促す。また喀血時には，病巣部を下にした半側臥位をとらせるなどして正常な肺をできる限り保護する。

3 安静　出血部位や全身の安静を保つことは，出血部位に対する刺激を防ぎ，出血部位の血液凝固を促進し，止血をたすける。鼻出血の場合は，頭部を高くして安静を保ち，毛細血管が集中し，出血しやすいキーゼルバッハ部位（鼻中隔下端）を圧迫することで止血を促進する。喀血や吐血の場合は，安静臥床を保ち，不必要な会話や食事を制限することによって呼吸器や消化器の安静を保持し，止血を促進することができる。血小板数が 1 万/μL 以下の場合はとくに出血の可能性が高いため，意識して安静に努める。

4 冷却・冷罨法　出血部位に氷嚢（ひょうのう）や氷枕（ひょうちん）を使用したり，冷却法を行っ

たりすることで，出血部の末梢血管の収縮をはかり，止血を促進する。

　これらの止血の原則を用いても止血できない場合には，止血の目的での輸血や止血薬の使用がなされる。

▌急変に対する備え

　出血傾向のある患者には，つねに急変の可能性を念頭において看護にあたる。突然の大出血やショック・気道閉鎖・意識消失などの急変に備えて，日ごろより準備を整え，的確な判断力を養うとともに，敏速に適切な対処ができるように，応急処置を熟知・熟練しておくことが大切である。

　出血による急変のなかには，細心の注意によって防ぎうるものがある。患者や家族に不安を与えない程度に，出血傾向に関する知識や注意事項，出血の前駆症状への対応の仕方などを指導しておく。また，患者の急変に備えて，家族への連絡先などは看護者全員がわかるように明記しておく。

▌心理的支援

　出血している患者やその家族は，出血量の多少にかかわらず，不安・恐怖をいだいていることを忘れてはならない。とくに多量の出血を経験した患者や家族には，緊急の力強い支援が重要であり，少量でも持続的な出血の場合には，初期からの一貫したあたたかい支援が大切である。

C 検査を受ける患者の看護

　血液検査で，造血機能を示す項目に異常がみとめられた場合，病気のタイプや進行度などについて，さまざまな検査が行われる。たとえば，白血病では，末梢血で異常がみつかった患者に対して骨髄穿刺を行い，骨髄液を採取することで，検査当日あるいは翌日に診断が確定される。悪性リンパ腫ではリンパ節生検により確定診断が行われる。さらに，治療法の選択のために，栄養状態・肝機能・腎機能などの全身状態を検査し，副作用の強い治療に耐えられる状態であるかを確認する。

　また，診断が確定し，治療が行われる過程においては，① 治療効果の判定，② 治療に伴う副作用の評価，③ 治療を継続できる全身状態であるかの評価，④ 再発の有無の診断などを目的とした検査が行われる。

　ここでは，主要な検査として，末梢血検査および骨髄穿刺，骨髄生検を解説する。

1 末梢血検査

　末梢血は，疾患の鑑別診断以外にも，臓器障害や栄養状態などの全身状態の把握のために頻回に検査される。なお，血小板減少患者の採血時は，十分に止血を行うことが重要である。

2 骨髄穿刺

　骨髄穿刺とは，造血組織の検査のために骨髄液を採取する検査のことである。

　1 採取の部位　採取に用いる部位には，腸骨と胸骨がある。ただし，胸骨からの採取は，大血管や心膜，肺に損傷を与えるおそれがあり，腸骨が第一選択とされる（◉46ページ）[1]。

　2 検査時の体位　腸骨の場合は，腹臥位（後腸骨稜の場合）または側臥位（前腸骨稜の場合）にて行う（◉図6-3）。胸骨の場合は仰臥位にて行う。

▌ 準備

（1）医師から検査の目的，方法，合併症，注意事項の説明がなされ，同意を得たうえで検査が実施される。患者の理解度や，どのような認識で検査にのぞんでいるかを把握する。骨髄穿刺時の合併症には，検査部位の出血，疼痛の持続，血腫❶の形成，神経の損傷，検査部位の感染症，局所麻酔薬によるアレルギーなどがある。

（2）処置に10〜15分程度の時間がかかること，局所麻酔時と骨髄吸引時に痛みを感じること，検査後に安静を要することなどの説明をする。

（3）血小板数と凝固検査の結果を確認し，患者の出血傾向の有無を確認しておく。

（4）排尿をすませるように説明する。

（5）患者の体位は，枕を利用して安定した体位にするなど，検査が安全・安楽に行えるよう工夫する。また，穿刺や消毒のために殿部などの肌を部分的に露出することから，羞恥心への配慮や保温にも留意する。

□ NOTE
❶血腫
　血管の破綻により血液が血管外に漏出し，相当量貯留したものである。

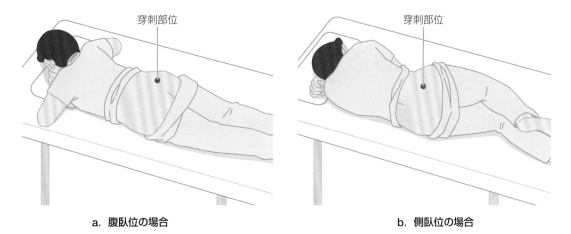

a. 腹臥位の場合　　　　　　　　　　b. 側臥位の場合

◉**図6-3　骨髄穿刺時の体位**
後腸骨稜の場合は腹臥位，前腸骨稜の場合は側臥位で行う。実際には穿刺部位の清潔野を確保するために滅菌した穴あきシーツを使用し，穿刺部位の周囲をおおう。

1）日本血液学会：成人に対する骨髄穿刺の穿刺部位に関する注意，2009.

■ 検査中・終了後

（1）滅菌操作を行い，感染防止に注意する。

（2）局所麻酔や骨髄穿刺，検体採取の介助などを手順どおりに実施する。

（3）検体採取後は，穿刺針を抜去後，滅菌ガーゼを用いて，用手にて十分に圧迫止血し，止血が確認できるまで，仰臥位にて30〜60分間は安静にするように説明する。安静時にトイレに行きたい場合には1人で行かないよう指導し，看護師の介助のもとに行う。

（4）消毒および絆創膏ガーゼ固定後，圧迫止血するとともに，出血していないかを観察する。

　骨髄穿刺時は，検査が安全・安楽に，また円滑に行われるように医師・患者を援助する。それとともに，患者の訴えをよく聞き，患者に異常がおこっていないかを確認し，全身状態や顔色および表情などを観察する。穿刺部位は患者から見えないところであることから，看護師は，患者の不安を取り除くために，手や腕などに触れ，「これから麻酔をするのでチクっとしますよ」「気分はわるくないですか」「もうすぐ終わりますよ」などと状況を説明したり，励ましの声をかけたりする。また，終了後は，止血が確実になるまでそばに付き添うようにする。

3 骨髄生検

　骨髄生検とは，骨髄組織を直接採取して組織学的に検索する検査のことである。骨髄穿刺で骨髄液が採取されない場合や骨髄線維化，リンパ腫や固形腫瘍の骨髄浸潤の有無の観察にも適応となる。

（1）採取の部位：腸骨

（2）検査時の体位：腹臥位または側臥位

（3）穿刺針は異なるが，採取時の注意事項は骨髄穿刺に準じる。

D 治療を受ける患者の看護

1 がん薬物療法を受ける患者の看護

　がん薬物療法とは，がん細胞を傷害したり，増殖を抑制したりする薬を用いた治療の総称であり，細胞傷害性抗がん薬，分子標的薬，ホルモン薬，腫瘍免疫療法薬（がん免疫療法薬）などが用いられる❶。なお，腫瘍免疫療法を受ける患者には特有の留意点があるため，後述する（◉175ページ）。

　がん薬物療法を受ける患者の看護では，患者へ最大限の効果をもたらし，苦痛を最小限にし，長期にわたる治療をしながらの生活を支えることが重要である。そのために，①薬の効果を最大限に，患者の負担を最小限にするための治療計画の理解をふまえた確実な投与管理，②不可避である有害事

NOTE

❶抗がん薬は人体への細胞毒性が強く，毒薬・劇薬に指定されている。

象を最大限緩和し，長期にわたる治療において患者が安楽に過ごせる支援，③抗がん薬の安全な取り扱いが，看護のポイントとなる。

1 治療計画をふまえた患者へのかかわり

◆ 治療の目的の理解

　造血器腫瘍は全身性の疾患であり，がん薬物療法が治療の中心となる。急性骨髄性白血病（AML）や急性リンパ性白血病（ALL），一部の悪性リンパ腫などは，がん薬物療法によって治癒が期待できるが，病型や悪性度の違い，進展度などによっては効果を望めない場合もある。

　がん薬物療法の適用は，期待される予後や効果の個別性を考慮して判断されるほか，患者の体調が治療に耐えられるかどうかも考慮して決められる。看護師は，病期の進行に伴って変化する治療の目的を理解し，患者や家族とともに，よりよい療養の目標をさぐっていく必要がある。

◆ 治療に用いる薬や投与スケジュールの確認

　がん薬物療法では，一般的に複数の薬を併用し，数か月にわたる治療計画がたてられる。長期間にわたる治療を受ける患者を支えるために，看護師には，治療計画の全体像を見通し，そのときどきに必要な看護を提供することが求められる。

▌薬剤およびその確実な投与管理における注意の確認

　非ホジキンリンパ腫の患者の代表的な薬物療法に，5剤併用療法であるR-CHOP療法がある（◐表6-5，125ページ，表5-20）。また，AMLの寛解導入療法の例としては，2剤併用によるIDR＋Ara-C 7＋3療法がある（◐表6-6，107ページ，表5-11）。

　これらの薬の確実な投与には，薬剤の使用量の確認，薬剤の調製，適切な器材❶の使用など，薬剤の特性をふまえた投与管理の遵守が重要である。

◻NOTE
❶フィルター，ルート，ポンプなどに留意する。

◐表6-5　R-CHOP療法に用いる薬剤のおもな副作用と投与の注意点

薬剤	投与日	副作用	投与の注意点
リツキシマブ	day 1	〈急性〉インフュージョンリアクション（サイトカイン放出症候群），腫瘍崩壊症候群	開始30分前に解熱鎮痛薬・抗ヒスタミン薬などの前投与が行われる。
シクロホスファミド	day 2	〈急性〉吐きけ・嘔吐〈遅発性〉吐きけ・嘔吐，骨髄抑制，心筋障害，出血性膀胱炎，間質性肺炎	溶解後3時間以内に投与を終了する必要がある。
ドキソルビシン塩酸塩	day 2	〈急性〉吐きけ・嘔吐，血管外漏出時の皮膚炎〈遅発性〉吐きけ・嘔吐，骨髄抑制，心筋障害[1]，脱毛	ビシカントドラッグ[2]に分類されるため，血管外漏出にとくに留意する。
ビンクリスチン硫酸塩	day 2	〈急性〉血管外漏出時の皮膚炎〈遅発性〉末梢神経障害，しびれ，便秘	
プレドニゾロン	days 2〜6	消化性潰瘍，不眠など	内服の指導が必要である。

1) 心筋障害の副作用を防止するため，ドキソルビシン塩酸塩は累積使用量が記録される。
2) 少量のもれでも水疱性皮膚壊死を生じ，難治性潰瘍を引きおこしやすい抗がん薬をいう（◐169ページ）。

○表6-6　IDR＋Ara-C 7＋3療法に用いる薬剤のおもな副作用と投与の注意点

薬剤	投与日	副作用	投与の注意点
イダルビシン塩酸塩（IDR）	days 1～3	〈急性〉腫瘍崩壊症候群，吐きけ・嘔吐，血管外漏出時の皮膚炎 〈遅発性〉骨髄抑制，心筋障害，吐きけ・嘔吐，脱毛，口内炎	ビシカントドラッグに分類されるため，血管外漏出にとくに留意する。
シタラビン（Ara-C）	days 1～7	〈急性〉腫瘍崩壊症候群 〈遅発性〉骨髄抑制，消化管障害，間質性肺炎	投与時間を厳守する。

▋有害事象および注意事項の確認

　がん薬物療法薬の有害事象は，薬の種類や投与量，投与スケジュールによって異なる。看護師は，症状の予防，症状出現時の準備，セルフケア指導を実施するために，有害事象の種類と発生の時期，症状の初期徴候，そして症状の程度などを理解する必要がある。使用される薬によって，投与開始時から24時間以内に注意を要する急性の有害事象と，その後に発生する遅発性の有害事象があり，併用療法の場合は使用されるすべての薬剤に起因する有害事象に注意する必要がある。

　たとえば，急性の有害事象には，R-CHOP療法では，インフュージョンリアクション，抗がん薬の血管外漏出時の皮膚炎，吐きけ・嘔吐，腫瘍崩壊症候群があり，それぞれに適切な看護が必要となる（○167ページ）。

　また，遅発性の有害事象である骨髄抑制に対しては，セルフケア指導などを通じて，長期にわたる治療を社会生活を営みながら完遂できるような支援が求められる。患者の役割期待を尊重し，脱毛などによるボディイメージの変容への援助も積極的に行うことが重要となる。

▋治療のスケジュールの確認

　がん薬物療法では，抗がん薬などの使用のあとに，体調を回復させる期間をとるレジメンが多い。治療期間全体のスケジュールと，薬剤の投与日を理解し，有害事象の出現しやすい時期を把握する必要がある。

　R-CHOP療法は，day 1にリツキシマブを，day 2に4剤を，その後day 6までプレドニゾロンを5日連用する日程を1コースとし，6～8コース実施する。リツキシマブ以外は比較的有害事象が軽いため，リツキシマブの投与のみ入院で実施し，ほかの4剤は外来で投与する場合や，すべてを外来にて実施する場合もある。

　IDR＋Ara-C 7＋3療法では，1コースの治療は1週間，そして骨髄抑制からの回復までに3～6週間を要する。繰り返しの治療となるため，最短でも半年間の期間が必要となるうえ，強い骨髄抑制のために，治療期間全体にわたる長期の入院が必要である。そのため看護師には，長期入院に対するケアなども求められる。

◆ 内服治療における看護

　かつて抗がん薬の投与は入院して点滴で行うことが多かったが，現在は内服薬が処方され，院外で患者が抗がん薬を使用することも多い。そのため，

抗がん薬の確実な服用や適切な保管，そして副作用のマネジメントには患者の主体的なかかわりが欠かせない。

医療者は，治療を効果的かつ安全なものとするために，治療開始時の患者教育とともに，治療中には適切に内服できているかや有害事象が発現していないかについて把握し，かかわる必要がある。そのためには，患者に内服の状況や有害事象について，療養日記へ記載することを促し，患者のセルフモニタリングを活用した支援を行うことが重要である。

ここでは慢性骨髄性白血病（CML）の患者に用いる薬を例として，注意すべき点を解説する。

▌内服するタイミング

内服のタイミングは，代謝・吸収といった薬物動態を考慮して効果が出るように設定されているため，指示された内服のタイミングをまもる必要がある。また，薬によっては次のような注意点がある。

[1]**イマチニブメシル酸塩**　有害事象である消化管刺激作用を最小限に抑えるため，食後に多めの水で服用する。

[2]**ニロチニブ塩酸塩水和物**　高脂肪食の食後に内服すると，空腹時に比べて吸収量が変動❶し，治療効果や副作用の発現に影響を与えるため，食事の1時間前から食後2時間までを避けて服用する。

□ NOTE
❶吸収量が増加し，薬物血中濃度時間曲線下面積（AUC）が約2倍に増加する。

▌食事やほかの薬との相互作用

食事やほかの薬との組み合わせによっては，代謝にかかわる酵素に影響を与えることで，薬剤の作用が増強または減弱する可能性がある。また，併用禁忌に指定されている組み合わせもあるため注意する。

イマチニブメシル酸塩およびニロチニブ塩酸塩水和物は，代謝酵素であるチトクローム P450（CYP）3A4 で代謝される。本酵素の活性に影響を及ぼす薬には，カルバマゼピンやデキサメタゾンなどがあり，これらと併用する場合には，注意が必要である。また，グレープフルーツやグレープフルーツジュースは CYP3A4 の阻害作用があり，代謝が遅延してしまうため，摂取を避けるように指導する必要がある。

2　がん薬物療法における有害事象の看護

◆ とくに注意を要する急性症状のマネジメント

とくに注意を要する急性症状には，インフュージョンリアクション，アレルギー反応・過敏反応，腫瘍崩壊症候群，抗がん薬の血管外漏出などがある。これらは重篤になりやすく，患者の苦痛が大きい。さらに，患者が最も緊張している治療開始直後に発症する可能性が高く，不安や恐怖を増大させることになりやすい。

したがって，治療によって異なる急性症状を理解し，予防・早期発見・早期対処を行うことが重要である。

▌インフュージョンリアクション

インフュージョンリアクションは，抗体薬による治療の際によくみられる

◯表6-7　アレルギー反応および輸注反応のグレード

グレード	1	2	3	4
インフュージョンリアクション	軽度で一過性の反応；点滴の中断を要さない；治療を要さない	治療又は点滴の中断が必要。ただし，症状に対する治療（例：抗ヒスタミン薬，NSAIDs，麻薬性薬剤，静脈内輸液）には速やかに反応する；≦24時間の予防的投与を要する。	遷延（例：症状に対する治療および/または短時間の点滴中止に対して速やかに反応しない）；一度改善しても再発する；続発症により入院を要する	生命を脅かす；緊急処置を要する
アレルギー反応	全身的治療を要さない	内服治療を要する	気管支痙攣；続発症により入院を要する；静脈内投与による治療を要する	生命を脅かす；緊急処置を要する

本表ではグレード5を省略。
（日本臨床腫瘍研究グループ，有害事象共通用語規準 v5.0 日本語訳 JCOG 版より引用，改変）

副作用で，細胞からのサイトカインの放出によって生じると考えられている（◯124ページ）。造血器腫瘍では，リツキシマブの使用時には，初回投与から注意を要する。おもな症状は，発熱・吐きけ・頭痛・頻脈・血圧低下・皮疹・呼吸促迫である。

● **症状の程度**　すみやかに対処しないと生命の危機をもたらす重篤な状態となる（◯表6-7）。

● **アセスメント，マネジメント**　早期に発見することで重症化を防ぐことができるため，ハイリスクな薬を用いる場合は，以下のような治療前からの準備が重要である。とくに，患者が自覚する初期症状❶を把握するための患者指導が重要である。

（1）治療前のバイタルサインをチェックする。

（2）発症しやすい時期にとくに注意して観察する。

（3）食事・薬・環境に対する患者のアレルギー歴を確認する。

（4）指示どおりに前投与❷を行う。

（5）救急用具や薬がすみやかに使用できるように整備する。

（6）分子標的薬の使用前に緊急時の指示❸を医師から受けておく。

（7）患者に，過敏反応やインフュージョンリアクションに伴う症状があらわれたらすぐに報告するように指導する。

（8）治療に伴う反応を記録する。

▌ **アレルギー反応・過敏反応**

　アレルギー反応・過敏反応❹は，多様な抗がん薬で生じる有害事象である。多くは免疫反応である抗原抗体反応が原因である。初回ではなく，数回使用したときに発症する場合もあるため，薬剤ごとのアレルギー反応の出現頻度に注意を要する。

● **症状の程度**　38℃未満の発熱，一過性の紅潮・皮疹程度のものから，気管支痙攣，血管性浮腫，血圧低下といった急激で致命的な経過をたどるものまである。

● **注意を要するおもな抗がん薬**　タキサン系薬（パクリタキセル，ドセタキセル），白金製剤（シスプラチン，カルボプラチン，オキサリプラチン）な

◻ NOTE

❶微熱や疲労感，食欲不振などの前駆症状が該当する。ほかにも発熱や低酸素症（酸素投与なしで$SpO_2 ≦$ 95%），軽度の血圧低下などがある。

❷前投与として一般的に用いられる薬には，ジフェンヒドラミンなどのH_1遮断薬，シメチジンなどのH_2遮断薬，モノクローナル抗体の場合はアセトアミノフェン，ほかにデキサメタゾンがある。

❸過敏反応やインフュージョンリアクションの対応に関する基準の作成が推奨されている。

❹ここではアレルギー反応は IgE を介した免疫応答のことをいい，過敏反応は非アレルギー性の反応も含む。

ど，主要ながんに頻用される薬に多く発現し，これらの使用時はとくに注意を要する。

●**アセスメント，マネジメント**　アレルギー反応や過敏反応へのアセスメントおよびマネジメントは，インフュージョンリアクションに準じる。

▌腫瘍崩壊症候群（腫瘍融解症候群）

　腫瘍崩壊症候群（**TLS**，腫瘍融解症候群）は，治療により腫瘍細胞が急速に崩壊し，代謝異常が生じる症候群であり，治療中および数日以内に発症する（●75ページ）。

●**症状の程度**　TLS は，高尿酸血症・高カリウム血症，腎不全などを引きおこす病態であり，緊急に処置が必要な病態である。

●**ハイリスクとなる因子**　治療効果が高いほど破壊されるがん細胞が多くなり，症状が強くなる傾向がある。そのため，がん薬物療法の効果の高い白血病などの造血器腫瘍ではハイリスクである。

●**アセスメント**　治療中に発症することもあるが，最も頻度が高いのは，治療後 12〜72 時間である。血液検査所見と臨床所見に基づいて診断されることから，看護師もこれらについて十分に注意して観察する必要がある（●表6-8）。臨床症状は，吐きけ・嘔吐，嗜眠，浮腫，体液過剰，うっ血性心不全，不整脈，痙攣，筋肉痙攣，テタニー，失神などで，急死する場合もある。

●**マネジメント**　TLS の予防には，水分負荷が行われたり，高尿酸血症の抑制のために尿酸産生阻害薬のアロプリノールが用いられたりする。TLS が改善しない場合，必要時には血液透析の導入も検討される。

▌抗がん薬の血管外漏出

　点滴静注の際に，カテーテルの先端の移動などによって，血管外の周辺組織に薬液が漏出することを**血管外漏出**という。抗がん薬の血管外漏出がおこると，漏出性血管炎が生じる。しかし，漏出の直後は，疼痛を伴わないことで見すごされることも多い。徐々に局所の腫脹・疼痛・発赤が生じ，放置すると潰瘍化してしまうこともあるため，早期の対応が重要となる。

●**表6-8　腫瘍崩壊症候群の臨床所見・検査所見**

TLS の臨床所見 （LTLS[1]）	下記の臨床検査値異常のうち 2 個以上が化学療法開始 3 日前から開始 7 日後までにみとめられる
	高尿酸血症：基準値上限をこえる 高カリウム血症：基準値上限をこえる 高リン血症：基準値上限をこえる
TLS の検査所見 （CTLS[2]）	LTLS に加えて下記のいずれかの臨床症状を伴う
	腎機能：血清クレアチニン≧1.5×基準値上限 不整脈，突然死 痙攣

1）LTLS：laboratory TLS
2）CTLS：clinical TLS

（Cario, M.S. et al.: Recommendations for the evaluation of risk and prophylaxis of tumor lysis syndrome (TLS) in adults and children with malignant diseases: an expert TLS panel consensus. *British Journal of haematology*, 149: 578–586, 2010）

○**表6-9　漏出性障害をおこしやすい抗がん薬**

分類	薬剤
ビシカントドラッグ	アクチノマイシンD，ドキソルビシン塩酸塩，ダウノルビシン塩酸塩，エピルビシン塩酸塩，イダルビシン塩酸塩，マイトマイシンC，パクリタキセル，ドセタキセル，ビンクリスチン硫酸塩，ビンデシン硫酸塩，ビンブラスチン硫酸塩，ビノレルビン酒石酸塩，ブスルファン，オキサリプラチン，ミトキサントロン塩酸塩
イリタントドラッグ	ブレオマイシン塩酸塩，カルボプラチン，シクロホスファミド，イリノテカン塩酸塩水和物，フルオロウラシル，イホスファミド，
ノンビシカントドラッグ	シタラビン，L-アスパラギナーゼ，インターフェロンα・β，メトトレキサート

詳細については原典も参照のこと。
（日本がん看護学会ほか編：がん薬物療法に伴う血管外漏出に関する合同ガイドライン2023年版第3版．2022をもとに作成）

● **漏出性皮膚炎を生じやすい薬剤**　少量のもれでも水疱を伴う皮膚壊死（水疱性皮膚壊死）を生じ，難治性潰瘍を引きおこしやすい抗がん薬をビシカントドラッグ vesicant drug とよび，多少もれても炎症や壊死を生じにくい抗がん薬をノンビシカントドラッグ non-vesicant drug とよぶ（○表6-9）。そして，この中間で局所における炎症を生じるが潰瘍形成にまではいたらない抗がん薬をイリタントドラッグ irritant drug という。とくにビシカントドラッグには注意を要する。

● **血管外漏出のハイリスク因子**　血管外漏出のハイリスク因子には，静脈の構造をはじめ，全身状態など多様なものがある[1]。

　①静脈の構造　細くてもろい静脈や，加齢により弾力性や血流量が低下した静脈，抗がん薬を反復投与している静脈，輸液などですでに使用中の静脈，同一静脈に対する穿刺のやり直し例がリスク因子である。

　②穿刺部位　関節運動の影響を受けやすい部位，静脈疾患や局所感染，血腫，創傷・瘢痕を伴う部位は避ける。また，24時間以内に注射した部位より遠位側では前回の穿刺部位で漏出しうること，使用した皮内反応部位より遠位側では皮内反応部位で漏出しうることに留意し，どうしても同一血管の使用が避けられない場合は近位側を穿刺するようにする。

　③全身状態　上大静脈症候群❶やリンパ浮腫，腋窩リンパ節郭清後などの四肢の循環障害を伴う患者，糖尿病や皮膚結合組織疾患の患者，末梢神経障害を伴う患者，栄養状態の不良な患者，静脈の確認がむずかしい肥満者がリスク因子となる。

　④その他　未使用の静脈が少ない，多剤併用化学療法あるいは頻回の化学療法を実施中の患者や，患者の経験が少ない化学療法の初回，意識障害をきたす薬剤の使用時，放射線治療を受けた部位の静脈❷への穿刺時，実施する医療者の穿刺技術が未熟な場合などがリスク因子となる。

● **アセスメント**　使用する抗がん薬および患者の状態をもとに，血管外漏出のリスクの高さをアセスメントする。

● **マネジメント**　静脈内注射の実施前に，次のような患者指導を実施する。

□ NOTE

❶上大静脈症候群
　肺がんや縦隔リンパ節に転移したがんなどの病変が大きくなり，上大静脈を狭窄・閉塞してしまうことでおこる循環障害である。
❷おもに過去に放射線治療を行った部位に炎症反応がおこることをリコール現象という。

　□1 **漏出予防**　投与ルートの取り扱いと，注射時の安静を指導する。たとえば，「トイレに行くなどのために歩く際や動く際には，点滴刺入部位と投与ルートを意識して動き，点滴刺入部位が動いたり引っぱられたりしないように注意してください」などと伝える。

　□2 **初期徴候の観察**　血管外漏出の初期徴候には，局所の痛み，発赤，腫脹などがあること，異常があらわれたときには医療者へのすみやかな報告が重要であることを患者に伝える。

　看護師は，注射部位の選択に留意し，確実な穿刺と固定を行い，血管外漏出を予防する。血管外漏出のリスクが高く，投与速度の厳密さよりも血管外漏出の予防が優先される状況では，輸液ポンプの圧力により血管外漏出のリスクが高くなるため，輸液ポンプは使用せず自然滴下で投与する[1]。また，早期発見のために，血管外漏出が疑われた場合には，カテーテル先端が血管内にあることを確認するために逆血❶の確認を行う[2]。

● **漏出時の処置**　ただちに抗がん薬の投与を中断し，医師に報告するなどの迅速な対応が必要である。副腎皮質ステロイド薬の塗布とともに，炎症の悪化を予防するために，漏出部の冷却を目的とした冷罨法が行われる[3]。

▌吐きけ・嘔吐

● **機序と症状**　がん薬物療法薬によって生じる吐きけ・嘔吐の機序には，① がん薬物療法薬が血液を介して第四脳室底の化学受容器引金帯 chemorecepter trigger zone（CTZ）に刺激を伝達し，そこから嘔吐中枢にいたる経路がある（▶図6-4）。ほかに ② がん薬物療法薬の刺激により消化管の腸クロム親和性細胞からセロトニンが放出され，消化管粘膜の神経末端に存在する5-HT$_3$受容体❷と結合することによって，迷走神経や交感神経求心路を経て嘔吐中枢にいたる経路があることがわかっている。

　さらに，③ がん薬物療法薬の刺激によりサブスタンスP❸の分泌が亢進し，それがCTZを刺激したり，嘔吐中枢のニューロキニン1（NK$_1$）受容体と結合したりする経路によって，嘔吐が誘発されることがわかってきた。

　そのほか，不安・恐怖の情動が大脳や前庭を介して嘔吐中枢を刺激するという心理的な要素が嘔吐を誘発することがあり，これを**予期的嘔吐**という。これは，一度嘔吐の恐怖を感じると，二度目に同じ治療を行う前にそれを思い出し嘔吐してしまう状態である。症状に個人差はあるが，がん薬物療法薬により吐きけ・嘔吐の出現頻度はわかっているため，患者の用いるがん薬物療法薬の症状出現の可能性を理解しておくことが重要である。症状は，がん薬物療法薬使用直後から出現し，数日後まで持続する。

● **アセスメント**　嘔吐にいたらない吐きけのみでも，患者にとっては苦痛であることを認識して，アセスメントを行う。

（1）使用するがん薬物療法薬の吐きけ・嘔吐のリスク（▶表6-10）

（2）吐きけ・嘔吐の有無・頻度・持続時間

NOTE

❶ **逆血**

　チューブ内に血液の逆流があることをいう。

NOTE

❷ **5-HT$_3$受容体**

　セロトニン 5-hydroxytriptamine（5-HT）の受容体の一種である。

❸ **サブスタンスP**

　神経系および消化管などに存在するペプチドの一種である。

1）日本がん看護学会ほか：がん薬物療法に伴う血管外漏出に関する合同ガイドライン 2023 年版第 3 版. pp. 66-70. 金原出版. 2022.
2）日本がん看護学会ほか：上掲書. 77-80. 金原出版. 2022.
3）日本がん看護学会ほか：上掲書. 85-89. 金原出版. 2022.

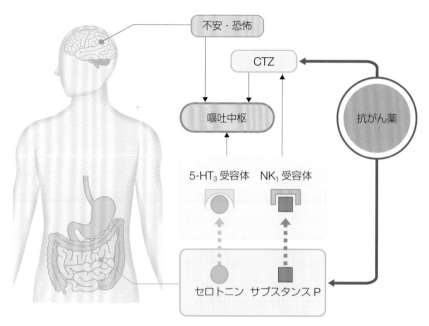

◉図6-4　がん薬物療法に伴っておこる嘔吐の代表的な機序

◉表6-10　吐きけ・嘔吐をおこしやすいおもな薬

分類	薬剤
危険度高い(high) >90%	シスプラチン，シクロホスファミド(≧1,500 mg/m²)，ダカルバジン，ドキソルビシン塩酸塩(≧60 mg/m²)，メルファラン(≧140 mg/m²)など
中程度(moderate) 30〜90%	カルボプラチン，シクロホスファミド(<1,500 mg/m²)，シタラビン(>1,000 mg/m²)，ドキソルビシン塩酸塩(<60 mg/m²)，エピルビシン塩酸塩，イダルビシン塩酸塩，イリノテカン塩酸塩水和物，オキサリプラチン，メルファラン(<140 mg/m²)など
軽度(low) 10〜30%	フルオロウラシル，ドセタキセル，エトポシド，ゲムシタビン塩酸塩，マイトマイシンC，ミトキサントロン塩酸塩，パクリタキセル，シタラビン(≦1,000 mg/m²)など
最小(minimal) <10%	ブレオマイシン塩酸塩，ビンブラスチン硫酸塩，ビンクリスチン硫酸塩，ビノレルビン酒石酸塩

(日本癌治療学会：制吐薬適正使用ガイドライン，2023年10月改訂第3版，2023より作成)

（3）吐きけ・嘔吐の症状に伴う患者の苦痛のレベル

（4）誘発要因

（5）食事の種類・量

（6）体重減少

（7）過去の治療時の症状とケア

（8）吐きけ・嘔吐に対する理解，セルフケア行動

● **看護援助**　吐きけ・嘔吐は，がん薬物療法を受ける患者にとって最もつらい症状であり，予防的な援助が重要である。

　 1 **制吐薬の使用**　効果的な制吐薬の使用が援助の柱となり，5-HT₃受容体拮抗薬やベンザミド系薬を中心とした薬を組み合わせて用いることになる。

吐きけ・嘔吐の危険度が高い薬を使う場合など，強い症状が予測される場合は，予防的に制吐薬を用いる。

2 患者指導　治療前に患者に吐きけ・嘔吐が出現する可能性やその時期，対処法などを指導しておくことが重要である。抗がん薬の使用後に患者が急に吐きけを生じた場合は，苦痛とともに医療者への不信感が生じ，治療の継続が困難となることがある。

3 食事指導　治療中はにおいに敏感になるため，食事はあっさりしたものをすすめる。また，一度に多くの量を摂取できないため，高タンパク質・高カロリーの食事を少量ずつ準備する。

4 不安の緩和　予期的嘔吐には不安・恐怖が影響するため，不安を緩和することが予防につながる。患者の不安な気持ちを受けとめ，家族とともに苦痛を緩和するための支援を積極的に行う。また，リラックスして治療を受けることができるような環境調整も重要である。

▍口内炎

● **機序・症状**　粘膜の細胞は7〜14日周期で再生しているが，がん薬物療法により細胞分裂や粘膜再生が障害❶されたり，免疫機能が低下して感染症が引きおこされたりすること❷に伴って口内炎が発症する。生じる症状は，発赤や軽度の疼痛から潰瘍の形成にいたるものまで幅広い。薬物療法時の口内炎は，主として舌や口唇・頬粘膜に発生し，痛みのために食事摂取が困難となったり，会話が困難になったりすることがあり，心理面・身体面に多くの苦痛が生じる。

　口内炎に対しては，セルフケアが最も大切であり，症状をできるだけ予防するための看護師の援助が重要である。

● **アセスメント**　口腔の観察は，舌圧子やペンライトなどを用いた客観的な観察とともに，味覚などの主観的な情報も重要である。好中球減少の時期にとくに注意して観察する。

(1) 口内炎の程度
(2) 口腔の状態：口唇，口角，歯肉，頬粘膜，口蓋，舌，咽頭・扁桃の状態
(3) 口内炎の状態：出血の有無，舌苔の有無，疼痛の程度など
(4) 食事摂取の状況：食事摂取量・食事内容・食事量の変化，味覚の変化，嚥下困難の有無
(5) 嗄声・疼痛の有無
(6) 口内炎に対する理解，セルフケア行動

● **看護援助**　口内炎を発症した患者への援助は次のとおりである。

1 口腔内の保清　口内炎対策の柱は，予防的に口腔内を清潔に保つことであり，歯みがき・含嗽を励行する。とくに口内炎を生じやすいがん薬物療法を使用しているときや，著しい好中球減少が予測される場合は，予防的なケアが必須である。歯科医師や歯科衛生士との連携も重要である。

2 口腔内の冷却　口腔内を冷却することによって口腔内血管を収縮させ，口腔粘膜に到達する抗がん薬の量を減少させることができる。

3 含嗽・軟膏による処置　口内炎の程度や状態に応じて含嗽剤や軟膏の

▭ NOTE
❶がん薬物療法薬の作用によって発生するフリーラジカルが原因の1つである。
❷好中球減少に伴う易感染状態では，口腔内の常在菌によっても感染が生じる。

○表6-11 口内炎発症時の含嗽・保湿方法

種類	目的	使用方法
生理食塩水	苦痛が少なく実施でき、粘膜の回復を促進する。	処方されるか、水道水と食塩で作製する。
グリセリン	口腔乾燥をやわらげる。	アズレンスルホン酸ナトリウム水和物・炭酸水素ナトリウム配合薬(ハチアズレ®)やリドカインと混合して炎症や痛みを軽減させる。
アズレンスルホン酸ナトリウム水和物・炭酸水素ナトリウムジメチルイソプロピルアズレン	炎症を抑え、痛みをやわらげる。粘膜の再生も促す。	アズレンスルホン酸ナトリウム水和物・炭酸水素ナトリウム配合薬には重曹が含まれるため、爽快感が得られる。
オキシドール	舌苔を除去する。	10倍希釈で用いる。
重曹・ハッカ水	口の中のねばつきをやわらげる。	市販のものを用いることも可能である。
口腔内保湿ジェル	乾燥をやわらげ保湿する。	睡眠前に口腔内に塗布すると夜間の乾燥対策になる。

使用を定期的に促す。含嗽剤や軟膏には、抗炎症作用、粘膜・患部の保護作用、消毒、感染予防作用、止血作用、鎮痛作用などをもつものがあり、患者の状態に合わせて選択される。含嗽方法と保湿方法にはさまざまなものがある(○表6-11)。

　④**食事指導**　口内炎の発症時は、空腹感があっても疼痛のために食べられないことが多い。粘膜を刺激しないように、かたくなく、温度や酸味・辛味などによる刺激のない、患者の嗜好に合った食事を工夫する。

▌脱毛

●**機序・症状**　細胞分裂の頻度が高い頭部の毛器官には抗がん薬の影響が生じやすい。脱毛のあらわれ方は抗がん薬によって異なり、毛母細胞の細胞分裂が抑制されると、成長期にある毛が脱毛する成長期脱毛が生じ、萎縮毛や栄養障害毛があらわれる。毛母細胞への影響が少ない抗がん薬の場合は、成長を終えた休止期毛が脱毛する休止期脱毛を生じる。

　成長期脱毛の場合、特徴的な症状は抗がん薬の使用後10～12日で成長期毛が急激に脱毛することである。なお、毛母細胞への影響は一時的であるために脱毛は可逆的であり、治療終了後3～6か月で発毛がおこる。ただし、その段階で生じる再生毛は産毛状となり、脱毛以前と髪質が異なる。

　脱毛は致命的な有害事象ではないが、脱毛が生ずると患者は一見して病人の様相に変化し、鏡を見るごとに自分ががんという重大な病気であることを認識させられることになる。したがって患者にとっては苦痛の度合いが大きく、抗がん薬による治療を拒否する理由の1つにもなっている。脱毛を予測していても実際の脱毛を経験することはつらいことであり、看護師には患者の気持ちを尊重したケアが求められる。

●**アセスメント**　使用する薬剤によって脱毛の程度と時期が予測されるが、患者の苦痛は強いため、心理状態を考慮してアセスメントを行う。
　(1)脱毛の範囲、外観
　(2)頭皮の状態、まつげ、眉毛など体毛全体の状態

（3）脱毛に対する患者の認識

● **看護援助**　あらかじめ，脱毛の出現の可能性・時期を伝える。脱毛の開始時には，再度発毛する時期，脱毛の効果的な予防法はないこと，脱毛時にはナイトキャップやウィッグを用いるなどの対策があることを説明する。

　頭髪が抜けることにより，脱毛をおこしている時期には頭皮が刺激に弱くなる。ナイトキャップは髪の飛散を防ぎ，頭部を保護する機能がある。寝返り程度では取れにくく，安眠の妨げにならないものを選択する。

2 腫瘍免疫療法を受ける患者の看護

　有効性が確認されている腫瘍免疫療法薬には，免疫チェックポイント阻害薬とキメラ抗原受容体遺伝子導入（CAR）-T 細胞療法の 2 つがある。免疫チェックポイント阻害薬は，がん細胞への免疫応答を抑制する機構を解除す

---

plus	抗がん薬の安全な取り扱い

　抗がん薬は毒薬・劇薬であり，患者への有害事象対策は当然であるが，医療者自身も曝露に注意する必要がある。

　調製・投与・廃棄など，抗がん薬を取り扱う薬剤師や看護師などが，気化した抗がん薬の吸入による曝露や，針刺しまたは漏出した抗がん薬への接触による経皮曝露をした場合などに，健康障害をきたすおそれがある。そのため，抗がん薬の取り扱いの最前線にいる看護師は，取り扱っている薬が毒薬・劇薬であるということを認識し，自身の曝露予防に積極的に取り組むことが重要である。

　抗がん薬の曝露に対し，厚生労働省は 2014（平成 26）年に医療機関などに通知を発出した（●表）。

　抗がん薬に曝露する経路は，皮膚・粘膜への付着，吸入，針刺し，経口である。曝露の場面は調製時や注射のルートセットとともに，内服薬の管理，患者の体液からの汚染の可能性もある。

（1）抗がん薬の調製時：クラスⅡ安全キャビネットおよび適切な個人防護具（ガウン，手袋，マスク，保護メガネなど）の着用が必要である[1]。作業は一般薬と分けて行う。調製器具は，閉鎖式接続器具などの薬剤がもれにくいタイプを使用し，薬剤をもらさないような手技に注意することなどが重要である。

（2）抗がん薬の投与管理時：静脈内注射の場合は，適切な個人防護具および閉鎖式接続器具などを用いる。そのうえで，バイアルから針を刺すもしくは抜くとき，プライミング時に，ルートの接続部から

らの薬液が漏出することのないように，適切な手技を行うことが重要である。

　手指をはじめとした皮膚に抗がん薬が付着した場合は，ただちに石けんと流水で十分に洗い流す。眼に入った場合は流水で洗い流し，必要に応じて眼科を受診する。薬液をこぼした場合は，必ず手袋を着用してペーパータオルなどでふきとる。汚染物は医療廃棄物処理ガイドラインに従って廃棄する。

●**表　曝露防止対策の留意事項**

1	調製時の吸入ばく露防止対策のために，安全キャビネットを設置
2	取扱い時のばく露防止のために，閉鎖式接続器具等（抗がん薬の漏出及び気化並びに針刺しの防止を目的とした器具）を活用
3	取扱い時におけるガウンテクニック（呼吸用保護具，保護衣，保護キャップ，保護メガネ，保護手袋等の着用）を徹底
4	取扱いに係る作業手順（調剤，投与，廃棄等におけるばく露防止対策を考慮した具体的な作業方法）を策定し，関係者へ周知徹底
5	取扱い時に吸入ばく露，針刺し，経皮ばく露した際の対処方法を策定し，関係者へ周知徹底

（厚生労働省労働基準局：発がん性等を有する化学物質を含有する抗がん剤等に対するばく露防止対策について，2014）

1）一般社団法人日本がん看護学会ほか：がん薬物療法における職業性曝露対策ガイドライン 2019 年版．金原出版，2019．

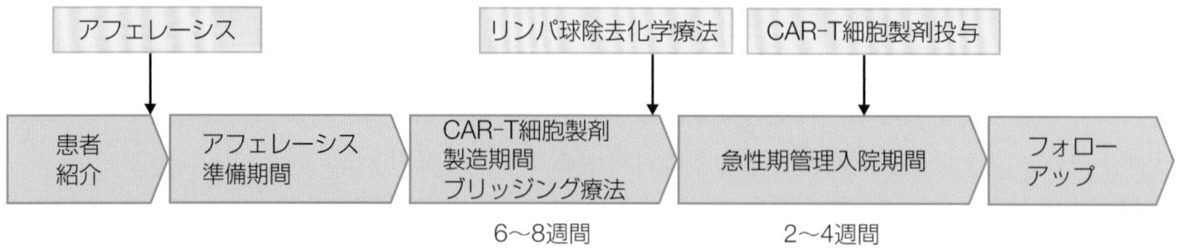

◎図6-5 CAR-T細胞療法の流れ

るもので，CAR-T細胞療法はがん細胞を攻撃して排除する機構を活性化する治療法である。

免疫チェックポイント阻害薬はホジキンリンパ腫などで適用となり，CAR-T細胞療法は再発難治性の悪性リンパ腫や急性リンパ芽球性白血病などに用いられるようになっている。

1 治療計画をふまえた患者へのかかわり

腫瘍免疫療法薬はがん薬物療法の一種であり，看護師は，治療の目的，治療薬，スケジュール，治療計画を理解することが重要となる（◎164ページ）。CAR-T細胞療法は，事前のT細胞の採取，ブリッジング療法❶，リンパ球除去化学療法❷，CAR-T細胞製剤の輸注という流れで行われる（◎図6-5）。

2 腫瘍免疫療法に伴う有害事象への看護

腫瘍免疫療法に伴う特徴的な有害事象としては，免疫関連有害事象，サイトカイン放出症候群，脳浮腫に伴う意識障害，中枢神経症状，血球減少，低γグロブリン血症がある。なお，CAR-T細胞療法は治療効果が高い反面，有害事象の頻度が高く，ときに重篤になることがあるため，細心の注意が必要である。

▌免疫関連有害事象
◉ **機序・症状・徴候** 通常，自己の分子や細胞への免疫応答は抑制されている。しかし，免疫チェックポイント阻害薬の作用により，その機構が阻害されると，正常細胞が攻撃されることがある。それによって生じる，免疫反応に関連した症状を総称して**免疫関連有害事象** immune-related adverse events

▭ NOTE
❶ T細胞の採取後からCAR-T細胞を注入するまでの期間にがんの進行を防ぐための治療をいう。
❷ CAR-T細胞の生着率を高めることも目的に，リンパ球を減少させるためにフルダラビンリン酸エステル＋シクロホスファミド水和物併用療法などの化学療法を行う。

---

column **CAR-T細胞療法を実施できる施設**

CAR-T細胞療法では，血液成分分離装置を用いて血液の成分を分取するアフェレーシスが必要である。そのため，移植に関する知識や技術をもった人員と，適切な管理体制が必要となる。CAR-T細胞療法を行える施設の基準はガイドライン[1]で示されており，基準を満たした施設でのみ実施されている。

1）独立行政法人医薬品医療機器総合機構：最適使用推進ガイドライン（再生医療等製品）．（https://www.pmda.go.jp/review-services/drug-reviews/review-information/ctp/0011.html）〈参照 2023-01-27〉

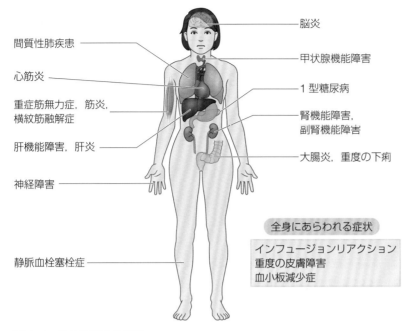

脳炎

間質性肺疾患

心筋炎

甲状腺機能障害

1型糖尿病

重症筋無力症，筋炎，
横紋筋融解症

腎機能障害，
副腎機能障害

肝機能障害，肝炎

大腸炎，重度の下痢

神経障害

静脈血栓塞栓症

全身にあらわれる症状

インフュージョンリアクション
重度の皮膚障害
血小板減少症

◎図6-6　免疫関連有害事象

（**irAE**）という。免疫関連有害事象の頻度は低いが，全身のどこに出るのか
の予測がむずかしいという特徴がある。

　早期に対処すれば軽度で回復することが多いが，発症時には重症になって
いる場合があり，対処が遅れると重篤化し，致死的になることもある。発熱，
咳嗽，下痢，倦怠感などの症状に加え，皮膚障害，間質性肺炎，大腸炎，甲
状腺機能障害，副腎皮質障害，劇症1型糖尿病，重症筋無力症などがおこり
うる（◎図6-6）。

● **アセスメント**　いかに早めに体調の変化に気づけるかが，早期発見にお
いて重要となる。なお，免疫関連有害事象では倦怠感を伴うことが多い。

（1）投与前の体調

（2）倦怠感の有無，程度，変化

（3）食事の摂取量

（4）発熱の有無，意識，全身の症状（動悸，活動性，ふらつき，眠け），呼吸
　　器症状，消化器症状（下痢や血便の有無），高血糖症状，皮膚症状

● **看護援助**　患者には，セルフモニタリングにより体調の変化に早く気づ
いてもらえるように支援する。どのような症状が出たら医療者に連絡するの
か，連絡先はどこかについての情報提供を行う。

█ サイトカイン放出症候群

　サイトカイン放出症候群 cytokine release syndrome（**CRS**）は，リンパ球など
が活性化され，炎症性サイトカインが放出されることで生じる有害事象であ
る。免疫応答が活性化されることにより，悪寒，吐きけ，倦怠感，頭痛，発
熱，頻脈，血圧上昇，筋肉痛などが発生する。重篤な場合は**サイトカインス
トーム**とよばれ，重度の低血圧，頻脈，呼吸困難などが誘発され，症状が急

●**表6-12 サイトカイン放出症候群のグレード**

グレード	1	2	3	4
サイトカイン放出症候群	全身症状の有無は問わない発熱	輸液に反応する低血圧；＜40％の酸素投与に反応する低酸素症	昇圧剤単剤で管理できる低血圧；≧40％の酸素投与を要する低酸素症	生命を脅かす；緊急処置を要する

本表ではグレード5を省略。
（日本臨床腫瘍研究グループ，有害事象共通用語規準 v5.0 日本語訳 JCOG 版より引用，改変）

激に進展し，死にいたることがある。

　サイトカイン放出症候群の症状は，投与の数時間後〜数日以内にあらわれることが多いが，約2週間以内であれば発症する可能性がある。

●**症状の程度**　すみやかに対処しないと生命の危機をもたらす重篤な状態となる（●表6-12）。看護師は，微熱や疲労，食欲不振等の前駆症状，発熱や低酸素症（酸素投与なしでSpO_2≦95％），軽度の血圧低下といった初期症状を見逃さないことが重要となる。さらに，不安定な循環動態，呼吸状態の悪化，急激な症状の悪化がみられることもある。

●**アセスメント，マネジメント**　具体的なアセスメントとマネジメントの内容については，インフュージョンリアクションに準じて行う（●167ページ）。症状が出た際に対応ができるように治療前からの準備が重要である。とくに，リツキシマブの投与や自家末梢血幹細胞移植などの前治療歴があるかを確認し，前治療においてインフュージョンリアクションの既往がある場合はハイリスクとなるため注意が必要である。

　また，早期に発見することで重症化を防ぐことができるため，患者が感じる初期症状を把握するための患者指導が重要である。患者には好発時期と，微熱や疲労，食欲不振などのおもな前駆症状について情報提供を行い，少しでも気になる症状があれば医師や看護師に教えるように伝える。

　症状が進行し不安定な循環動態，呼吸状態の悪化，急激な症状の悪化がみられた場合は，集中治療室（ICU）での管理が必要となる。

■**脳浮腫に伴う意識障害，中枢神経症状**

　サイトカイン放出症候群では脳浮腫を引きおこすことで，精神症状や脳・神経系の症状が出ることがあり，これは**免疫エフェクター細胞関連脳症** immune effector cell-associated encephalopathy（**ICE**）とよばれる。多くの場合，症状は投与後1週間程度の間におこり，1週間程度でおさまる。おもな症状としては，錯覚や幻覚，不安，めまい・浮遊感，痙攣，意識障害，見当識障害，麻痺などがある。

●**症状や徴候の程度，アセスメント**　看護師は認知機能の変化を，免疫エフェクター細胞関連脳症（ICE）スコアに基づき評価する（●表6-13）。変化がある場合は医師に報告し，あわせて意識レベルの変化，痙攣の有無，麻痺などの運動機能の変化の有無を確認し，日常生活への影響についてアセスメントを行う。

●**マネジメント**　ICE は，重篤化すると命にかかわることもあるため，早

◉表6-13　免疫エフェクター細胞関連脳症スコア

質問内容	スコア（総得点10点）
現在の暦年，暦月，現在地の都市名，病院名が言える	各1点で合計4点
物の名前を3つ言えるか	各1点で合計3点
簡単な指示に従えるか	1点
簡単な文章の作文ができるか	1点
100から10ずつの引き算ができるか	1点

期に発見して対処することが重要となる。そのため，なにか異変があった場合に連絡するように伝えるとともに，まわりの人に気づいてもらえるように情報提供をしておくことが必要である。転倒や運転時の事故，高所からの転落などによる受傷のリスクがあるため，投与後しばらくは，運転や建築現場での高所作業などの危険を伴う作業を控えるなど，生活への注意点について十分に情報提供をすることが大切となる。

▌血球減少・低γグロブリン血症

　CAR-T細胞療法では，治療後に血球成分が減少し，その状態が投与後4週間以内に回復しないことがある。また，B細胞無形成や低γグロブリン血症，または無γグロブリン血症があらわれることがある。そのため，長期にわたり，易感染状態が持続することがある。

　具体的なアセスメント，マネジメントについては，第6章B「主要症状を有する患者の看護」（◉153ページ）に準じて行う。

③　放射線療法を受ける患者の看護

　放射線療法は，照射部位の腫瘍細胞に細胞死をもたらすが，腫瘍細胞のみに選択的な効果があるのではなく，周囲の正常細胞への影響が避けられない。さらに，一般的に放射線と聞くと，被曝（ひばく）というネガティブな印象をもつ人が多い。患者の不安が緩和され，治療効果が最大となり，正常細胞への影響が最小になるような医療チームとしてのかかわりが必要である。

1 放射線療法の治療計画

　放射線療法はがんの局所的な治療である。通常1日2Gy[1]程度，連日（週5日）の照射を行う。その期間は定期的かつ確実に照射を受けることが必要となるため，生活を調整して治療に備えなければならない。

　以下に，造血器腫瘍に特徴的な治療計画を示す。

● **ホジキンリンパ腫への放射線療法**　ホジキンリンパ腫は，放射線の感受性が高く，病変が限局している場合は，がん薬物療法に加えて放射線照射を追加することがある。がん薬物療法と併用する場合は，化学療法後に，限局した部位の放射線治療[2]を行う。副作用でがん薬物療法を行えない場合は，系統的照射を行う（◉図6-7）照射は総線量30〜40Gyを1回2Gy，15〜20回

NOTE
[1] Gy（グレイ）は，吸収線量の単位である。

NOTE
[2] 病変部位の属するリンパ節領域を含める。

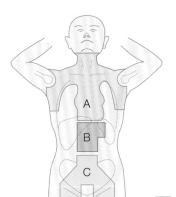

A ： マントル照射

B + C ： 逆Y字照射

A + B ： 亜全リンパ節照射

A + B + C ： 全リンパ節照射

●**図6-7　ホジキンリンパ腫の系統的照射野**
照射範囲は，病変の部位によって判断される。

が一般的である。

　副作用は照射部位によって異なり，おもなものは味覚障害，唾液分泌低下，放射線肺臓炎，消化管粘膜障害などである。

●**造血幹細胞移植前の全身照射**　骨髄破壊的前処置による造血幹細胞移植において，腫瘍細胞の死滅，ならびに患者のリンパ球の不活化による拒絶予防の目的で**全身照射** total body irradiation（**TBI**）が実施される。総線量 12 Gy を1回 2〜3 Gy，2〜3日と分割することで，間質性肺炎のリスクが低下する。

2　放射線療法に伴う副作用の看護

　放射線療法の副作用は，正常な細胞にも放射線の影響が及ぶことにより発現する。局所反応であることが多いが，全身的にも生じる。治療期間中から生じる急性反応と，急性反応が軽快して数か月の潜伏期を経てから出現する晩期反応がある。

　放射線の影響は，細胞や組織の放射線感受性が高いほど強く出現する。感受性が高い組織とは，一般に細胞分裂が盛んな骨髄・生殖器・消化管などである。

　看護師は，線量ごとに予測される副作用の発現の時期や症状などを理解し，予防的に介入するとともに，症状の早期発見に努め，副作用の出現時には悪化を防止するために積極的にかかわる。また，放射線という言葉にわるい印象をいだきがちな患者の不安を受けとめ，脱毛などのボディイメージの変容に対する看護を行い，致命的な副作用への不安・恐怖に対するはたらきかけを行うなど，看護の役割は大きい。

　ここでは放射線療法に伴って生じるおもな副作用について述べる。

▌放射線宿酔

●**機序・症状**　宿酔（しゅくすい）の原因は不明だが，放射線により細胞内でヒスタミン様物質が産生されるという説や，自律神経の異常が原因であるという考え方がある。照射数時間後から，全身倦怠感，食欲不振，吐きけ・嘔吐，発熱などの症状を呈するが，4〜5日後には消失することが多い。

●**アセスメント**　次についてアセスメントを行う。

（1）全身倦怠感，食欲不振，吐きけ・嘔吐，体重減少

（2）食事摂取量，水分出納

（3）発熱，頭痛

（4）放射線療法や病気に対する患者の認識・不安

● **看護援助**　放射線療法後は午睡❶などで十分な休養をとるとともに，散歩などで気分転換をはかることを促す。数日で症状が軽くなることを説明し，患者の訴えをよく聞く。食事摂取量が少ない場合は，少しでも経口摂取を促し，症状が強い場合には，制吐薬の使用も検討される。

▌皮膚炎

● **機序・症状**　外部放射線照射は皮膚を通して行われるため，皮膚に反応が生じやすい。皮膚は，基底細胞がつねに細胞分裂を繰り返しており，放射線感受性が高い。基底細胞が障害されると，細胞や角質層の減少ないし消失がおき，脱毛，軽い紅斑，色素沈着，落屑，局所の熱感が生じる。さらに，びらん，疼痛へと徐々に症状が進む。症状は照射野および照射の出口（胸部へ照射した場合は背部）にも生じるため，注意を要する。

● **アセスメント**　以下についてアセスメントを行う。

（1）照射部位，線量

（2）皮膚症状：変色，発赤，脱毛，色素沈着，水疱，表皮剝離，びらん，潰瘍

（3）瘙痒感，疼痛

（4）皮膚を刺激している衣類などの有無

（5）症状出現の時期：放射線照射の種類，エネルギー，照射門数，照射部位，照射面積，照射方法，総線量などにより異なるため，事前に情報を得る。

（6）皮膚炎に対する理解，セルフケア行動

● **看護援助**　放射線照射の初期は全身的にも局所的にも無症状であり，その後の症状も軽い瘙痒感程度から始まるために，患者は副作用について軽く考えがちである。一度副作用が生じると治療中は改善がむずかしく，皮膚の損傷が強い場合は疼痛による苦痛も強い。看護師は，放射線照射部位に皮膚炎が生じることをあらかじめ説明し，予防の必要性と初期症状の発見の重要性について説明し，協力を求める。衣類の調整なども含まれるため，家族も含めた指導が重要である。

（1）皮膚刺激を避ける：照射野の皮膚への物理的・化学的刺激を避けるため，衣類はやわらかく，締めつけないものを選ぶ。照射部位をこすらない，絆創膏・湿布・石けんなどを使用しない，ひげそりはかみそりを使わず，電気かみそりで軽く行うなどの注意が必要である。入浴は短時間で汗を流す程度とする。

（2）瘙痒感への援助：瘙痒感が強いときには抗ヒスタミン薬の経口投与が行われる。軟膏の使用は医師の指示による。

▌粘膜炎

● **機序・症状**　粘膜上皮細胞は細胞分裂が盛んで，放射線による障害を受けやすい。照射の方法・範囲・線量分割法によって程度は異なるが，粘膜上

皮が欠損すると粘膜下層が露出してびらん状態となり，強い疼痛による嚥下障害が生じる。

　また，唾液腺への照射では唾液分泌障害が生じる。唾液が粘稠（ねんちゅう）になり口腔の乾燥が生じるとともに，口腔内の自浄作用が低下して感染が生じやすくなる。回復までの期間は1〜2年と，長期にわたることが多い。舌の粘膜への照射では味覚障害があらわれることがあるが，比較的早期に回復する。

●**アセスメント**　以下についてアセスメントを行う。

（1）行われた照射方法，範囲，線量分割法

（2）粘膜の発赤，疼痛，びらん，舌苔

（3）口腔内乾燥

（4）味覚の変化

（5）歯の衛生状態

（6）食事摂取量，嚥下時痛，水分出納

（7）粘膜炎に対する理解と，セルフケア行動

●**看護援助**　弱くなっている粘膜への刺激を避けるとともに，保温と保清により二次感染を予防する。具体的には，粘膜へ刺激を与えないように，やわらかい歯ブラシを使用し，食事は刺激物や熱いものを避ける。

　嚥下時痛が強い場合は，粘膜保護薬や鎮痛薬を用いる。禁煙・禁酒などを指導するほか，唾液分泌量が低下していることから，頻回に含嗽を行うよう指導する。

 4 **造血幹細胞移植を受ける患者の看護**

　造血幹細胞移植（以下，移植）は，自己の造血幹細胞を用いた自家移植（自家造血幹細胞移植）と，血縁者もしくは非血縁者ドナーの造血幹細胞を用いた同種移植（同種造血幹細胞移植）に大別される（◉59ページ，表4-5）。同種移植は，大量の抗がん薬投与や全身放射線照射による全身状態への強い影響があるだけでなく，ドナーのリンパ球による免疫反応やさまざまな感染症・合

---

plus	**放射線防護**

　放射線を安全に取り扱うためには，防護法を理解することが重要である。以下に放射線防護における3原則を記載する。

（1）時間：被曝線量は被曝時間に比例するため，処置を段取りよくするなどにより，放射線を受ける時間を最小限にする。

（2）距離：放射線の被曝量は線源から距離をとることによって減少し，距離の2乗に反比例する。たとえばポータブルX線装置を使用する場合には，2m以上離れると周辺の被曝線量が高くならない。

（3）遮蔽（しゃへい）：遮蔽物を置くようにする。X線やγ線は鉛のような比重の高い物質が有効である。

　放射線は目に見えないために，被曝したとしても気づかない。そこで医療者は，つねに放射線物質の管理を適切に行い，防護に留意するとともに，定められた線量限度を遵守するために，被曝量を測定するガラスバッジにより月単位の被曝量を測定する。さらに放射線を取り扱う部門の医療者は，「放射性同位元素等による放射線障害の防止に関する法律」で義務づけられた血液検査などの定期健康診断を受ける必要がある。

併症のリスクも高いことから，長期的経過を視野に入れた，患者と家族の
QOL を考慮した看護が必要になる。

また，同種移植にはドナーの骨髄・末梢血・臍帯血が用いられるため，そ
れぞれの採取方法に応じたドナーの看護も必要になる。ドナーの協力なくし
ては同種移植は成立せず，ドナーのケアにおける倫理的配慮も重要である。

ここではおもに同種移植を受ける患者の問題，看護目標，看護活動につい
て，移植の準備段階から退院後のフォローアップまでの経過にそって述べる。

a 造血幹細胞移植の流れ

同種移植は，前処置，造血幹細胞の移植，移植後の管理という流れで行わ
れる（●64ページ）。その流れに応じて患者の症状，食事，活動範囲も変化す
る（●図6-8）。

同種移植では，患者の治療方法として移植が考慮されると，まずは HLA
の適合するドナーをさがす。非血縁ドナーの場合は，骨髄バンクや臍帯血バ
ンクを介したコーディネートの過程をたどる（●図6-9）。

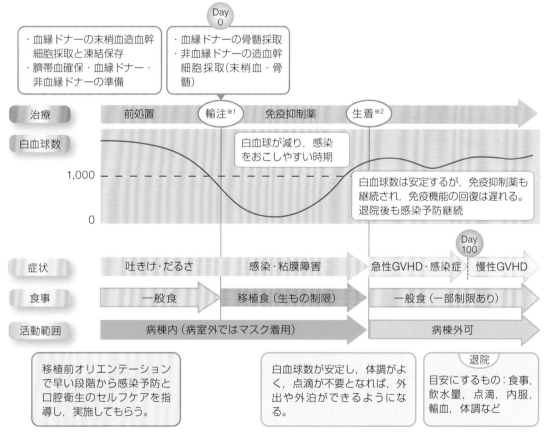

※1：輸注する造血幹細胞に抗がん薬の影響が及ばないように，前処置終了から1日程度空けて行われることが多い。
※2：白血球数が1,000/μL，好中球数が500/μL をこえた日が3日続いたら，その1日目を生着日とする。

●図6-8　同種移植の流れと患者の症状・食事・活動範囲

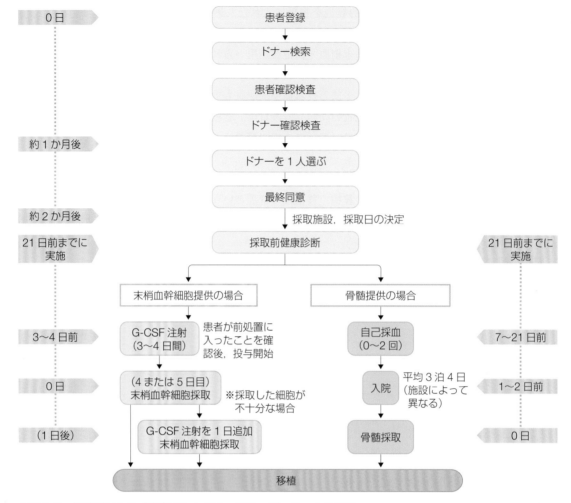

● **図6-9　骨髄バンクの「患者さんとドナーのコーディネートの流れ」**
コーディネートのどの段階においてもドナー側の理由によりコーディネートが終了する場合がある。
（日本骨髄バンク：コーディネートの流れ〔https://www.jmdp.or.jp/recipient/flow/cordinate.html〕〔参照 2023-10-31〕）

b 移植に向けての準備期間

1 患者の問題

▍病状と過去の治療の影響による身体機能の低下

　移植を受ける患者の多くは，長期にわたる薬物療法や放射線療法を行った経過をもち，その影響で，心機能・肝機能・腎機能などの低下や，遷延する脱毛・末梢神経障害・皮膚障害などの副作用症状をかかえていることもある。ほとんどの患者は，移植前に病勢コントロールのための治療を行い，寛解状態が確認されているが，病勢がコントロールされないまま移植を受ける患者もいる。患者の病状，臓器機能，パフォーマンスステータス❶，ADL の自立度などは，期待される治療効果や移植をのり切ることができるかの重要な判断基準になる。

▭ NOTE
❶パフォーマンスステータス

　全身状態の尺度であり，身のまわりのことをどのくらいできるかであらわす。ECOG（Eastern Cooperative Oncology Group），カルノフスキー・パフォーマンスステータス Karnofsky performance status（KPS），WHO などの基準がある。

　また，前処置の抗がん薬投与や放射線照射によって，移植後に性腺機能障害が生じることがある。妊孕性❶を温存するためには，治療開始前の対応が必要となるため，病状や妊孕性への影響と対処法についての説明を行い，患者・家族の希望を確認し，対応する。

▌治療に対する期待と不安

　治療の早い段階から，将来的に移植を行うことを考えている患者や家族は多い。移植は根治を目ざす患者・家族にとって，治療や療養生活からの解放に向けた希望となっている。しかし，治療効果や全身状態，ドナーなどの条件が整わなければ移植適応にはいたらない。そのため，移植を心待ちにしながら，移植への過剰な期待が生まれてしまうこともある。

　一方，多くの場合では，移植は患者・家族がはじめて経験する治療法であるため，経過，治療効果，移植後の回復などに対する不安もかかえることになる。通常の移植では，大量の抗がん薬や全身放射線照射による前処置を行う。そのため，移植が行われなかった場合は死にいたる。そのことへの恐怖心をもつ患者や家族も少なくない。一部の造血器疾患では，診断後間もなく移植が行われる場合もあり，薬物療法や放射線療法をあまり経験せずに移植を行うことに，大きな不安をもつ患者も多い。

　また，ドナーに対する期待や気がね，血縁ドナーとの家族関係から生じる葛藤など，患者の心境は複雑である。

2　看護目標

（1）移植中に予測される合併症や臓器障害，副作用に関する不安が軽減される。
（2）移植について理解したうえで治療の選択ができ，闘病意欲を維持することができる。

3　看護活動

▌患者の全身状態，過去の治療経過の把握と症状コントロール

　現在の患者の病状や身体，臓器の機能の状態を把握する。病状による身体症状や遷延している副作用症状がある場合は，積極的に症状緩和を行い，移植前の身体状態の安定化をはかる。過去の治療経過における副作用症状や合併症への対処法は，移植中に同様の症状が出現した場合の対策として有効な場合も多い。医師や薬剤師と情報共有をし，予測される副作用・合併症対策を計画する。晩期にあらわれる二次がんや性腺機能障害，不妊の可能性についても情報提供をする。患者の希望に応じて，実施可能であれば移植前に精子保存や卵子保存，放射線照射を併用する場合は卵巣遮蔽準備などの妊孕性温存を行う場合もある。

▌意思決定の支援

　移植が選択肢になったとき，患者と家族，そしてドナーにはさまざまな思いが生じ，そのなかでの意思決定が求められる。病状によっては十分な時間を設けられない場合もあるが，可能な限り情報提供をなされ，考え，話し合

▢ NOTE
❶妊孕性
　妊娠するための機能のことをさす。

●表6-14　移植前のオリエンテーション内容の例

項目		内容
移植について知る	造血幹細胞移植について	目的，方法，経過
	前処置について	目的，方法，レジメンと使用される抗がん薬・放射線照射の特徴と副作用対策，前処置の日程
	造血幹細胞の輸注について	方法，当日の流れ，予想される急性反応・症状と対処方法
	移植後の免疫反応について	生着時の免疫反応，急性 GVHD，慢性 GVHD，GVT 効果，免疫抑制薬
	治療上必要な知識などについて	中心静脈カテーテル挿入，術前検査，輸血の必要性，血液型の変化
移植のために必要なセルフケアを知る	感染予防	身体の外からの感染の予防，身体の中からの感染の予防
	口腔ケア	口腔内環境とそのはたらき，口内炎発症のメカニズム，口内炎予防策
	食事の制限	食事制限の必要性，制限開始時期，制限の内容，制限解除の基準
	リハビリテーション	適度な運動を継続することの意義，具体的な方法，実施時の注意事項
	その他	睡眠・心のケア，医療費，退院後のサポート体制，緊急連絡先

う時間を確保することが重要である。十分に考えて自己決定したという自信がもてるよう，看護師は情報提供や考えの整理に付き合うことや，患者・家族と医療者の間の調整などを通して支援する。

▌移植に対する理解を促し，闘病意欲を支える援助

　移植が決定したら，早い段階から移植に関するオリエンテーションを計画することが望ましい（●表6-14）。移植前のオリエンテーションでは，移植全般の情報提供とセルフケア教育，移植に必要な情報収集を行い，患者は必要に応じて移植病棟の見学を行う。患者・家族にとっては，移植の具体的な流れを確認し，予測される副作用や対処方法を知ることで不安が軽減される機会になる。また，感染予防などのセルフケア行動を身につけるきっかけを得て，移植に向けて意欲を高める機会にもなる。一方，看護師を含めた医療者にとっては，入院期間が短縮されるなかで，早期から患者に関する情報収集を行い，効果的な対応策を検討することにつながる。

　精神面の支援では，精神科医師・リエゾンナース❶・公認心理師などの専門スタッフとの連携も重要である。移植開始前から精神症状に対するスクリーニングを行い，必要時に専門スタッフの介入を依頼できる体制が整っていることが望ましい。

🗏NOTE

❶リエゾンナース
　精神保健看護の専門的なケアを提供する看護師である。

C 前処置開始から幹細胞輸注（移植）前まで

1 患者の問題

▌移植病室内での生活の開始

　前処置に伴い，感染しやすい状態が長期にわたるため，感染予防が必要に

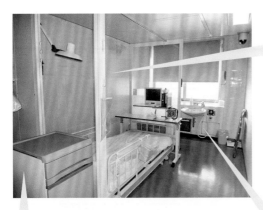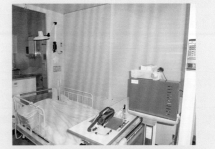

HEPA フィルターが設置され，空気の流れも一定方向に調整されている。

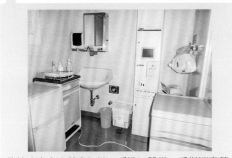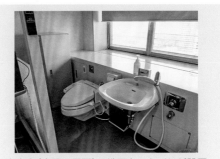

移植病室内の前室には，手洗い設備，手指消毒薬，マスク・手袋・テープ・アルコール綿，駆血帯などが設置されている

室内奥（空調の風下）に洗面台・トイレが設置されている。

◉**図 6-10　移植病室と移植病室の前室（国立研究開発法人国立がん研究センター中央病院 12B 病棟）**

なる。抗菌薬・抗真菌薬・抗ウイルス薬の予防的な内服，食事内容の制限，日常的な衛生行動の徹底に加え，移植病室での生活が始まる。移植病室は，感染しやすい状態にある移植患者が安全に過ごすための病室で，HEPA フィルター❶を通した空気が一定方向に流れる空調設備が装備されている（◉図 6-10）。前処置が開始されるころには移植病室への入室をすませ，生着後に状態が安定するまで，この特殊な環境下での生活が続く。

▌前処置による副作用・合併症

　同種移植で行われる前処置には，骨髄破壊的前処置と骨髄非破壊的前処置がある。多くの場合，大量抗がん薬投与や全身放射線照射が行われるため，副作用の出現頻度は高く，程度も重度で，心身への影響は大きい。前処置や移植経過中の薬剤投与，輸血などのために，静脈投与ライン（中心静脈カテーテル）の留置が必要である。一方，それが感染源になりやすいという問題もある。

▌免疫抑制薬の投与

　免疫抑制薬は，移植片対宿主病（GVHD，◉65 ページ）の予防のため，造血幹細胞輸注の前日から投与が開始される（◉表 6-15）。投与方法は施設の方針や患者の状況に応じて異なるが，投与開始時は静脈内投与となる。投与開始後数日は，免疫抑制薬の血中濃度が高くなりやすく，副作用の出現頻度も高い。血中濃度を観察しながら徐々に減量して経口投与に切りかえ，治療を要

🗐NOTE

❶ HEPA フィルター
　HEPA（high efficiency particulate air）フィルターとは空気を濾過する高性能フィルターで，粒径が 0.3 μm の粒子に対して 99.97％ 以上の捕集率をもつ。移植病室では病室外からの空気を濾過し，清浄度を維持するために用いられる。

◦表 6-15　免疫抑制薬とおもな副作用

免疫抑制薬	おもな副作用
シクロスポリン	腎機能障害，肝機能障害，高血圧，脳症，血管障害，頭痛，吐きけ，食欲不振，手指のふるえ，ほてり，多毛など
タクロリムス水和物	腎機能障害，肝機能障害，高血圧，糖尿病，心筋肥大，脳症，血管障害，頭痛，吐きけ，食欲不振，手指のふるえ，ほてりなど
メトトレキサート	口内炎・咽頭炎，粘膜障害，皮膚障害，吐きけ・嘔吐，白血球減少，肝機能障害など
ミコフェノール酸モフェチル	白血球減少，好中球減少，貧血，出血，腎機能低下，下痢，吐きけ，食欲不振など
副腎皮質ステロイド薬	高血糖，満月様顔貌，食欲亢進，骨粗鬆症，免疫機能低下など

する GVHD がなければ，通常は移植後半年程度で漸減して中止となる。

2　看護目標

（1）移植病室での生活に慣れ，必要なセルフケアを継続できる。
（2）前処置が安全に確実に実施され，安心できる。
（3）前処置による副作用・合併症の苦痛が軽減する。
（4）免疫抑制薬の役割・必要性を理解し，適切な投与が維持される。

3　看護活動

▌移植病室内の生活についてのオリエンテーション

　移植病室には，すべての生活行動が室内ですませられるよう，トイレや洗面台，シャワーなどの設備があり，同じ病室内で食事もとる。室内での過ごし方や家族の面会方法，予測されるできごとと移植の経過に応じた対応について説明する。患者・家族の理解度に合わせて，説明のタイミングと内容を考慮し，繰り返し話す機会を設ける。

▌感染予防策

　前処置開始前からの手洗い・うがいなどの感染予防行動は，口内炎などの症状の重篤化を防ぐためにも重要であることを説明する。免疫機能低下に伴う感染症の発症予防のための薬剤の内服や，腸管からの感染を予防するための食事制限[1]が開始される。患者の身体症状の苦痛の程度を見きわめ，可能な範囲でセルフケアを維持できるようにかかわる。

▌前処置のアセスメント

　抗がん薬投与や放射線照射の管理上の注意点を確認する。急性症状や副作用をアセスメントし，その予防策と症状出現時の対処方法を計画することが必要である。また，患者の前治療歴，現在の全身状態と臓器機能，合併症の有無などについてもアセスメントし，注意すべき変化を確認しておく。

▌前処置の管理

　抗がん薬投与においては，それぞれの薬剤の特性に基づいて，保管方法や保存方法，配合変化，溶解後の薬剤の安定が保たれる時間，輸液ラインの選択，投与速度・時間・順序などに留意する。投与の際には，抗がん薬の曝露

□NOTE
[1] 洗浄・加熱処理された清潔な食事・飲み物に制限される。

予防策を講じる。多くの場合は中心静脈カテーテルを用いた静脈内投与が行われるため，スタンダードプリコーションに基づき，閉鎖式回路を使用してラインや接続部分を清潔に取り扱い，感染対策を行う。

放射線照射においては，放射線治療部門のスタッフとの連携のもと，時間調整や照射前の身体の準備，安全な移動の援助，終了後の症状マネジメントを行う。決められた治療時間中は動けないことを伝え，治療前に排泄をすませるよう声かけをしたり，治療中には気分転換ができるような音楽を流したりするなど，リラックスできるような配慮を行う。

前処置の副作用対策

使用する薬剤により副作用の症状は異なるが，急性期に多く出現するのは吐きけ・嘔吐である。ガイドラインに基づいた制吐薬の使用に加え，過去の治療で吐きけ・嘔吐の経験はないか，そのときはどのような対処方法が有効であったかなどの情報を得て，十分な予防策をとる。患者の嗜好に応じた食事内容の調整も，栄養士と連携して対応する。薬剤によっては，過敏反応・発熱・中枢神経症状・心筋障害などが出現することがあるため，予防薬の投与や症状の観察を行う。

全身放射線照射では，照射直後は，頭蓋内圧亢進症状，皮膚の炎症症状，吐きけ，倦怠感などの有無を観察し，症状緩和に努める。口内炎などの粘膜障害や発熱性好中球減少症は，投与終了から遅れて出現する。

免疫抑制薬の投与についてのオリエンテーション

免疫抑制薬の投与開始前には，患者に使用薬剤，投与の目的，投与経路・方法，投与量，投与時間，予測される副作用症状と対処方法について説明する。免疫抑制薬投与中は，血中濃度を上昇させる薬剤や食物❶の摂取を避ける。また，血中濃度をモニタリングしながら投与量を調節するため，血液検査が繰り返し行われることの了承を得る。

経口投与の場合，効果的な血中濃度を維持するために，1回内服量と内服時間をまもることが重要になる。退院後は，減量しながら内服を継続することになるため，確実に内服を自己管理できるような方法を患者・家族と一緒に検討する。

> **NOTE**
> ❶グレープフルーツが代謝酵素を阻害することから，注意して指導する。

d 造血幹細胞の輸注(移植)から生着まで

1 患者の問題

造血幹細胞の輸注(移植)による副作用症状

造血幹細胞は，輸血と同じように静脈投与ラインから注入される。輸注される細胞液は濃度が高く，浸透圧も高いため，輸注量によっては循環動態や呼吸機能に影響を及ぼす場合がある。血縁ドナーや自己の末梢血造血幹細胞を用いる場合は，造血幹細胞の凍結保存の際に使用した保存液に対するアレルギー反応が出現することもある。

感染症

輸注後から生着までは，強い骨髄抑制状態が続く。生着後も生体防御機能

は脆弱で，免疫抑制薬の投与も継続されるため，経過によってさまざまな
感染症のリスクがある（●66ページ）。

█ 前処置後の副作用症状

骨髄破壊的前処置による同種移植の場合，大量療法でなくても生じる口内
炎や咽頭炎などの副作用は，程度の違いはあるものの，より高頻度に，強く
発症する。骨髄非破壊的前処置による同種移植の場合でも，GVHD予防と
して免疫抑制薬のメトトレキサートを併用した場合，高頻度に粘膜障害が出
現する。これらにより，口内炎や上部消化管の粘膜障害による胃部不快感が
生じ，味覚障害や食欲不振をきたす。粘膜障害が鼻粘膜に生じると，嗅覚異
常に由来する味覚異常をきたすこともある。

抗がん薬や放射線照射の影響と，メトトレキサートの影響が重なり，皮膚
障害（脱毛）や皮膚の色素沈着，爪の変形・変色などが生じることがある。大
量抗がん薬投与や全身放射線照射により，ほぼ全脱毛に近い程度の脱毛が生
じる。移植後半年から1年程度❶で頭髪や眉毛・まつげなどが整う。

█ さまざまな身体症状の苦痛や生活の制限によるストレス

輸注は患者・家族にとって大変重要な局面となり，1つの到達点に達した
満足感も得られるものとなる。しかし，その後に生じる副作用や合併症のた
め，生着後の回復までは最も心身の苦痛の強い期間となる。生活動作の不自
由や，口内炎で思うようにコミュニケーションがとれなくなることは，いら
だちや焦燥感につながり，ここに疼痛や発熱などの身体症状が重なると，セ
ルフケアを継続する意欲も維持できなくなる。また，生着が遅延したり，生
着不全の状態になったりすると，心身の苦痛は長期化・深刻化する。

NOTE

❶ただし，前処置でブスル
ファンを使用した患者では
発毛が遅れる傾向にある。

2 看護目標

（1）造血幹細胞の輸注が安全に行われ，輸注に伴う苦痛が軽減される。

（2）移植後に生じやすい感染症とその重症化を予防できる。

（3）前処置による副作用・合併症による症状の苦痛が軽減される。

（4）身体症状や生活の制限に伴うストレスに対処し，セルフケアを維持でき
る。

3 看護活動

█ 造血幹細胞の輸注

造血幹細胞の輸注の際には次のポイントに留意する。

1 輸注の準備　患者とドナーの血液型が異なる場合は，赤血球除去の処
理を行う。骨髄幹細胞は凍結保存による安全性が十分に確認されておらず，
採取後すぐに運搬・処理し，採取から24時間以内に輸注できるようにする。
輸注に用いる静脈投与ラインはなるべく太いものとし，ルートは輸血用のも
のを用いる。ドナーから採取された骨髄液もしくは末梢血造血幹細胞の到着
時間を確認し，患者と1日の予定の調整を行う。輸注の方法と所要時間，輸
注に伴う急性反応症状と対処などについて伝える。

2 輸注時の観察とケア　輸注に用いるラインと輸注ルートが確実に接続

されていることを確認する。開始時はゆっくりとした輸注速度で行い，徐々に投与速度を輸血時程度に上げ，500 mL/60 分を限度とする。輸注している間は，アレルギーや肺塞栓，心不全に伴う患者の自覚症状(吐きけ，咽頭不快感，胸部不快感，呼吸困難感など)の有無，バイタルサイン，心電図モニター，酸素飽和度などを観察し，症状に合わせた対応を行う。赤血球除去の処理をしていない骨髄の場合，輸注量が 1,000 mL 近くに及ぶ場合もあり，輸注には 3〜4 時間を要する。患者のそばに付き添ったり，声をかけたりして不安の緩和に努めることも必要である。末梢血造血幹細胞の輸注の場合は，赤血球除去の処理をされていない骨髄ほどの輸注量にはならないので，1 時間程度で終了することが多い。

③**輸注終了後の観察とケア**　輸注終了時は，患者も家族も緊張感がやわらぐと同時に疲労感もあるため，十分休息するよう伝える。状態が落ち着いていれば，心電図モニター類は除去し，通常の輸液を再開する。

輸注後の第 1 尿の検査に協力してもらい，輸注に伴う溶血の有無を確認する。一時的に循環血液量が増加し，心負荷が大きくなるため，尿量や浮腫の有無，胸部症状を確認し，異常時は医師に報告し，対応する。

▌ 生着までの感染予防と合併症対策

輸注後，生着までの期間には感染予防と合併症対策が必要となる。

①**感染予防**　生着までの骨髄抑制期に生じる感染症は，細菌感染によるものが多い。静脈留置カテーテルを介した血流感染が生じることのないよう，スタンダードプリコーションを遵守した静脈ルート管理を行う。また，細菌や真菌の侵入門戸となりうる身体部位の観察とケアを継続する。

医療者や面会者，患者どうしの接触による感染にも留意し，感染の可能性がある場合は，移植病棟への入室を制限する。移植病室内では，環境整備に留意し，日常的に清掃を行い，ほこりを蓄積させないようにする。

②**副作用・合併症対策**　粘膜障害，皮膚障害・脱毛への対策を行う。

①**粘膜障害に対する口腔ケアと疼痛コントロール**　基本的には，水道水による含嗽と歯みがきを行う。含嗽は，1 日 7〜8 回程度，起床時と食前・食後と就寝前などを目安に，夜間覚醒時も加えて頻回に行う。歯みがきは，食事をしていなくても 1 日 1 回は行う。出血傾向や口内炎による痛みの程度に応じて，苦痛の少ないブラッシング方法に変更する。口内炎発症時には含嗽方法や対応策を指導する(●174 ページ，表6-11)。

口内炎は口腔ケアにより重症化を防ぐことができるが，咽頭・食道などの粘膜障害の予防や軽減をはかることはむずかしい。疼痛コントロールは，数値的評価スケールやフェイススケールを活用しながらアセスメントを行い，適切な薬物療法につなげる。麻薬による疼痛コントロールには効果はあるが，至適投与量に達するまでに痛みがさらに増強することがあるため，早期に薬物療法を開始する。疼痛緩和をはかりながら口腔ケアを継続できるように方法を工夫する。

味覚障害・食欲不振を生じている場合，生着までの苦痛の強い期間は無理に食事摂取や飲水をすすめる必要はない。一時的に補液で対応し，苦痛や負

担をやわらげることも必要である。

②**皮膚障害・脱毛**　皮膚の清潔と保湿に努めたケアの継続が症状の出現や悪化を防止するので，患者と家族の理解と協力を得る。頭髪や眉毛・まつげがはえそろうまでの外見の変化に対処する方法を一緒に考えることも必要である。

▎生着までの心理的支援

大量抗がん薬投与や全身放射線照射に伴う副作用のアセスメントと症状マネジメントは，患者の心理的苦痛に大きく影響する。また，合併症・感染症対策，口内炎，消化器症状への対応などを患者自身がよく理解していることは，目標を明確にしてセルフケア継続の意欲を維持するためにも大切である。

前処置から生着までは活動範囲や面会などが制限され，孤独感が強くなる。生着不全に対する不安や，回復が遷延することへのあせり，回復できない自分に罪悪感を生じることもある。希望を失わないように目安を示すこと，がんばっていることを認めること，ひとりではないと伝えることは，孤独感や不安感をやわらげるかかわりとして重要である。

e 生着から退院まで

1 患者の問題

▎移植後の免疫反応

移植後の免疫反応により，次のような問題が生じる。

1 生着前免疫反応・生着症候群　生着前や生着時期に，C反応性タンパク質（CRP）の上昇や明らかな感染徴候を伴わない発熱，体液貯留，皮疹などが出現することがある。このうち，生着よりも前の早い時期に発症したものを生着前免疫反応とよび，移植後およそ2〜3週間目ころの生着時期に発症したものを生着症候群とよぶ。病態の詳細は明らかになっていないが，炎症反応に関連したサイトカイン放出が関与した，ドナーの免疫によるなんらかの反応と考えられている。

2 移植片対宿主病　移植片対宿主病（GVHD）は，生着後に生じるドナーのリンパ球による免疫反応であり，急性GVHDと慢性GVHDに類型される（◯65ページ）。移植後早期に発症しやすい急性GVHDの代表的な症状は，皮膚の発赤疹や，水様または血性の下痢，肝機能障害である。治療には免疫抑制薬や副腎皮質ステロイド薬が用いられ，感染症発症のリスクが高くなるため，症状が重症化すると入院期間が長期化する。

▎免疫機能低下による感染症

ドナーの細胞が生着し，造血機能が回復傾向を示したあとも，その機能は完全ではない。また，GVHD予防のために免疫抑制薬投与が継続され，患者の免疫機能は低下しているため，感染症をおこすリスクが高い状態が続く。とくにリンパ球数およびその機能の回復が遅延する傾向にあり，ウイルス感染症には注意が必要である。

身体機能低下・回復遅延と退院後の生活への不安

　生着後は徐々に感染症や粘膜障害などが軽快し，体力が回復してくるが，長期臥床による筋力低下などのため，易疲労感や持久力の低下は持続する。また，GVHD などの免疫反応に対して副腎皮質ステロイド薬が長期に投与されると，筋力低下や筋萎縮の副作用が生じるため，身体運動機能の回復に時間を要し，意欲の低下もまねきやすい。

　そのほかにも，味覚障害や胃腸粘膜障害による食欲不振，気力の低下や退院に向けた準備に対するプレッシャーなどをかかえながら，退院後の生活に目標をもってリハビリテーションに取り組むことになる。

2 看護目標

(1) 移植後の免疫反応や感染症による症状を早期に発見し，適切に対応することで，苦痛症状を軽減する。
(2) 移植後の体力低下や身体機能の回復を目ざしたリハビリテーションを行い，退院後の生活の準備ができる。
(3) 退院後の生活に関する不安や疑問を整理し，対処するための知識を得て，必要なセルフケア技術を獲得する。
(4) 免疫反応や合併症などにより，長期入院となった場合の闘病意欲が維持できる。

3 看護活動

生着前免疫反応・生着症候群・GVHD・感染症などの移植後合併症の観察と対応

　生着前免疫反応・生着症候群の症状は一過性で回復するが，骨髄抑制期の感染症などで体力を消耗していると苦痛が強く感じられることがある。患者の訴えや身体の変化をとらえた慎重な対応が必要である。おこりうる感染症やそれに伴う症状を予測し，早期発見と適切な対応により，症状の重症化を予防する。

　急性 GVHD は，皮膚と消化管に出現しやすいことから，皮膚の状態や消化器症状の定期的な観察を行い，皮膚症状や下痢に対するケアを行う（◉表6-16）。症状が進行・悪化すると，組織の破綻による二次感染をきたしやすくなる。GVHD と感染症が重なると，処置や症状緩和が困難になるため，早期発見・早期対応が重要である。

心身の機能回復のためのリハビリテーション

　生着までは，臥床生活が長くなることが多いため，筋力低下や活力・体力の低下の改善のためのリハビリテーションが必要になる。生着までの期間に筋力維持の運動を行っていると，退院前の体力回復がスムーズとなるため，移植前から計画的に運動メニューを実施していくことが大切である。

　移植後の回復に，時間と労力が必要になることを実感するのもこの時期である。予想以上の体力低下に落胆したり，回復の遅延に焦燥感を感じたりする患者の心理状態にも配慮する。日常生活全体のリハビリテーションでは，

◉表 6-16 皮膚・消化管の GVHD 発症時のケア

分類		ケアの内容
皮膚 GVHD	清潔の保持	シャワーまたは入浴での皮膚洗浄を行う。
	化学的刺激の除去	石けんやボディソープは弱酸性のものを用いる。
	物理的刺激の除去	皮膚洗浄時は，石けんやボディソープを十分泡だて，泡でやさしく洗う。 鎮痒薬による止痒に努め，搔爬による皮膚損傷を避ける。 手袋や靴下，はき物などは摩擦や刺激を避けられる素材を選ぶなどの工夫をする。 皮膚剝離やびらんには非固着性ガーゼを併用し，水疱形成時は無理につぶさない。
	浸軟・乾燥の予防	湯の温度は 37℃程度とし，熱い湯は避ける。 油性基材の軟膏やローションを用いて積極的に保湿する。 皮膚保護の際は，密閉せず通気をよくする。
消化管 GVHD	下痢のアセスメント	下痢の回数・量・性状，潜血の有無，腸音亢進の有無，腹痛の有無，脱水症状（水分出納，体重，尿量，皮膚の乾燥，口渇の状態）の観察を行う。
	苦痛の緩和	止痢薬や抗コリン薬を投与する。 腹痛時の疼痛緩和に，温罨法，鎮痛薬，オピオイド薬の使用も考慮し，積極的に行う。
	肛門部の清潔	清潔ケア・洗浄などのセルフケアの代償・強化をはかる。 肛門部への撥水性軟膏の塗布を行う。
	食事の工夫	臨床所見や自覚症状に合わせて，食事を中止する。 可能であれば，脂質を控え，消化のよいものを中心に摂取する。

患者のペースに付き合いつつ，動機づけのタイミングを見逃さないかかわりが重要である。

退院後の生活の準備

内服・食事摂取・飲水が十分可能で補液が必要ないこと，輸血がほとんど必要ないこと，全身状態が良好であることなどを確認できると，具体的な退院の時期が計画される。事前に退院後の生活に関する注意事項を伝え，自宅の清掃や居室の準備を始めてもらう。患者には試験的な外出や外泊を行ってもらい，退院後の生活を具体的にイメージしてもらう。その後，再度退院に向けた準備や必要な対応策を計画する。

退院後にも免疫抑制状態が続くことになるため，オリエンテーションでは日常生活での感染予防策の継続，食事・外出時の注意事項，注意すべき感染症の徴候，免疫抑制薬の内服管理，セクシュアリティの問題，家族の健康管理などを説明する。また，GVHD 症状の観察と対処方法についてもオリエンテーションする。家族が患者を支援する体制を調整したり，患者の退院に向けた家族の心理面を援助したりすることも大切である。

f 退院後の生活と長期フォローアップ

1 患者の問題

感染予防の継続

退院後は，徐々に免疫抑制薬や感染症予防薬が減量・中止される。移植か

ら約1年経過後には社会復帰をはたす患者が多いが，移植後1年以内は免疫機能の低下が持続するため，感染予防策に留意して生活する必要がある。感染予防策については，患者は退院前にオリエンテーションを受けていても，実際の生活のなかではとまどうことも多い。

▌急性 GVHD・慢性 GVHD などの合併症

退院後に急性 GVHD 症状が出現し，外来通院しながら経過観察と対応を行う場合もある。また慢性 GVHD により，口腔粘膜障害や眼の乾燥，皮膚の色素沈着や硬化などが生じることがある。長期間経過している患者では，生殖機能への影響や，生殖器の皮膚・粘膜障害が問題となる場合もある。長期化する慢性 GVHD は，直接的に生命に影響しない場合でも，外見の変化やコミュニケーション機能の障害をもたらすため，日常生活や復職・復学，周囲の人との交流などに影響を及ぼし，QOL の低下をまねく。

▌移植後の身体機能の変化に対処しながらの生活の再構築

退院により医療者や患者仲間などの相談相手が減少すると，困ったことに対してもすぐに助言が得られず，孤独感をおぼえやすい。感染しやすいという自己の脆弱性にとらわれ，外出を控え，引きこもりがちになることもある。また，移植後の経過が順調でも，再発の不安は残るため，免疫反応による抗腫瘍効果(◐65ページ)の出現に期待する患者も多い。

この時期には，周囲のサポートを活用しながら，自分なりに生活のパターンをつかむことも必要である。症状への対処やリハビリテーションを続けながら，新たな目標を見いだし，いきいきと生活を再構築できる患者も多い。

2　看護目標

（1）移植後の身体の変化に対応し，感染症や GVHD などの異常の早期発見と早期対応ができる。
（2）移植後合併症や身体の変化を受容し，その人なりの生活の再構築と社会復帰ができる。

3　看護活動

▌感染症や慢性 GVHD などの移植後合併症のコントロール

感染予防策として，身体の免疫機能，生活環境，職場環境，家族の状況などに応じて，食事や活動範囲の制限，ワクチン接種など，個別的な対応が必要となる。

慢性 GVHD では，症状のあらわれ方や苦痛の程度，セルフケア能力に個人差があるため，患者の訴えをよく聴き，状態を観察し，継続可能なセルフケア方法を考慮する。とくに，口腔ケア，眼の乾燥に対するケア，皮膚ケアなどは，患者だけでなく家族がサポートできる範囲のアセスメントも行い，医師とも相談したうえで，使用する薬剤の調整を行ったり，生活スタイルの調整について話し合ったりする。

▌継続的な心理・社会的支援

移植後1年以内の時期に継続的な支援を提供することは，患者が安心して

自宅での療養生活を送り，自分なりの生活パターンを再構築していくために重要である。必要に応じて身体症状をアセスメントし，医師や他職種と連携して，症状コントロール方法の変更，復職・復学の計画を一緒に考える，必要な社会資源やほかの医療機関をさがし，情報提供をするなどの支援を提供する。

　移植後1年以降も，生活状況や症状コントロールのセルフケア，復職や復学の状況などについて定期的に確認し，必要な対応策を一緒に考える機会を設ける。患者会などの情報交換の場や，看護相談窓口などが定期的に提供されること❶が望ましい。

　最も大切なことは，患者と家族が主体的に対処していけるように，じっくりと訴えを聴き，なにが最善の方法かを一緒に見つけ出していくことである。

NOTE
❶移植後患者を対象とした専門外来 long term follow-up（LTFU）を設置し，研修を修了した担当看護師主体の外来支援を行う施設も多くなっている。

5　輸血療法

輸血療法の実施時には，輸血による過大負荷，溶血性副作用，アレルギー

---

plus　ドナーへの支援

　同種移植では，血縁者もしくは非血縁者のドナーが必要になる。ドナー候補者には，患者にとっての移植の必要性，造血幹細胞の採取の方法，ドナーになった場合のデメリット，同意は自由な意思決定によって行えることなどを十分に説明する。採血による HLA 検査が必要になるため，説明は検査前に行う。

　ドナーに対する意思決定の支援には，次のようなものがある。
（1）血縁ドナー：血縁ドナーは患者の家族であるがゆえに，造血幹細胞の採取への不安や恐怖心があっても，それを表出できないまま採取にのぞむこともある。HLA 検査や造血幹細胞の提供を意思決定するときには，ドナー候補者の不安やとまどいへの十分な配慮が必要である。患者とは別の場所で，安心して気持ちを話せる環境を調整する。
（2）非血縁ドナー：骨髄バンクコーディネーターを主として，採取施設の医療スタッフによる支援が提供される。骨髄バンク経由のドナーの場合，採取施設は患者の入院施設とは別施設になる。
　造血幹細胞の採取においては，造血幹細胞移植が安全に行われ，ドナーの苦痛が軽減されるように援助を行う。
　末梢血幹細胞移植の場合は，事前にドナーに顆粒球コロニー刺激因子(G-CSF)製剤を投与し，末梢血への造血幹細胞の動員を行ったあとに，末梢血管から造血幹細胞を採取する。血縁ドナーの場合は，採取した造血幹細胞は凍結保存され，患者への輸注直前に解凍して使用される。非血縁ドナーの末梢血造血幹細胞採取は，骨髄採取と同様に輸注当日に行われ，凍結保存されることはない。
　骨髄移植の場合は，次のような支援が必要となる。
（1）ドナーの準備：最終同意確認までに，全身の検査と自己血輸血用の血液採取をすませていることを確認する。骨髄採取は通常全身麻酔下で行われるため，手術室や麻酔科スタッフの協力が不可欠である。骨髄採取や麻酔に関する説明は当該スタッフが行い，看護師はドナーの不安の軽減に努めることが望ましい。
（2）骨髄採取の実施：骨髄採取は左右両側の腸骨を背部側から穿刺して実施する。患者の体重1kgあたり約10 mLの骨髄液を吸引して採取する。皮膚表面の穿刺部位は数か所であるが，腸骨は位置をかえて50〜100回の穿刺・吸引が行われる。多量の血液が採取されることになるので，術後の貧血を避けるため，あらかじめ採取しておいた自己血を輸血する。
（3）骨髄採取後の観察とケア：採取終了後は，全身麻酔からの覚醒の確認，穿刺部位の止血と痛みの緩和が必要である。数日間痛みが残ることがあるが，鎮痛薬で疼痛緩和が可能で，退院後，時間経過とともに消失する場合がほとんどであることを説明する。

反応，感染症などの副作用に注意しながら安全に行うことが不可欠である。
そのためには，医療者の責務を自覚し，適切な方法で管理することが重要である。

1 医療者の責務

　輸血療法時には，感染のリスクなどに特段の注意をはらうこと，輸血実施に関するインフォームドコンセントを得るよう努めること，記録を作成・保管することが医療者には求められている[1]。

(1) 感染のリスクなどに特段の注意をはらう：「安全な血液製剤の安定供給の確保等に関する法律」第9条に基づく「血液製剤の安全性の向上及び安定供給の確保を図るための基本的な方針」（平成31年厚生労働省告示第49号）（第6および第8）にのっとる。

(2) 輸血実施に関するインフォームドコンセントを得るよう努める：説明に必要な項目は，① 輸血療法の必要性，② 使用する血液製剤の種類と使用量，③ 輸血に伴うリスク，④ 医薬品副作用被害救済制度・生物由来製品感染等被害救済制度と給付の条件，⑤ 自己血輸血の選択肢，⑥ 感染症検査と検体保管，⑦ 投与記録の保管と遡及調査時の使用，⑧ その他，輸血療法の注意点である（「医薬品，医療機器等の品質，有効性及び安全性の確保等に関する法律」〔医薬品医療機器等法〕第68条の21）。

(3) 記録の作成・保管：特定生物由来製品の使用の対象者の氏名，住所その他必要な事項について記録を作成し，20年間保存する（「医薬品医療機器等法」第68条の22第3項および同第4項）。

2 輸血の実施時の注意

　輸血療法を，過誤なく安全に実施するために，輸血前から輸血終了後にわたり以下の点に注意して実施する。

◆ 輸血前

● **輸血用血液製剤の保存・保管**　各種の輸血用血液製剤は，それぞれに最も適した条件で保存しなければならない（◯表6-17）。いずれも自記温度記録計と警報装置がついた輸血用血液製剤専用の保存庫内で保存する必要がある。実際に使用するまでは院内の輸血部門で集中的に保管・管理を行い，持ち出したあとはすみやかに使用する。

● **輸血用血液製剤の外観検査**　バッグ内の色調の変化，溶血や凝血塊の有無，バッグの破損の有無などの外観を十分注意して確認する。室温で保存される血小板製剤は，細菌が混入すると致命的な合併症につながるため，とくに注意して外観に異常がないことを確かめる。

● **誤認防止**　誤認防止のために以下の確認作業を行う。

(1) 1回1患者：輸血の準備は，原則として1回に1患者ごとに行う。

---

1) 厚生労働省医薬食品局血液対策課：輸血療法の実施に関する指針．2020.

◉表6-17　輸血用血液製剤の貯法

種類	貯法	特徴
赤血球製剤	2～6℃	血液から血漿，白血球および血小板の大部分を取り除いたもの。外科手術などによる出血時や，慢性貧血の改善に使用される。 採血後28日間使用可能。
血漿製剤	−20℃以下で凍結	血液から，各種の凝固因子が含まれる血漿を取り出したもの。凝固因子の欠乏により出血しやすくなった患者に使用されている。 採血後1年間使用可能。
血小板製剤	20～24℃ （要振盪）	成分採血装置を用いて血小板を採取したもの。血液中の血小板の減少・異常により出血している場合や，出血の危険性が高い場合に使用される。 採血後4日間使用可能。

（2）照合
- 時期：輸血用血液製剤の受け渡し時，輸血準備時，輸血実施時
- 項目：患者氏名，血液型，血液製剤番号，有効期限，交差適合試験の検査結果，放射線照射の有無
- 方法：2人で声を出し合って，交差試験適合票の記載事項と輸血用血液製剤バッグの本体および添付伝票とを照合する。患者本人による確認も実施する。

（3）記録：照合したことを記録する。

● **患者の観察**　体温・血圧・脈拍，可能であれば SpO_2 測定後に輸血を開始し，副作用が予測される場合は再度測定する。

◆ 輸血中

● **輸血の速度**　通常，輸血開始時はゆるやかな速度で行い，輸血直後の副作用の早期発見のための観察を行う。

● **患者の観察**　輸血開始後5分間は，ベッドサイドで患者の状態を観察し，ABO型不適合輸血などの症状がないか，急性反応の観察を行う。急性反応のあとのアレルギー反応や，輸血ルートの問題などがあるので，15分程度経過後に再度観察する。

◆ 輸血後

● **確認事項**　再度，患者氏名，血液型および血液製剤番号を確認する。

● **患者の観察**　輸血関連急性肺障害や感染症などの症状の有無を観察する。

3　輸血による副反応とその対策

　輸血による副反応（輸血副反応，輸血副作用）は溶血性輸血副反応と非溶血性輸血副反応に大別され，また即時型（急性型）と遅発型がある。ここではおもな副反応と，予防対策について解説する。

▌ 溶血性輸血副反応

● **即時型(急性型)副反応**　溶血性輸血副反応のうち，即時型(急性型)副反応の種類・発症時期・症状と対応のポイントは次のとおりである。

(1)種類：血液型不適合による血管内溶血

(2)発症時期：輸血開始後数分から数時間以内

(3)症状：輸血開始直後から血管痛，不快感，胸痛，腹痛などの症状が出現

(4)対応：ただちに輸血を中止，輸血セットを交換して生理食塩液または細胞外液類似輸液剤の点滴に切りかえる。

● **遅発型副反応**　遅発型副反応の種類と発生時期は次のとおりである。

(1)種類：血管外溶血による遅発型溶血性輸血副反応

(2)時期：輸血後24時間以降，数日経過後

▌ 非溶血性輸血副反応

● **即時型(急性型)副反応**　非溶血性輸血副反応のうち，即時型(急性型)副反応に分類されるのは次のものである。

(1)種類：アナフィラキシーショック，細菌汚染血液による菌血症やエンドトキシンショック，播種性血管内凝固症候群(DIC)，循環不全，輸血関連急性肺障害など

(2)発症時期：輸血開始後数分から数時間以内

● **遅発型副反応**　遅発型副反応に該当するものには次の症状がある。

(1)発症時期：輸血後数日から数か月後

(2)症状：輸血後GVHD，輸血後紫斑病，各種のウイルス感染症(肝炎ウイルス，ヒト免疫不全ウイルス，ヒトTリンパ球向性ウイルス)

▌ 副反応予防対策

● **高単位輸血用血液製剤の使用**　抗原感作と感染の機会を減少させるため，高単位の製剤(2単位)を使用する。

● **放射線照射**　致死的な合併症である輸血後GVHDの予防のために，新鮮凍結血漿を除く輸血用血液は，原則として15～50Gyの放射線照射をしてから用いられる。

E　疾患をもつ患者の看護

1　造血器腫瘍患者に共通する看護

1 インフォームドコンセントにおける看護

　急性白血病の場合，治癒を目ざすためには，診断直後から入院による治療がすみやかに開始されることが重要である。患者は精神的に動揺しているなかで，短期間のうちに，治療のメリットおよび心身に及ぶ影響や社会的な制約を理解し，意思決定をしたうえで療養することになる。その後の長期にわ

たる治療の過程においても，患者が意思決定を行う状況は多岐にわたる。看護師は医療的見地と患者の意向をふまえ，患者にとって最善の意思決定がなされるように支援する必要がある。

　看護師が患者の意思決定を支えるためには，インフォームドコンセントにおいて役割をはたすことが重要である。インフォームドコンセントは，①医療従事者からの十分な説明，②患者側の理解・納得・同意・選択の2つの側面からなる一連のプロセスである。この2つの側面における援助について，造血器腫瘍患者の特徴をふまえて考えてみよう。

◆ 医療従事者からの十分な説明における援助

▌患者に情報提供されるおもな項目
　患者には次のような情報が伝えられる。
(1)病名・病状・検査・治療の経過と，期待される効果・副作用
(2)治療に伴う苦痛および身体的な変化：吐きけ・嘔吐などの苦痛を伴う症状，および脱毛などのボディイメージへの影響をもたらすものなど
(3)入院期間および外来治療期間など，仕事や家庭・社会での役割の変更を検討するための情報
(4)治療に伴う長期的な有害事象：二次がん，生殖機能障害
(5)治療に伴う費用・仕事の調整などの社会的な影響

▌患者・家族の病気や治療に対する認識の傾聴と個別的な情報提供
　看護師は，病気や治療に対する患者の意向を確認し，患者にとってどのような情報がとくに重要であるかをアセスメントし，医療者間で連携して，適切な情報提供を通じた支援を行う。

　たとえば，治療後の生殖機能障害の問題などは，患者がそれをすぐに理解し，意思決定するのは困難であり，生殖に関する専門職がかかわる必要がある複雑な課題である。また，患者を支えることが期待されている家族も不安が強く，どのような役割を果たすべきかを認識できていないことが多い。家族が必要としている情報を把握し，かかわることも重要である。

◆ 患者が情報を理解・納得し，同意・選択するための援助

▌患者・家族が情報を理解・納得するための支援
　患者・家族に病名と治療方針を伝えるのは医師の役割であり，看護師は説明に立ち会い，提供された情報の内容を確認するとともに，患者・家族の理解の程度をアセスメントし，意思決定までの支援を行う。

　説明に用いられる医学用語は難解であり，また抗がん薬による治療などは，患者・家族が未体験であることが多いために想像することもむずかしく，内容を誤認してしまう場合も多い。患者は「血液のがん」と聞いて予後を悲観して治療をあきらめたり，医師にまかせていればだいじょうぶと楽観視したりすることもある。また，重大な病気であるというストレスにより，抑うつを呈している場合もあり，理解が困難な場合がある。

　看護師は，患者および家族の心理状態をアセスメントしながら，医師の説

明への理解度を確認し，理解が不十分な情報があれば，医師と連携して理解を促す援助を行う。患者のストレスが高まっているときは一度に多くの情報を提供せず，複数回に分けて徐々に理解を促すことも効果的である。

　さらに，患者・家族が理解しがたい状態にあるのは当然であると認識し，理解を促す工夫が必要である。たとえば，パンフレットなどの視覚的にも理解しやすい資料の活用や，病棟内の見学，患者の年齢・背景に合わせて医学用語をわかりやすく説明するなどの工夫を行う。

▌患者が自分の意思で同意・選択するための支援

　病状や治療の説明後には，患者や家族が意思決定への迷いを感じることが多い。まず，説明のあとは可能な限り時間をとり，誰にどのような相談ができるのかを伝えておくことが重要である。

　看護師が意思決定への迷いを相談された場合は，迷うのは当然であるということを伝え，不安に耳を傾け，誠意をもってかかわる。医師への橋渡しや補足説明を行うなどし，また患者・家族がセカンドオピニオンを希望する場合はその対応を行う。

　造血器腫瘍患者は，医学的には診断直後からできるだけすみやかに治療を開始することが望ましい場合が多い。そのことをわかりやすく伝えるとともに，意思決定の支援を行うことが重要である。

▌治療に伴う長期的な影響に関して意思決定するための支援

　造血器腫瘍患者が長期生存できるようになった現在，二次がんや生殖機能障害が新たな問題となっている。治療前にこれらの情報提供を患者に行うことで理解してもらい，必要時には治療前の準備を行う（◗203ページ）。

2 病気と付き合いながら生活する患者の看護

◆ 外来患者の支援

　外来において造血器腫瘍患者は，抗がん薬などの薬物療法を注射や内服で実施しており，また，副作用の観察や緩和，疾患による症状の緩和，造血幹細胞移植後の長期的なフォローなどを目的として受診している。

▌点滴による外来化学療法を受ける患者の看護

　造血器腫瘍では入院治療が多いが，外来で治療を行う場合もある。外来で化学療法を行う場合は，外来受診時に血液検査を行い，当日治療が可能であ

---

column　外来化学療法加算

　外来で化学療法が安全かつ確実に実施されるために，診療報酬加算として「外来化学療法加算」が算定されている。その条件として，外来化学療法室においてがん看護を専門とする看護師を中心に，治療の副作用を含めた苦痛のスクリーニングを行うことなどで，主治医と情報を共有できる体制を整備することや施設基準などが定められている。

るかを判断されたのちに点滴治療を行う。投与中の副作用としては，過敏症やインフュージョンリアクション，血管外漏出による炎症などがある。また，投与後の副作用のほとんどは，患者が帰宅してから生じるため，医療者が患者の状態を把握しにくい。看護師は，患者に初期症状を説明するなどして，患者が自己観察をして医療者へ適切に情報を伝えられるよう支援する（●167ページ）。

▌内服を継続する患者の看護

　慢性骨髄性白血病に対しては，長期的な内服治療が行われる。医療者は，治療を効果的で安全なものとするために，治療開始時の患者教育とともに，治療の経過における内服遵守状況や副作用について把握し，かかわることが重要である。内服継続における患者教育のポイントは次のとおりである。

（1）数年にわたる長期間かつ指示どおりに内服することで病気を制御する薬であり，自己判断で中止しないこと。

（2）薬の血中濃度が急激に高くなることを避けるために，飲み忘れた場合でも2回分を一度に内服せず，次の決められた時間に1回分を内服すること。

（3）副作用の評価のために定期的な検査が必要であること。

（4）副作用の状況によっては治療の変更について検討する必要があるため，つねに症状をよく観察し，医療者に報告すること。

▌造血幹細胞移植後の患者への支援

　造血幹細胞移植は，長期にわたってGVHDや易感染状態などに対する多職種のフォローが必要である（●192ページ）❶。

▌地域資源の利用

　造血器腫瘍の治療では，ほかのがんと比較しても長期間の入院が必要である。また，退院後も外来治療による通院が必要となったり，生活上の制約があったりなど，仕事の調整や家庭における役割の変更を余儀なくされる。

　造血器腫瘍患者は，高額な医療費が必要になるとともに，長期間の治療に伴い就業を中断せざるをえないため，収入が減る場合が多く，また治療は専門病院で行われるため，自宅から離れた遠隔地での入院となることも多い。このように経済的負担が大きいため，日常ケアや処置にあたっては，できる限り，患者・家族に経済的不安や重圧がかからないよう配慮する。

　看護師は，入院期間や体調の変化する時期などを患者に情報提供するとともに，医療ソーシャルワーカー（MSW）などの相談窓口を伝え，患者が仕事について調整するための支援を行うことが重要である。具体的には，医療費負担の軽減，生活費の支援などを効果的に活用❷することで，患者の負担を緩和する支援が重要である。

　保険診療内の診療費用に関しては，一定額以上の自己負担を免除する高額療養費制度が利用できる。やむをえず保険診療以外の治療・処置を行う際には，費用の見通しをあらかじめ本人もしくは家族に説明し，了承を得ることが大切である。必要に応じてMSWを紹介し，患者や家族が気持ちよく，かつ円滑に相談できるように配慮する。

NOTE

❶診療報酬加算として「移植後患者指導管理料」が算定できるが，その条件として，医師と適切な研修を受けた看護師が連携してかかわることや，施設基準などが定められている。

NOTE

❷医療費負担の軽減には高額療養費制度や小児慢性特定疾患治療研究事業の活用が，生活費の支援には傷病手当金，障害年金，生活保護の活用などがある。MSWとの連携により，患者が確実に助成が得られるように情報提供を行う。

▌患者相談

　全国にあるがん診療連携拠点病院には，がん相談支援センターが設置されている。療養上の相談や就労に関する相談のほか，医療関係者と患者会などが共同で運営するサポートグループ活動や，患者サロンの定期開催といった患者活動に対する支援などを業務としている。

◆ 長期生存者の支援

　造血器腫瘍の患者が長期生存できるようになったことで生じる新たな問題として，二次がんと生殖機能障害がある。治療前にこれらの情報提供を行い，必要時に準備を行う必要がある。

▌二次がん

　薬物療法や放射線による長期的な影響として，二次がん（二次発がん）が問題となってきている。これは急性白血病のWHO分類改訂第4版に「治療関連骨髄性腫瘍」があるように，1つの病気のカテゴリーとなっている。ホジキンリンパ腫の場合は，10年以内に急性白血病が，15年以上経過すると固形がんが生じやすいといわれている。

　現在は予防の手段がないために，患者は治療による二次がんの可能性があること，治療後に長期的な経過観察が必要であると理解することが重要となる。看護師は，将来の発がんの可能性を説明された患者の不安を受けとめ，医師と連携して，具体的かつ長期的な経過観察について患者が理解できるようにかかわることが重要である。

▌生殖機能障害

　抗がん薬などの薬物療法や放射線療法に伴って，生殖機能障害が発生することがある。現在は，男性患者の精子凍結保存と女性患者の受精卵凍結保存などが可能であるが，いずれも治療開始前に行うことが望ましい。診断後，患者は病気に対する不安もかかえながら，短期間に将来の挙児希望に関する意思決定を行うことが必要となる。

　治療に伴う妊孕性の障害に対しては，治療開始時に，がん治療にかかわるすべての医療者は，がん治療を受ける患者の不妊症に関するリスクを評価することが求められている。さらに，患者およびその家族とよく話し合ったうえで，リスクの高さや妊孕性温存の希望を評価し，がん患者の妊孕性温存を行う専門家への紹介などを行う。そのプロセスにおいて，患者の意思決定が可能となるように配慮をしつつ，最大限の情報提供を行う必要がある[1]。

　医療者は，患者およびその家族が，十分に生殖医療に関する情報を得て，その受療について十分に考える機会をもてるようにかかわっていく。なお，挙児を希望しない患者に対しても，治療後のフォローアップの必要性などに関する情報提供を行い，がんサバイバーシップ❶の向上に努めることが求められる。

NOTE
❶がんサバイバーシップ
　がんを経験している人とその家族などが，さまざまな課題と向き合いながら，いまを生き抜いていくという経験とプロセスをさすものである。

1）日本癌治療学会：小児，思春期・若年がん患者の妊孕性温存に関する診療ガイドライン2017年版．金原出版，2017．

◆ 就労支援

　「がん対策基本法」に基づき策定される「がん対策推進基本計画」では，就労支援の必要性が明記され，国や地方自治体においてさまざまな施策が展開されている。がん患者全体の調査によると，がんに罹患したのちも同じ部署で働きつづけた人は半数程度であり，多くの患者が退職するなど働き方に変化が生じたことが報告されている。がん患者は生活費や治療費などの経済的な課題に加え，仕事と治療の両立や職場復帰に対する不安をいだく。

　治療が必要な疾病をかかえる労働者が，業務によって疾病が増悪することをなくすために，事業場における取り組みは欠かせないことである。具体的には，事業場において適切な就業上の措置を行いつつ，治療に対する配慮が行われる関係者の役割や環境整備，個別の労働者への支援の進め方などが重要である[1]。

　両立支援にあたっては，治療や経過観察が長期にわたり，予期せぬ副作用などが出現したときには，がん患者への対応として，治療の内容やスケジュールの見直しがなされることなどがある。その際には，労働者が仕事と治療の両立ができるよう，事業者に対して必要な情報を提供することが望ましい。たとえば，化学療法を受けながら就業を継続する場合，労働者は主治医に対して入院の要否や治療期間，出現しやすい副作用およびその内容・程度について確認する必要がある。

3 治癒が期待できなくなったときの看護

　多くの造血器腫瘍患者は，長期にわたる治療を続けた体験をもっている。終末期の看護では，それまでの経過をふまえて患者の身体機能や心理・社会的側面をとらえ，アセスメントを行う必要がある。看護師は，患者の身体に生じるさまざまな変化を的確にとらえ，苦痛症状の軽減をはかる。そして，患者が今後の経過に対する不安や恐怖に向き合いながら，これまで病気と向き合い，闘病してきた自分自身の努力を認められるよう，また社会とのつながりを失うことなく，その生をまっとうできるよう支援する。大切な人を思う家族の気持ちを支えることも重要である。

◆ 身体的側面

　終末期の患者は，病状のコントロールが困難な状態にある。多くの患者は長い闘病生活を送ってきており，繰り返される抗がん薬治療や放射線照射により，全身の臓器が影響を受けている。さらなる治療の実施により，一層の臓器機能の低下が生じるために，病状のコントロールに必要な治療が十分に行えなくなる場合がある。また，病状の進行が著しく速く，抗がん薬などによる治療の効果が得られないまま，短期間に病状が悪化してしまうこともあ

1）厚生労働省：事業場における治療と仕事の両立支援のためのガイドライン（令和4年3月版）．厚生労働省，2022．https://www.mhlw.go.jp/content/11200000/000912019.pdf（参照2023-1-30）

る。造血器腫瘍の病状がコントロールされないということは，正常な造血機能が維持されないということにつながり，血球の機能が失われることになる。

　腫瘍の部位や範囲によっては，痛み・運動障害・しびれ・呼吸困難・意識障害などの苦痛症状が生じる。造血器腫瘍が進行した場合，これまでの治療が影響を及ぼさなかった部位に腫瘤を形成し，その圧迫により疼痛が出現することもある。進行した病変や血球減少による感染症などが身体のどこに出現するかによって，患者の苦痛症状は異なる。

　造血幹細胞移植や長期の治療を繰り返したあとに再発した場合には，中枢神経系や骨髄外組織への腫瘍浸潤を生じることも多い。脳脊髄液に病変が浸潤すると，頭痛や意識障害，運動障害をきたすこともある。

　治療によるがんの治癒を目ざすことが困難になると，個々の患者の状態に応じた症状の緩和が目標となる。

抗がん薬投与や放射線照射による症状緩和

　苦痛症状の緩和を目的として，腫瘍の増大を抑制し，可能な範囲での腫瘍縮小効果を得るために，抗がん薬や放射線による治療を行うことがある。治癒を目ざす治療とは異なり，患者の臓器機能への負担を考慮した治療計画が立案される。抗がん薬は，臓器機能に負担が少なく，かつ，病状抑制がある程度期待できるものが選択される。治癒を目ざす治療と同様の副作用症状の出現が予測されるが，臓器機能の低下を伴う場合には，苦痛症状がより強く出現する可能性も考慮しておく必要がある。

輸血や抗菌薬などによる支持療法

　病状による造血機能障害，また症状緩和を目的とした抗がん薬投与などにより，正常な血球はかなり減少する。患者には貧血や低酸素状態，出血傾向，易感染状態，免疫不全状態が生じ，それにより苦痛が増強され，生命予後をさらにおびやかすことになる。そのため，苦痛軽減を目的とした対症療法として，赤血球や血小板の輸血，アルブミン製剤の投与，感染症に対する抗菌薬の投与，免疫グロブリン製剤の投与を行うことがある。

　看護師は，これらを安全に，適切な手順で行う。また，輸血では循環血液量の変化が患者の臓器機能に影響を及ぼすことがあるため，十分な観察を行い，異常の早期発見と対応に努める。

オピオイドによる疼痛や呼吸困難の緩和

　疼痛に対しては，オピオイドや鎮痛補助薬を用いたコントロールを行う。また，心肺機能の低下や肺炎などのために呼吸困難を生じることもあり，オピオイドによる呼吸困難症状の緩和がはかられる。

　病状による身体機能低下に，その他の治療薬の影響も加わり，肝機能・腎機能が同時に低下している場合も少なくない。それによりオピオイドが蓄積されやすくなる点にも留意して，症状の変化と臓器機能の検査結果をアセスメントする。

◆ 心理・社会的側面

　治癒という目標をもって治療を継続してきたものの，残念ながら効果が得

られず，治癒の見込みがなくなった場合の不安や恐怖は，患者にとっても家族にとっても非常に大きなストレスとなる。また，造血器腫瘍は，治療後の経過において「治癒した」という実感を得ることがむずかしく，つねに再発の不安と隣り合わせで過ごしてきた患者も多い。

▌病状や治癒が望めないことの受け入れ

患者は，病状の進行や，努力したにもかかわらず治療の効果が得られないという受け入れがたい事実を受け入れ，目標を再設定していかなくてはならない。しかし，治癒が期待できないことが伝えられても，患者や家族はなんとかできる方法はないかとさがしたり，医療者に別の治療を求めたりすることがある。

厳しい病状を受け入れて今後に目を向けていくことは，それまで信じてきた治癒という目標をあきらめることをも意味するため，病気と向き合ううえで気持ちの葛藤を生じる患者や家族は多い。新たな目標を設定し，病状に合わせた症状緩和を行うことは，患者が自分自身を大切にして心地よく過ごし，患者の尊厳を大切にするためであるということを感じとれるように援助する。患者本人の気持ちの整理も必要であるが，そのためにはこれまで長い期間，ともに病気と向き合って歩んできた家族や周囲の人たち，そして医療者の支えが重要である。

▌苦痛症状による心理面・生活面への影響への支援

病状の進行による苦痛症状のなかには，完全に取り去ることはむずかしいものもある。痛みやしびれ，呼吸困難などの症状が続くことや，運動機能・認知機能への影響により，それまでできていたはずのことができなくなっていくことは，患者の心理的負担や喪失感をまねく。看護師は，苦痛症状の緩和に努めると同時に，現在の状態でできることを患者と一緒にさがしていくことが大切である。日常生活動作の制限は，活動範囲を狭め，生活の活力の低下にもつながる。患者にとっての日常生活をいかに維持するか，という視点をもってかかわる必要がある。

◆ 家族への支援

治癒が期待できないことや病状が進行していくことは，患者とともに病気と治療の経過を歩んできた家族や友人など，患者の身近な人たちにも耐えがたいつらさをもたらす。患者の生命が終わりを迎えることを予期して，不安や悲嘆を生じたり，患者が症状に苦しむ姿に心を痛めたりする。看護師は患者の身近な人たちのつらさを理解し，その人たちがそれをのりこえて患者を支えることができるよう，話を傾聴したり，説明を追加したり，できるケアを一緒に行ったりしていく。

造血器腫瘍は，比較的若い年齢で発病することが多いため，低年齢の子どもをもつ患者も多い。病気について子どもにどのように伝えるべきか，病状が思わしくないことを子どもが理解できるのかなどと悩む患者や家族も多い。近年は，このような子どもへのサポートを行う団体や施設も増えてきている。

◆ 意思決定の支援

病状がさらに悪化した場合に，どのような医療処置までを行うかについても意思決定が求められる。患者の生命維持のためのさまざまな医療処置は，患者の苦痛を助長してしまう場合もあるため，その医療処置を行うか，続けるかという意思決定上の葛藤が生じることもある。

最期のときまで，その人がその人らしく生き抜くことができるように，患者にとってなにを目的にその決断をするか，患者を取り巻く家族や医療者など，さまざまな立場の意見を考慮して，患者と家族，および医療者が一緒に考える機会が重要な意味をもつ。

2 急性骨髄性白血病患者の看護

白血病とは，白血球としての正常な機能をもたない幼若な細胞が異常に増殖し，末梢血および全身臓器に浸潤をきたす血液の腫瘍性疾患である。分化のタイプなどにより分類され，それぞれに特徴的な症状・病期の経過をたどる。しかしいずれの病態でも，全身に症状が出現し，その治療では，副作用が避けられないがん薬物療法や造血幹細胞移植などの高度な医療がなされ，身体的にも心理・社会的にも多くの看護上の問題を有する。

ここでは，急性骨髄性白血病の患者の看護について説明する。

a 寛解導入期の看護

発症・再発から，白血病細胞が根絶され，正常造血が回復するまでの時期が寛解導入期である。急激な症状を呈し，化学療法が治療の中心となる。

▌初診から治療開始まで

患者は初発症状として，急激な発熱，貧血などの発症により医療機関を受診することが多い（◯図6-11）。その後，採血や骨髄穿刺などで確定診断がなされ，診断の直後から治療が開始される。

治療を開始する前には，患者の承諾を得るインフォームドコンセントが重要であり，患者は白血病であることを伝えられて治療へと進む。この時期には，症状緩和の看護とともに，インフォームドコンセントにおける看護，検査時の看護が重要となる。とくに告知直後の患者のケアを医師・家族とともに行うことが大切である。

▌化学療法の時期

白血病は早期で全身状態が良好なうちに発見されれば完全に治る可能性が高くなるため，確定診断後はすみやかに化学療法などを行う。これは，強い副作用を伴い，個室に隔離されるような，身体・心理・社会的に多くの問題を有し，長期にわたる闘病となる。この時期の看護には，治療効果を最大限にして副作用を最小限にするケアや，長期間にわたる闘病において患者の意欲を持続させる援助が求められる。

この時期をのりこえると，治療の効果がみられた患者は，白血病細胞によ

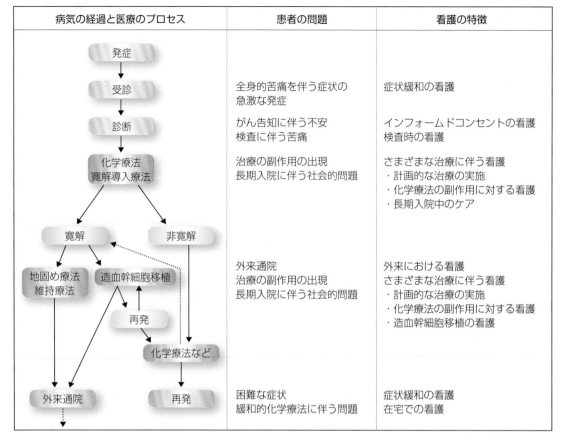

病気の経過と医療のプロセス	患者の問題	看護の特徴
発症 → 受診 → 診断 → 化学療法 寛解導入療法 → 寛解／非寛解 → 地固め療法 維持療法／造血幹細胞移植 → 再発 → 化学療法など → 外来通院／再発	全身的苦痛を伴う症状の急激な発症	症状緩和の看護
	がん告知に伴う不安 検査に伴う苦痛	インフォームドコンセントの看護 検査時の看護
	治療の副作用の出現 長期入院に伴う社会的問題	さまざまな治療に伴う看護 ・計画的な治療の実施 ・化学療法の副作用に対する看護 ・長期入院中のケア
	外来通院 治療の副作用の出現 長期入院に伴う社会的問題	外来における看護 さまざまな治療に伴う看護 ・計画的な治療の実施 ・化学療法の副作用に対する看護 ・造血幹細胞移植の看護
	困難な症状 緩和的化学療法に伴う問題	症状緩和の看護 在宅での看護

> **図 6-11　急性骨髄性白血病患者の経過と看護の特徴**

る症状が消失し，寛解にいたる。一方では，強力な治療を行っても寛解にいたらず，重篤な状態を呈する患者もいる。

1 アセスメント

◆ 身体的側面

　急性期の身体的問題は，白血病細胞の増殖と正常な血球の減少によるもの，および化学療法に伴うものに大きく分けられる。

(1) 白血病細胞が増殖して組織に浸潤することにより，疼痛や全身倦怠感などの苦痛を伴う症状が，著しく，かつ長期間持続する。

(2) 白血病細胞の増殖と骨髄抑制による血小板減少により出血しやすく，止血しにくくなる。

(3) 正常白血球の減少および副腎皮質ステロイド薬や抗がん薬の使用による免疫機能の低下により，感染をおこしやすく，一度おこすと重篤な状態に陥りやすい。

(4) 白血病の治療では，total cell kill（●103ページ）を目ざして，多剤併用による強力な化学療法を行う。そのため，抗がん薬の副作用として吐きけ・嘔吐，口内炎，全身倦怠感，肝臓・腎臓の機能障害などをきたし，

それらによる苦痛が大きい。

(5)診断や治療効果の確認のために，採血や骨髄穿刺などの検査が頻回に行われ，患者にとっては大きな苦痛となる。

● **症状**　正常な血液細胞の減少，白血病細胞の増殖，化学療法の副作用による症状がみられる。

(1)正常な血液細胞の減少に伴う症状

- 白血球減少：易感染，感染に伴う症状(発熱・発赤・腫脹など)
- 赤血球減少：息切れ，動悸，全身倦怠感など
- 血小板減少：出血傾向，鼻出血や皮下出血など

(2)白血病細胞の増殖に伴う症状：肝臓肥大，脾腫，骨・関節痛，歯肉腫脹，全身の腫瘤

(3)化学療法の副作用に伴う症状：骨髄抑制，吐きけ・嘔吐，口内炎，脱毛，色素沈着，便秘など

● **検査所見**　以下の検査所見をアセスメントする。

(1)血球計算：赤血球数，白血球数，血小板数，ヘモグロビン量，ヘマトクリット値

(2)血液像：白血球像

(3)骨髄検査：骨髄穿刺，骨髄生検

(4)凝固検査：血小板数，凝固時間，プロトロンビン時間，部分トロンボプラスチン時間

(5)血液生化学検査：血清総タンパク質，腎機能・肝機能

(6)染色体検査，遺伝子検査

(7)赤血球沈降速度，CRP，フィブリン-フィブリノゲン分解産物(FDP)

◆ **心理・社会的側面**

患者がかかえる問題には，以下のようなものがある。

(1)患者は悪性の疾患に罹患したことで，死をも連想させる強い不安や恐怖心をもつ。

(2)一刻を争うなかで，強力な治療がなされるため，急な入院やつらい治療に対するとまどいや疑問・不安がある。

(3)感染予防のために個室に管理されること，出血がとまらないこと，入院が長期化することなどから，予後や死に対する不安・恐怖が強い。

(4)化学療法による脱毛といったボディイメージの変容に伴う心理的葛藤がある。

(5)高額な化学療法薬や個室の使用，長期入院による経済的な負担も大きい。

また，家族がかかえる問題としては，以下のようなものがある。

(1)白血病は腫瘍性疾患であるため，予後や死に対する不安が強い。

(2)患者が比較的若い年齢層に多いことから，悲しみが非常に強い。

(3)闘病期間が長く，再発および入退院を繰り返すため，心理的葛藤が長期間持続する。

2　看護目標

(1)白血病の症状および治療に伴う苦痛が緩和できるとともに，出血・感染の予防，早期発見に努める。

(2)開始した治療が最後まで継続できる。

(3)病気の経過で患者が主体的に闘病できる。

(4)有意義かつ安楽な療養生活を送ることができる。

3　看護活動

▋病状の進展に伴う苦痛の緩和

白血病の病態の進展に伴う症状は，おもに白血病細胞の増殖による感染や出血である。治療に伴いそれらの症状は改善するが，かわりに化学療法の副作用の症状が生じる。

▋化学療法に伴う副作用症状の緩和

白血病の治療は数種類の薬剤を併用して用いられることが特徴であり，さまざまな副作用が重なって生じることで，患者の苦痛は強く，ときとして命もおびやかす。

看護師は，治療スケジュール別に特徴的な副作用の発現の時期(●表6-18)や症状などを理解し，予防的に介入するとともに，症状の早期発見に努め，副作用の出現時には悪化を防止するために積極的にかかわる。脱毛などのボディイメージの変容や，致命的な副作用への不安・恐怖に対するはたらきかけなど，看護の課題は大きい。

▋不安に対する援助

患者の不安の原因をつきとめ，それに対する援助を行うとともに，不安による患者のさまざまな反応に対応し，長期に及ぶ治療への闘病意欲が継続できるように援助する必要がある。

(1)悪性疾患に罹患した不安：患者は悪性疾患に罹患したことで，予後不良を連想し，強い不安を感じる。患者の病気に対する認識を把握し，少しでも希望を見いだせるよう闘病の目標をともに考える。また，とくに苦痛を伴う症状を呈していたり，出血がみられたりすると，病態の悪化を

●表6-18　化学療法による代表的な副作用の発現の時期

経過	副作用
当日	アレルギー反応，インフュージョンリアクション，血管痛，吐きけ・嘔吐，腫瘍崩壊症候群，下痢，便秘
2〜3日	全身倦怠感，食欲不振，吐きけ・嘔吐，インフュージョンリアクション
7〜14日	粘膜炎(口内炎など)，下痢，食欲不振，吐きけ・嘔吐
14〜28日	骨髄抑制，皮膚炎，脱毛，神経障害
2〜6か月	肺線維症，うっ血性心不全
長期的	二次がん

強く連想させるため，苦痛や症状の積極的緩和を行うことが重要である。

（2）検査・処置・治療に対する疑問や不安：想像以上につらい検査・処置や治療に対して，不安や恐怖をいだいていることが多い。患者の訴えをよく聞き不安を受けとめるとともに，疑問には具体的に対応する。医師と患者が話し合いをする際には，患者が信頼している家族にも必ず同席してもらうように設定し，看護師も必ず同席して，患者が理解できないことや疑問について十分質問できるように援助する。

（3）ボディイメージの変容：化学療法を受ける患者は，脱毛・色素沈着・体重減少・味覚異常・食欲低下など，形態的・機能的にボディイメージが変化しやすい。積極的に副作用の緩和と悪化の防止に努めるとともに，不可避の症状に対しては，患者への情報提供が重要となる。

▌家族への援助

　家族は患者ががんと診断されたことにより，ショック・怒り・絶望・否認などの多くの否定的な感情をいだく。そして，白血病の急性期には長期にわたる入院を伴う治療が行われるため，患者と同様に，家族も闘病を支えるために生活が変化していく。そのような状況でも家族は感情を抑え，患者に支持的にはたらきかけることが求められている。

　患者には治療の効果の詳細までは伝えられないこともあり，家族はどこまで患者に伝えようか，患者にどのように接しようかと日々悩み，孤独感に陥りながら過ごしていることがある。家族がこのようにストレスの高まった状態では，患者を過保護にしたり，逆に叱咤激励しすぎたり，互いに本音がなかなか言えない環境ができてしまう。患者にとって最も身近な支援者である，家族の不安を緩和することは，患者の不安を緩和し，治療を継続するうえで重要で，看護師から家族に言葉がけを行い，話をよく聴くことが必要である。

　また，家族が医師と円滑にコミュニケーションがとれるように調整することも必要である。家族が患者になにをしてあげたいのか，どうしたらいいのかというニーズを明らかにし，できるだけそれが実現するように援助する。家族を周囲から支えていけるような人的・物的・精神的な支援のための環境（サポートシステム）を強化する。

b 寛解期の看護

　寛解期は，症状が安定している時期，地固め療法（寛解後療法）の時期という2つの側面をもつ。

▌症状が安定している時期

　血液像が正常化し，白血病細胞の増殖に伴って生じていた症状は消失して，ある程度の病態の安定がみられる。患者は外来通院のみで日常の生活が過ごせるが，感染や出血をおこす危険がある。また，つねに再発の危険を有している。

▌地固め療法（寛解後療法），維持・強化療法の時期

　寛解導入療法の効果がみられ，寛解導入にいたった患者には，地固め療法としての化学療法か造血幹細胞移植が行われる。寛解導入療法から，これら

すべての治療が終了するまでには数年を要する。

　安定した時期は外来での支援がなされるが，症状が安定しない場合などは長期間の入院を余儀なくされる。この時期の看護は，さらに強力な治療の支援と副作用緩和への援助，特殊な知識・技術を要する造血幹細胞移植の看護など，血液・造血器疾患特有の専門的な看護が必要となる。

1 看護目標

　感染や出血を予防するとともに，自分で自分の生活設計をして寛解期をできる限り維持する。

2 看護活動

▮感染の予防

　患者みずからが衛生に留意し，感染を予防する方法を指導する。外出後は手洗いやうがいを必ず行い，入浴などによりつねに清潔を心がける。規則正しい生活やバランスのとれた栄養の摂取などで，病原体への抵抗力を高めるようにする。また，感染症を発症している人との接触はできるだけ避ける。

▮出血の予防

　寛解期は入院中よりも行動範囲が広がることから，外傷や打撲が生じやすい。そのため行動には十分に注意をはらい，激しいスポーツや土木作業のような活動は極力控える。

▮異常の早期発見と対処

　上記のような生活上の留意点はあるものの，日常生活に大きな制限はない。看護師は，家庭において，家族とともに，無理のない程度にその人らしく生活できるように援助する。血液・造血器疾患をもっていることを考慮して，過労や暴飲・暴食などの行為はつつしんで，規則正しい生活を送ることを基本にする。そのうえで，患者が自分で自分の生活を設計できるように話し合いを行う。その際には，家族も参加し，共通の理解が得られるようにする。

C 再発期の看護

　再発期にある患者の多くは，全身状態がわるいにもかかわらず，再度化学療法を受ける。しかし，治療の効果が十分でない患者は，末梢血や骨髄中だけでなく，全身に髄外病変が生じることもあり，白血病細胞の急激な増殖のために全身的な症状を有する。全身の関節痛，骨痛，頭痛などの激しい痛みを訴えたり，出血や感染の重症化から敗血症性ショックに陥ったり，DICなどから多臓器不全に陥ったりして，全身状態を悪化させてしまう。これらの症状の緩和のためにも，化学療法が用いられることが多く，副作用に対するケアを含む緩和ケアが求められる（●204ページ）。

　この時期には，不確かな状況で治療を開始することなどに対する意思決定への支援が重要である。また，このような状況のなかで，家族は非常に大きな心理的苦痛をかかえている。

1　看護目標

（1）感染や出血を予防し，苦痛を伴う症状が緩和できる。
（2）化学療法に伴う副作用が緩和できる。
（3）患者の気持ちが尊重される。
（4）家族が落ち着いて患者に寄り添い，ともに過ごす時間を大切にできる。

2　看護活動

■ 苦痛の緩和

　化学療法は，症状緩和のためにも実施されるが，骨髄の機能が低下していると，治療に伴う骨髄抑制が強く生じることが多い。患者や家族には，これまでよりも強い症状が出現する可能性を説明し，異常の早期発見への協力を求めるとともに，積極的に副作用対策を実施する。

　また，腫瘍細胞の髄外病変による骨や関節の痛みなど，全身の多様な症状により機能障害などがおこり，日常生活能力が低下することが多い。症状と病態をアセスメントし，症状緩和を行うとともに，機能障害に対する支援を行う。

■ 意思決定への支援

　再発期にある患者・家族への意思決定の支援は重要である。この時期には，最初は化学療法が効果をもたらし，症状が緩和されるものの，副作用が強く生じ，徐々に治療効果が薄れ，急変することもある。看護師は，再発時に治療を開始する際の患者・家族の理解と認識を把握するとともに，迷う気持ちを受けとめ，患者・家族が十分な理解のもとで意思決定できるように，インフォームドコンセントのプロセスに積極的にかかわることが重要である。

　患者が意思決定して治療にのぞんでいても，治療の過程での治療効果・副作用の出現などにより患者の気持ちは揺れ動く。そのため看護師に思い込みがあると，患者との間にズレが生じる。変化する患者の訴えをよく聴き，その気持ちをつねに支えることが重要である。

■ 家族への援助

　再発期には，患者よりも家族に厳しい現実が伝えられることが多く，患者との気持ちのズレに悩む家族も多い。また，家族は患者になにかしてあげたいと考えるものの，どのようなことをしたらよいかわからなかったり，患者のためにと行ったことが，逆に患者のいらだちを増強させ，とまどったりすることもある。治癒が望めない状態では，家族が心残りなく患者とともに過ごせるような配慮が重要であるが，家族は患者から怒り・不安を訴えられることで無力感・罪悪感をおぼえやすい。看病の手だすけができる人をさがすように助言したり，家族を肯定する言葉がけを行ったりすることによって，疲労の緩和や精神的な支援を行う。

　また，看護師は，患者の状態の変化や具体的な接し方を家族が理解し，実施できるように伝えていくことが必要である。とくに，白血病では重篤な出血や感染により急変して突然に死を迎えることもあるので，予測される病態

の変化やそれに伴って必要となる事項を伝え，家族が悔いのない看病ができるように援助する。

　白血病は症状緩和にも化学療法を実施するなど，再発期にあっても経済的な負担は大きい。MSW を交えて早期から経済的な相談にのることも重要である。

3 急性リンパ性白血病患者の看護

　急性リンパ性白血病は，治療効果は高いものの再発率が高い病気である。基本的な治療の考え方は急性骨髄性白血病と同様であり，寛解導入療法後，効果を維持するために化学療法を継続する。その間，高率で発生する中枢神経への浸潤を予防するために，髄腔内に抗がん薬を投与する髄腔内注射（髄注）の実施，中枢神経系へ効果のある抗がん薬（メトトレキサートやシタラビン）の大量投与などが行われることがある。

　基本的な看護は急性骨髄性白血病に準じる。ここでは，急性リンパ性白血病に特徴的な看護について述べる。

◆ 身体的側面のアセスメント

　急性骨髄性白血病と同様の症状のほか，リンパ系組織へ浸潤するためにリンパ節腫脹，肝腫大，脾腫を生じる。また，中枢神経系へ浸潤しやすく，頭痛や吐きけなどの症状が生じることがある。

◆ 髄注の看護

　髄注は，腰椎穿刺と同様の手技で，髄液採取の実施後にメトトレキサートを注入する。処置前には，髄注の目的・方法・注意点と予測される合併症などに関する患者の理解を確認する。疼痛と不快感を伴う処置であり，患者の不安を受けとめるとともに質問にはていねいに答える。処置中は体位の保持の介助とともに，患者の観察を行う。処置後は安静を促しながら，低髄液圧症候群❶，下肢のしびれ・感覚障害・運動障害，髄液の漏出の有無，バイタルサインの変動を観察する。

NOTE
❶低髄液圧症候群
　吐きけ・嘔吐，頭痛，めまいの症状がみられる。

4 慢性骨髄性白血病患者の看護

◆ 慢性期の看護

　慢性骨髄性白血病の慢性期は，体調がやや不良と感じられる程度で，著明な自覚症状はみられない。健康診断などで白血球の増加による異常を指摘されて精密検査を受け，発見されることが多い。

　症状は体重減少・倦怠感・微熱などと少ないものの，早期から適切な治療が必要となる（●図6-12）。そのため，薬物療法に伴う看護，検査時の看護などが重要となる。

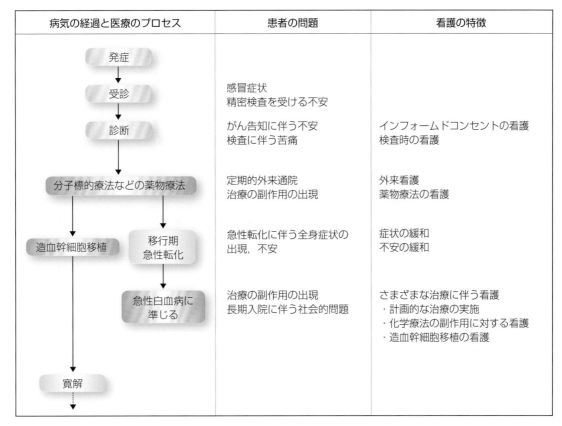

病気の経過と医療のプロセス	患者の問題	看護の特徴
発症 → 受診	感冒症状 精密検査を受ける不安	
診断	がん告知に伴う不安 検査に伴う苦痛	インフォームドコンセントの看護 検査時の看護
分子標的療法などの薬物療法	定期的外来通院 治療の副作用の出現	外来看護 薬物療法の看護
造血幹細胞移植／移行期 急性転化	急性転化に伴う全身症状の出現, 不安	症状の緩和 不安の緩和
急性白血病に準じる	治療の副作用の出現 長期入院に伴う社会的問題	さまざまな治療に伴う看護 ・計画的な治療の実施 ・化学療法の副作用に対する看護 ・造血幹細胞移植の看護
寛解		

◎図 6-12　慢性骨髄性白血病患者の経過と看護の特徴

　なお，急性転化後に造血幹細胞移植を行う可能性のある場合は，告知後の不安な状況であるこの時期から，ドナーとなる同胞をさがしたり，日本骨髄バンクに登録したりと，家族一体となって治療に向かうことになる。

◆ 移行期の看護

　移行期は急性転化期へ移行する前段階であり，徐々に薬物への耐性が生じ，原因不明の発熱や，血小板減少などが生じてくる。患者には，移行期や急性転化についてあらかじめ情報を提供し，異常を感じたときにはすみやかに受診するよう促す。

◆ 急性転化期の看護

　急性転化期には急激に症状が悪化し，急性白血病と同様に化学療法を中心とした治療が行われる。また，造血幹細胞移植を行う場合もある。患者は急性転化したことで予後への不安が強くなるとともに，急性白血病と同様の症状に伴う苦痛が強くなる。

5 悪性リンパ腫患者の看護

　悪性リンパ腫は，リンパ組織を構成する細胞の悪性腫瘍であり，全身のリ

ンパ節のほかに，胃・腸・脾臓などのリンパ組織に発症し，周囲に浸潤する。悪性リンパ腫は病態が多様であり，発症部位や病期により治療方針も異なるが，おもな治療は長期間の放射線療法や化学療法であり，副作用が避けられない。悪性の疾患であることを説明されたうえでの積極的な治療が増えているため，病名告知に伴う看護や，病態の進展や治療によって生じる症状への看護が重要である。

1 看護のポイント

▋ 発症から寛解まで

　悪性リンパ腫は，リンパ節生検で確定診断されたあとに，発病部位や病期により治療方針が決定され，治療が開始される。治療の前には患者に悪性の疾患であることが伝えられるため，告知後のケアやインフォームドコンセントにおけるケアが大切である。とくに患者にとっては「リンパとはなにか」ということがわかりにくく，リンパの病気が一般的ではないため，患者の理解を促進するケアが求められる。また，さまざまな検査においても看護の役割は重要である。

　治療としては，放射線療法・薬物療法・手術療法が行われる。いずれも副作用や治療に伴う侵襲が避けられず，この時期の看護は，治療効果を最大限にしつつ副作用を最小限にするケアや，数か月に及ぶ治療において患者の意欲を持続させる援助が求められる。

▋ 終末期

　治療の効果が十分でない患者は，複数のリンパ節の病変に伴った全身的な症状を有することが多い。また，終末期にも，症状緩和を目的として腫瘍の縮小効果がみられる化学療法が用いられることが多い。この場合は，副作用に対するケアなど，治療を安楽に行うためのケアが重要である。治療を継続しながらの退院は困難であるため，治療を受ける場などについては，家族とともに早期に相談をする必要がある。終末期には，出血や易感染状態などの症状への看護が重要である。

2 アセスメント

◆ 身体的側面

● **自覚・他覚症状**　悪性リンパ腫の患者では，次のような特徴的な症状がみられる（●表6-19）。

（1）全身症状（B症状）：発熱・盗汗・体重減少

（2）局所症状：

- リンパ節腫大
- 脾腫：腹部膨満感，圧迫感
- 皮膚浸潤：皮膚の状態
- 肺・胸膜浸潤：呼吸困難，喀痰，胸水
- 消化器症状：腹痛，下痢，下血，閉塞性黄疸

◎表6-19　非ホジキンリンパ腫で出現しうる症状

部位	症状
リンパ系	リンパ節腫大，肝脾腫，胸腺腫大，ワルダイエル咽頭輪の腫大，骨髄浸潤
消化器系	腹腔内・骨盤内腫瘍，上部・下部消化管出血，吸収障害，腸重積，穿孔，瘻孔，閉塞性黄疸，膵臓腫大，腹水，唾液腺腫脹
腎・泌尿器系	腎腫瘍，尿管閉鎖，精巣腫瘍，卵巣腫瘍，性器出血
神経系	髄膜浸潤，中枢神経麻痺，頭蓋内腫瘤，脊髄腫瘤，眼窩内・近傍の腫瘤，末梢神経障害，進行性多巣性白質脳症
内分泌系	甲状腺・副腎腫瘤
その他	骨浸潤，傍副鼻腔腫瘤，顎浸潤，皮膚浸潤，静脈あるいは動脈閉塞，心嚢水，心筋浸潤，胸水，肺浸潤
全身症状	発熱，盗汗，体重減少，倦怠感

- その他，発症部位特有の症状

● **検査所見**　以下の所見を確認する。

(1) 血液検査：一般血液検査，生化学検査，血清検査，可溶性 IL-2 受容体
(2) リンパ節生検
(3) 画像診断：ガリウムシンチグラム，腹部超音波，胸部 X 線，CT，MRI，PET-CT
(4) 骨髄穿刺

◆ 心理・社会的側面

　病名を含めた多くの情報が患者に伝えられたうえで，長期にわたる治療が始まる。心理面では，告知後の危機的状態や，闘病意欲の継続の問題などを有し，そのほか社会的・経済的にも多くの問題を有する。具体的なアセスメントのポイントは以下のとおりである。

(1) 病名，治療方針，治療効果に関する医師からの説明と患者の受けとめ方
(2) 患者の心理的・情緒的状態
(3) 患者にとって心配なこと，困ったこと，困難なことなど
(4) 患者が困難なできごとに遭遇したときの対処の仕方
(5) 日常生活の過ごし方・習慣
(6) 患者の社会的役割と現在の変化
(7) 患者が最も信頼し，頼っている重要他者は誰か
(8) 家族は患者をどのように受けとめているか
(9) 家族は患者をどの程度サポートできるか

3　看護目標

(1) 悪性リンパ腫に伴う症状による苦痛を緩和し，出血・感染の予防，早期発見に努めることができる。
(2) 治療に伴う副作用・合併症の予防，早期発見に努めることができる。
(3) 開始した治療を最後まで継続できる。

（4）患者が主体的に闘病できる。

（5）有意義かつ安楽な療養生活を送ることができる。

4 看護活動

　悪性リンパ腫の看護活動は，発病の部位により多様である。繰り返される薬物療法および放射線療法中の患者を支えることが重要である。

▍病状の進展に伴う苦痛の緩和

　悪性リンパ腫の病態の進展に伴って，腫脹の部位に関連した消化器症状など，特有な症状があらわれる。化学療法や放射線療法に伴い症状は改善するが，一方で治療の副作用としての症状が生じる（●164ページ，179ページ）。

6 多発性骨髄腫患者の看護

　多発性骨髄腫は，形質細胞が腫瘍化し，骨髄中で増殖する疾患である。骨髄浸潤による正常造血細胞の減少や，Mタンパク（●130ページ）に由来する物質が全身の臓器に沈着するアミロイドーシス，骨破壊の活性化などが生じ，腎機能障害，骨痛，貧血などの症状を呈する。男女比は同程度で，60歳以降に多い病気である。

1 アセスメント

◆ 身体的側面

● **自覚・他覚症状**　患者は貧血症状の悪化や骨痛などで受診して診断される場合もあるが，無症状で，健康診断の検査値の異常がきっかけとなる場合もある。多発性骨髄腫の患者では，全身的な症状と骨痛による特徴的な症状がみられる。

（1）正常造血細胞の減少に伴う症状

- 白血球減少：易感染，感染に伴う症状（発熱・発赤・腫脹など）
- 赤血球減少：息切れ・動悸・全身倦怠感など
- 血小板減少：出血傾向，鼻出血や皮下出血など

（2）過粘稠度症候群やアミロイドーシスに伴う症状

- 全身の臓器障害，とくに腎機能障害
- 倦怠感，体重減少，浮腫

（3）骨変化に伴う症状

- 骨痛
- 病的骨折
- 高カルシウム血症

（4）薬物療法の副作用に伴う症状

　骨髄抑制，吐きけ・嘔吐，口内炎，脱毛，色素沈着，便秘など

● **検査所見**　血液検査や尿検査を行うとともに，骨髄穿刺によって骨髄中の形質細胞の増加が確認される。病気の状態を把握するために，血中や尿中

のMタンパクの増加，貧血の進行，腎機能の悪化（骨髄腫腎），骨病変や高カルシウム血症の出現などが評価される。

(1)血球計算：赤血球数，白血球数，血小板数，ヘモグロビン量，ヘマトクリット値
(2)血液検査・尿検査によるMタンパクの確認
(3)骨髄検査：骨髄穿刺
(4)血液生化学検査：血清総タンパク質，アルブミン，カルシウム，クレアチニン，血中尿素窒素（BUN），AST，ALT
(5)画像診断（骨および全身の状態）：X線検査，CT検査，MRI検査

◆ 心理・社会的側面

　高齢患者が多いことや，病態に個別性が高いことをふまえ，治療時には，認知機能や社会的な側面などを含めた包括的なアセスメントが重要である。
　患者には，「血液のがんの一種である多発性骨髄腫」のように説明されるが，病名が聞きなれないことに加えて，無症状の場合などには理解がむずかしい。一方で，悪性の疾患に罹患したことで，死をも連想させる強い不安や恐怖心をもつ患者も多い。また，積極的な治療の場合，薬物療法や造血幹細胞移植の適応となり，長期間の療養生活となる。

2　看護目標

(1)感染や出血を予防し，苦痛な症状が緩和できる。
(2)長期にわたる治療において生活の調整ができる。
(3)治療に伴う副作用に対して効果的なセルフケア行動がとれる。
(4)骨痛や病的骨折による痛みに対して適切な対処療法で緩和ができる。
(5)病気や治療に伴う不安が表出でき，患者の意向をふまえた療養生活ができる。

3　看護活動

　治療は病気の進行の程度により異なり，無症候性多発性骨髄腫は症状がないため，定期的な経過観察のみとなる。治療が必要となる場合は，病気に特有の症状がある場合であり，薬物療法や造血幹細胞移植などの治療が行われる。いずれの場合も，長期的に治療をしながらの生活の調整と，副作用対策が重要となる。
　症状に対する看護は，骨痛や病的骨折への対応であり，破骨細胞からの影響を減弱する分子標的薬の使用，疼痛時には適切な鎮痛薬を用いるなどである。病的骨折を生じないように患者に負荷のかかる体位を予防することや，骨折時は治癒が遷延するために，長期間の安静保持のための体位の工夫が必要になること，効果的な鎮痛薬を使用することなどが重要である。
　また，経過のすべてにおいて，観察やケアのポイントは，貧血，易感染，出血傾向という血液3系統の異常に対する予防・早期発見・ケアである。これらの具体的な対策は，白血病や悪性リンパ腫患者などと同様である。

7 免疫性血小板減少症患者の看護

　免疫性血小板減少症（特発性血小板減少性紫斑病）は，血小板に対する自己抗体によって血小板の寿命が短縮し，出血傾向が出現する病気である。6か月以内に血小板が正常に回復する急性型は小児に多く，成人では6か月以上持続する慢性型が多い。

1 アセスメント

◆ 身体的側面

● **自覚・他覚症状**　血小板減少に伴う全身の点状・斑状の出血，粘膜の出血，便や尿への血液混入，月経過多・性器出血がとまりにくいなどがおもな症状であるが，重篤な場合は脳出血などにいたる。

● **検査所見**　血小板数は減少しているが，骨髄検査では，巨核球数は正常ないし増加している。赤血球数と白血球数は正常である。

◆ 心理・社会的側面

　病因が不明で，難病に指定されている。日常生活に不自由のない場合も多いが，血小板減少が強い場合は生活に注意を要するため，患者が病気の経過を自覚することが重要である。

2 看護目標

（1）血小板数が低値の場合は，打撲するような運動を控えるなど，体調にあわせた活動範囲で生活することができる。

（2）皮膚の点状出血や口腔内血腫などの出血状態を自己観察し，医療者に相談する症状を理解し，必要時には受診することができる。

（3）感冒などで症状の悪化を生じることがあるため，日常生活に留意する。

3 看護活動

　出血傾向は生命に直結する症状であるため，看護師は，患者が病態や血小板数に合わせた生活の仕方を工夫できるようにかかわる。抜歯や手術を受ける必要がある場合は，主治医に相談するようにすすめる。薬物療法としては副腎皮質ステロイド薬などの投与が行われる。

8 血友病患者の看護

　血友病は凝固因子である第Ⅷ因子，第Ⅸ因子のいずれかの欠乏が原因であり，代表的な遺伝性疾患である。原因となる遺伝子はX染色体上にあり，X連鎖潜性（伴性劣性）遺伝を示すため，ほとんどの患者が男性である。

1 看護のポイント

■ 凝固因子補充療法への援助

　血友病のおもな治療は，欠乏している凝固因子の補充である。補充法としては，出血症状の前徴の出現時，リスクの高い時期，出血時の間歇的な補充，また重症時に持続的に補充する方法などがある。出血の初期症状を患者・家族が十分に理解し，凝固因子補充の必要性を早期に把握できるように支援する。

　凝固因子の補充では，凝固因子製剤を生涯にわたり経静脈的に投与することになる。そのため，その管理や副作用対策などが必要となる。患者は出血しやすいにもかかわらず，静脈内注射を頻回に行うことになるため，注射部位の十分な止血や，中心静脈カテーテルの管理も重要である。

　また，凝固因子製剤による早期止血や定期的な注射による血友病性関節症❶などの慢性的な障害を防止するために，在宅自己注射療法（家庭療法）が認可されている。家庭療法にあたっては，患者・家族の希望や理解度，医療スタッフとの関係性などをふまえたうえで，基礎知識，技術，緊急時の対応などについて適切な教育を行う。

NOTE
❶血友病性関節症
　関節内の出血が繰り返されることで，関節滑膜の滑りや関節の動きがわるくなり，進行すると拘縮や強直などの症状を呈する。

■ 症状緩和への支援

　凝固因子の異常により出血を繰り返すために，出血を予防する生活指導，症状の早期発見などが重要である。出血の初期症状の発見とともに，発見時に症状を悪化させないための基本原則である RICE（安静 rest，冷却 ice，圧迫 compression，挙上 elevation）を患者や家族が実践できるように指導する。

　また，出血部位によっては痛みが強く，鎮痛薬が適応となる。しかし，非ステロイド性消炎鎮痛薬（NSAIDs）は血小板凝集抑制作用があることから，凝固因子補充療法と並行して用いるなど，十分な注意が必要である。

■ 血液製剤による感染

　血友病患者に対する看護では，血液製剤による感染症患者が多いことも重要である。とくに血液製剤による HIV 感染者の多くが血友病患者であることは，医療者として知っておくべき重要事項である。血液製剤による肝炎ウイルスキャリア患者も多いため，血友病患者は，HIV 感染症の治療や肝炎治療が並行して必要な場合も多いことを考慮して看護にあたる必要がある。

2 アセスメント

◆ 身体的側面

● **症状・徴候**　血友病は，関節内や筋肉内などの深部組織への出血の影響が大きく，長期的な関節内出血により関節が変形してかたまる変形拘縮を生じることが多い。関節内出血のおもな症状は，出血部位の疼痛・腫脹・熱感である。また，頭蓋内出血などの致命的な症状を呈することがある。

● **検査所見**　第Ⅷ因子・第Ⅸ因子の異常がみられ，活性化部分トロンボプラスチン時間（APTT），部分トロンボプラスチン時間（PTT）が延長する。

血管や血小板の異常ではないため，血小板数，出血時間，プロトロンビン時間(PT)，トロンビン時間(TT)は正常である。

◆ 心理・社会的側面

　先天性の疾患であるために，遺伝に関する問題は大きく，家族の苦悩などを考慮したケアが重要である。また，周産期・新生児から成人に達するまで長期間の継続したケアが不可欠である。血液製剤による感染症患者では，その心理的負担についても考慮しなくてはならない。医療費が高額となるため，経済的な問題もある。

3　看護目標

（1）生涯にわたる凝固因子補充療法が適切に行われる。
（2）凝固因子補充療法に伴う副作用・合併症の予防，早期発見に努めることができる。
（3）出血の初期徴候を患者や家族が発見できる。
（4）HIV・肝炎ウイルスの重複感染に対して，適切な薬物療法および自己管理ができる。

4　看護活動

　血友病患者の看護活動では，繰り返される凝固因子補充療法が適切に実践されるように患者を支えることが重要である。また，出生時から生涯にわたり長期的に継続したフォロー体制の確立を要し，遺伝性の疾患であるために，家族へのカウンセリングなども重要である。
　HIV・肝炎ウイルスの重複感染症患者が多いために，適切な薬物療法および自己管理に向けた支援が必要とされる。

✐ work　復習と課題

❶ 貧血のある患者に対する食事療法の指導について述べなさい。
❷ 出血傾向のある患者の看護として，出血予防と止血について述べなさい。
❸ 骨髄穿刺の際の介助法の要点をあげなさい。
❹ 造血器腫瘍患者に行われるがん薬物療法における副作用への具体的な援助について述べなさい。
❺ 造血幹細胞移植後の早期の感染予防の要点をまとめなさい。
❻ 急性骨髄性白血病の各病期における援助について，その要点をまとめなさい。
❼ 急性骨髄性白血病患者の家族に対する援助について述べなさい。
❽ 悪性リンパ腫患者への看護のポイントについて述べなさい。
❾ 血友病患者への看護の要点をまとめなさい。

第 **7** 章

事例による看護過程の展開

A 急性骨髄性白血病患者の寛解導入時の看護

　急性骨髄性白血病は急速に病状が進行する疾患であるが，抗がん薬治療による治癒が期待できる疾患でもある。したがって，すみやかに診断を確定し，治療を開始する必要がある疾患である。

　血液検査などから急性骨髄性白血病が疑われると，検査や処置があわただしく進められ，診断を受けた直後から抗がん薬治療が開始される。その展開の速さには，患者も家族もとまどうことが多く，精神的な動揺も大きいが，そのなかで副作用として大きな苦痛を伴う治療を継続しなければならない。看護師には，患者と家族が感じている不安やかかえている課題に適切に対処しながら，適切な治療の実施と，治癒を目ざした治療の完遂を支援することが求められる。

　ここでは，急性骨髄性白血病患者の寛解導入期における経過や，入院中の検査・処置・治療，患者・家族の心理状態，それにかかわる看護師の援助について示す。

1 患者についての情報

■1 患者のプロフィール

- **年齢・性別**：Sさん（35歳・男性）
- **病名**：FAB分類では，急性骨髄性白血病（AML）M4
  WHO分類では，急性骨髄単球性白血病
- **既往歴**：なし
- **職業**：会社員
- **家族構成**：専業主婦の妻（33歳），娘（5歳），患者の両親（ともに62歳）との5人暮らし。
- **性格**：まじめで几帳面。前向きな性格で仕事熱心。

■2 入院までの経過

　Sさんは，1か月ほど前から倦怠感が続いていたが，仕事の疲れや1歳になったばかりの娘の世話で夜間の睡眠が十分にとれていないことが原因ではないかと思っていた。しかし，倦怠感は改善せず，感冒様症状も出現したので，かぜをひいたのだろうと思って，市販薬で症状をやわらげ，仕事を続けていた。

　ちょうど，会社の健康診断で受けた血液検査で，白血球数の異常な上昇（69,000/μL），赤血球数・ヘモグロビン値の低下がみとめられたため，血液内科のある総合病院を紹介され，受診した。

　受診時は，倦怠感と労作時の動悸と息切れ感，軽度の発熱（37.5℃）があった。再度，血液検査を行った結果，末梢血中にも芽球（35%以上）がみとめられ，骨髄検査の結果，急性骨髄性白血病と診断された。

3 入院直後から寛解導入療法開始までのSさんの状況

　Sさんは，健康診断で血液検査の異常を指摘されてから，総合病院であわただしく診察や検査などが進められていくことにとまどいを感じていた。自宅の家族に状況を連絡したところ，妻がすぐに総合病院にかけつけた。Sさんと妻がそろったところで，担当医師は診断名を告げ，すぐに入院して治療を開始する必要性があることを説明した。Sさんも妻も突然のことにとても動揺し，妻は涙を流し，言葉を発することはできなかった。

　入院後に再度医師から，病状や，治癒を目ざしてすみやかに寛解導入療法のイダルビシン塩酸塩＋シタラビン療法（IDR＋Ara-C 7＋3療法）を開始すること，そのために中心静脈カテーテルの挿入が必要であること，治療期間が長期化すること，感染予防のため個室での生活に制限されること，治療に伴って強い副作用が生じること，性腺機能障害や二次がんなどの晩期合併症がおこる可能性があることについて説明された。

　医師の説明後，看護師が声をかけると，Sさんは「すぐに治療が必要なことはわかりましたが，いまかかえている仕事の調整も必要ですし，数日待つことはできないのでしょうか。治療や入院はどのくらいの期間がかかるものなのでしょうか。仕事も休まなければならなくなるし，入院や抗がん薬の治療なんてはじめてだし，どんなふうになるのでしょうか。どうしたらいいのか，まったくイメージができなくて……。子どもだってまだ小さいし，ちゃんと治るんでしょうか……」とけわしい表情で話した。

　妻は涙を流してSさんのそばに座っていた。看護師が「突然のことで不安ですよね」と声をかけると，「はい，不安しかないです。こんな病気になるなんて，考えたこともなかったし，2人目の子どももほしいね，と話していたので，子どももできなくなってしまうと聞いて，本当にショックです。入院も長くなるんですよね。5歳になった娘に，パパが帰ってこなくなることをどう話したらいいか。娘もさみしい思いをすると思うんです」と話した。
- **検査データ**：白血球数 71,200/μL，赤血球数 248万/μL，ヘモグロビン値 9.4 g/dL，血小板数 16.0万/μL，芽球 35.0%，LDH 649 IU/L，CRP 0.4 mg/dL，骨髄中の芽球 75.6%

4 寛解導入療法開始後のSさんの現状

　Sさんは妻に付き添われ，血液・腫瘍内科病棟の個室に入室した。Sさんの同意を確認したあと，すぐに中心静脈カテーテルの挿入術が行われた。その後，吐きけ・嘔吐を予防するための制吐薬が投与され，イダルビシン塩酸塩とシタラビンの静脈内投与が開始された。

　24時間の点滴が続くことや，治療に伴って必要になる生活上の注意点などについて，看護師から説明を受けながら，「気をつけないといけないことがたくさんあるんですね。覚えきれないな。でも，ちゃんとやらないと治療がうまくいかないですよね」と落ち着いた様子で話した。

　一方で，妻は言葉も少なく，表情もかたいままで，Sさんのそばに座っていた。

✔ 情報収集のポイント

- □ **検査所見**：入院時の白血球数増加，赤血球数と血小板数の減少はなにをあらわしているか。
- □ **治療**：寛解導入療法とはどのような治療か。白血病の治療目的はなにか。治療計画の全体像はどのようになっているか。
- □ **支持療法**：寛解導入療法による副作用や合併症の予防のために，どのような対処方法がとられているか。また，苦痛な症状が出現した場合，どのように対処することになっているか。
- □ **入院生活**：はじめての入院生活で，自由に活動できない個室での生活は，患者にとってどのような制限があるか。
- □ **身体症状**：疾患と治療により，患者はどのような苦痛を感じているか。また，どのような看護援助が必要になるか。
- □ **精神的状態**：突然の診断と治療開始までの急激な展開に対して，患者はどのような気持ちをもっているか。疾患や治療をどのように受けとめているか。家族はどのような気持ちで患者にかかわっているか。
- □ **社会的側面**：長期間の入院と療養生活を要する治療は，患者と家族にどのような影響を及ぼすか。仕事や経済的側面への対処として，なにができるか。
- □ **セルフケア**：化学療法を継続する患者にはどのようなセルフケアが必要か。患者と家族のセルフケア能力はどうか。

② 看護過程の展開

1 アセスメント

◆ 骨髄抑制

　急性骨髄性白血病のSさんの骨髄や末梢血中では，白血病細胞が増加しており，骨髄で正常な造血が行われていない状態である。また，寛解導入のための抗がん薬治療により，白血病細胞だけでなく正常な造血細胞も影響を受け，骨髄抑制の進行が予測される。

　骨髄の3系統（白血球・赤血球・血小板）が正常に機能していない状態では，白血球，とくに好中球減少による易感染状態，赤血球・ヘモグロビンの減少による貧血，血小板減少による出血傾向が問題となる。重篤な合併症をおこさないためにも，医療者は異常の早期発見と早期対応に努め，Sさんや家族にも，これらに注意したセルフケアを行ってもらうことが重要になる。

◆ 抗がん薬治療に伴う急性の副作用

　Sさんの今回の治療は，治癒を目ざした治療の一部となる寛解導入療法である。寛解の確認後は，引きつづいて地固め療法（寛解後療法）が行われることになる。治療を最後まで完遂することが重要であるため，抗がん薬が確実かつ安全に投与され，苦痛な副作用症状を緩和し，安楽に治療をのりこえられるように援助することが必要になる。

　Sさんに投与されるイダルビシン塩酸塩とシタラビンの副作用には，吐きけ・嘔吐，口内炎，骨髄抑制などがあるが，寛解導入療法の初期に，とくに注意が必要となるのは腫瘍崩壊症候群であり，予防策の実施が重要である。また，初回治療時の吐きけ・嘔吐のコントロールは，今後の抗がん薬治療時におこりえる予期性の吐きけ・嘔吐を予防するためにも，確実に行う必要がある。

◆ 支持療法の管理

　白血球減少によって発熱性好中球減少症が生じると，抗菌薬の投与や，好中球減少が長期化した場合のG-CSF製剤の投与が必要になる。また，赤血球・ヘモグロビンおよび血小板の減少が進行した場合は，輸血などの支持療法が必要となる。これらの支持療法を適切に管理し，Sさんの身体的苦痛や不安に配慮したかかわりとセルフケア支援の継続が重要になる。

◆ 心理・社会的側面

　Sさんにとって入院生活ははじめての体験であり，制限の多い療養生活に，不自由さやストレスを感じることも予測される。また，長期入院と治療によって，家庭や職場でのSさんの役割を変更せざるをえなくなる。これらに対するSさん自身の気持ちや受けとめ方をとらえ，入院生活への適応，家族のなかの役割変更，職場との調整などを進められるように支援する必要がある。

　また，家族にとっても，突然の病気や入院治療の開始は受け入れがたいものであり，今後の経過や自分たちにできることについて，とまどいや不安をかかえていると予測される。家族の心身の状態にも配慮し，安心してSさんの療養生活を支えていけるように支援する必要がある。

2 看護問題の明確化

　上述のアセスメントにより，以下の看護問題が明らかになった。

#1　骨髄抑制による感染のリスクが高い。

#2　薬物療法の副作用による吐きけ・嘔吐や口内炎発症のリスクが高い。

#3　腫瘍崩壊症候群の予防策が確実に行われる必要がある。

#4　骨髄抑制による貧血や出血のリスクが高く，同時に，治療や検査・処置による苦痛がある。

#5　本人と家族（とくに妻）の心理的衝撃や不安が強い。

3 看護目標と看護計画

#1　骨髄抑制による感染のリスクが高い。

▌看護目標

　重篤な感染症をおこさない。

▌看護計画

● 観察計画

(1) バイタルサイン：体温，脈拍，呼吸数，血圧，意識状態。とくに悪寒戦
慄を伴う発熱(38.0℃以上)の有無，発熱パターン・熱型

(2) 感染しやすい部位の観察：口腔内の炎症・粘膜障害，呼吸器症状，陰
部・肛門の炎症・粘膜損傷，消化器症状，皮膚障害，眼・耳・鼻の炎症

(3) 中心静脈カテーテル挿入部位の観察：刺入部，縫合部など

(4) 検査データの確認：血液検査(白血球数，好中球数，CRP など)，各種
細菌検査，胸部 X 線写真，CT 検査

● 実施計画

(1) 環境整備：個室隔離(清潔隔離)，室内の清掃(手で触れるところは重点
的に毎日ふき掃除)を行う。ほこりの立ちやすいものや生花・鉢植えな
どを室内に持ち込まない，呼吸器感染症などの可能性のある人の面会を
避ける。

(2) 中心静脈カテーテルラインの清潔管理：閉鎖式回路を使用する。点滴ラ
インの清潔操作を徹底する。中心静脈カテーテル刺入部位を消毒・保護
する。スタンダードプリコーションを遵守する。

(3) 身体の清潔保持：入浴・シャワー浴もしくは全身清拭，部分浴を行う。

(4) 陰部の清潔保持：排泄後の洗浄❶を行う。

(5) 口腔ケア：頻回の含嗽，食後の歯みがきを実施する。歯科受診を検討す
る。

(6) 発熱時の対応：医師の指示に応じて血液培養検査検体の採取，抗菌薬の
投与管理，解熱薬の投与，発熱による苦痛緩和のための冷罨法，悪寒出
現時の保温・温罨法を行う。

● 教育計画

(1) 行動範囲：必要時以外は病室外に出ないこと，検査などで室外に出る場
合は，マスクを着用することを説明する。

(2) 身体の観察と衛生習慣：感染源の侵入門戸となりうる身体部位について
説明し，セルフモニタリングを促す。身体の清潔の必要性を説明する。

(3) 口腔ケア：口腔ケアは，口内炎予防，呼吸器感染症予防のためにも継続
の必要があることを伝える。具体的な含嗽や歯みがきの方法を指導する。

(4) 食事の注意事項：病院食に準じた衛生的な食品とする。好中球の減少が
遷延する場合は，回復までは加熱調理された食事とする。

(5) 面会者の注意事項：家族などの身近な人の健康管理にも留意してもらう。
呼吸器感染症などの可能性がある人や，呼吸器症状のある人の面会は避
けてもらう。

(6) 感染予防のために日常生活や活動範囲の制限が続くため，つらいことや
疑問を感じることは話してもらい，可能な方法で気分転換を取り入れて
ストレスをかかえすぎないようにする。

📖 NOTE
❶女性は前から後ろにふく。

#2　薬物療法の副作用による吐きけ・嘔吐や口内炎発症のリスクが高い。

▌ **看護目標**

化学療法による副作用症状を予防する。

▌ **看護計画**

● **観察計画**

(1)予測される副作用の観察❶：急性期の吐きけ・嘔吐，遷延性の吐きけ・嘔吐，口内炎❷

(2)副作用出現時の症状の程度の観察：吐きけ・嘔吐の程度，出現頻度，持続期間。口腔粘膜の状態（発赤・腫脹・損傷・水疱・アフタ・血腫・潰瘍の有無・大きさ），口腔内の痛みやしみる感じなどの不快感，口腔内出血，口唇・口腔内の乾燥，舌苔の有無

(3)食事摂取量・飲水量：吐きけ・嘔吐や口内炎のために食事が苦痛になっていないか。嗜好の変化はないか。

(4)検査データの確認：白血球数・好中球数・血小板数，血清総タンパク質，アルブミン値，CRP，電解質など

● **実施計画**

(1)吐きけ・嘔吐

- 予防策：制吐薬の予防投与を確実に行う。無理に食事をすすめない，治療当日の食事は控えめにする。
- 出現時の対応策：吐きけの程度を観察し，苦痛が強くならないうちに，食前の制吐薬内服など，追加の制吐薬の使用を考慮する。
- 食事内容：刺激物を避ける，さっぱりしたもの・のどごしのよいもの，水分の多いものをすすめる，1品の量を少なめにするなど，本人の好みも含めて考慮する。

(2)口内炎

- 予防策：口腔ケア実施のための環境調整・準備を行う。口腔乾燥を避けるため，口唇・口腔内の保湿を行う。含嗽薬が不快で含嗽頻度が少なくなるようであれば使用を控え，水道水での頻回な含嗽をすすめる。
- 出現時の対応策：痛みがある場合には鎮痛薬を投与する（経口投与，静脈内投与，局所投与）。苦痛の少ない口腔ケア方法❸に変更する。食事内容を工夫し，刺激物やかたいもの，熱いものを避ける，やわらかく水分の多いものを取り入れる。

● **教育計画**

(1)副作用症状のセルフモニタリング方法：吐きけの苦痛は主観的であるため，つらいときは遠慮なく医療者に報告してよいことを伝える。口腔内の観察ポイントを伝え，口腔ケアを行ったときに，鏡で自分の口の中の様子を観察してみるよう指導する。

(2)吐きけ・嘔吐の出現時の対処方法：予防的な制吐薬使用の効果を理解してもらい，症状出現時には遠慮せず早めに医療者に伝えるよう指導する。症状出現時は安静に過ごし，食事・飲水は無理に行わないこと，適度な

NOTE
❶使用される薬によって観察項目は異なる。そのため，薬ごとの副作用症状のリスクを事前に確認しておく。
❷投与後10日目以降に注意が必要である。

NOTE
❸含嗽薬や水道水でしみる感じや痛みが強い場合，生理食塩水での含嗽が推奨される。

気分転換により吐きけ・嘔吐が軽減することを伝える。

(3)口腔ケアの方法：含嗽を回数多く行い，食事をしていなくても 1 日 1 回はブラッシングを行う。苦痛なく継続できる方法❶を取り入れる。

(4)症状や口腔内の状態を一緒に観察し，セルフケアできていることを評価し，自己効力感を高められるようにかかわる。

#3　腫瘍崩壊症候群の予防策が確実に行われる必要がある。

▌看護目標

腫瘍崩壊症候群を予防する。

▌看護計画

● 観察計画

(1)バイタルサイン，全身状態の観察：不整脈の有無，意識状態，痙攣などに注意する。

(2)尿量，尿比重，尿 pH を観察する。

(3)検査データの確認：腎機能検査，尿酸値，電解質バランス(血清中のカリウム・リン・カルシウム)

● 実施計画

(1)尿量維持のための補液の維持と，水分の出納管理を確実に行う。

(2)医師の指示に応じて高尿酸血症治療薬(アロプリノール，フェブキソスタット，あるいはラスブリカーゼ)を確実に投与する。

● 教育計画

(1)尿量維持の必要があるため，補液量が多くなり，夜間の排尿も多くなることを伝える。

(2)夜間排尿時の危険防止対策として，環境整備や，ふらつきなどがある場合は看護師を呼ぶことなどについて説明する。

(3)高尿酸血症治療薬を内服もしくは点滴投与する必要性を説明する。

#4　骨髄抑制による貧血や出血のリスクが高く，同時に，治療や検査・処置による苦痛がある。

▌看護目標

治療や検査による苦痛を緩和し，身体損傷と重篤な出血をおこさない。

▌看護計画

● 観察計画

(1)バイタルサイン：体温，脈拍，呼吸状態，血圧，意識状態

(2)全身状態の観察：倦怠感・不快感などの自覚症状，皮膚・粘膜の状態(点状出血斑，紫斑，擦過傷，血腫など)

(3)検査データの確認：血小板数，赤血球数，ヘモグロビン値など

(4)尿・便の潜血反応

(5)身体活動性の状態の観察：ふらつき，立位・歩行時の安定性

(6)骨髄穿刺・腰椎穿刺の際などには，必要に応じた処置時の状態観察・苦痛症状の観察・止血確認

● **実施計画**

(1) 環境調整：危険防止・転倒による身体損傷防止のため障害物の撤去など
　　を行う。

(2) 出血時の対処の準備と対応を行う。

(3) 医師の指示に応じて，赤血球・血小板の輸血を適切に行う。それぞれの
　　輸血の必要性を説明し，実施する。輸血後急性反応の観察，症状出現時
　　の対応を行う。

(4) 必要に応じた処置時の介助(骨髄穿刺・腰椎穿刺など)：検査の必要性を
　　説明し，検査時間と清潔ケアなどの時間調整を行う。処置中も声かけを
　　行い，不安の軽減に努める。処置終了後の穿刺部のケアを適切に行い，
　　止血が十分に行われていることを確認する。処置後の痛みに対応する。

● **教育計画**

(1) 貧血症状出現時の注意点：出現しやすい貧血症状について説明し，ふら
　　つきやめまいなどによる転倒・身体損傷予防に留意すること，休息を十
　　分にとることを伝える。適度な運動は倦怠感の緩和に有効であるが，無
　　理な運動にならないように留意してもらう。

(2) 出血予防：血小板数の減少時は，身体損傷を避けるため，日常生活活動
　　に留意してもらう。清潔ケアでは，身体を強くこすらないよう，愛護的
　　な洗浄を指導する。口腔ケアでは歯肉部分への強いブラッシングは避け
　　てもらう。皮膚損傷や点状出血などがないか，入浴時などに全身の観察
　　を行ってもらう。

(3) 輸血後反応の症状と医療者への報告：輸血開始後，とくに血小板輸血で
　　はアレルギー反応が出現しやすいため，特徴的な症状(蕁麻疹様の皮疹，
　　膨隆疹，発熱，気分不快など)を説明し，症状出現時はすみやかに報告
　　するよう指導する。その際に医療者が行う対応についても説明し，症状
　　に対処できることを伝える。

#5　本人と家族(とくに妻)の心理的衝撃や不安が強い。

▐ 看護目標

　本人と家族が現状を受け入れ，対処できるようにケアを行う。

▐ 看護計画

● **観察計画**

(1) Sさんの病状や，疾患と治療方針についての理解度

(2) 病気の受けとめ方

(3) Sさんおよび家族の表情や言動，休息や睡眠の状況

(4) Sさんの入院後の家族の状況

(5) 同居しているSさんの両親と，Sさんの妻の協力の程度

(6) 過去のストレスフルな状況への対処法

● **実施計画**

(1) Sさんおよび家族の気持ちや不安に感じていることなど，感情を表出す
　　る機会をつくるための，安全な場所と時間を確保する。

（2）話すことをさえぎらず，ありのままに受けとめ，傾聴する。

（3）表出された気持ちや不安なことを一緒に整理する。

（4）観察されたSさんおよび家族の状態をアセスメントし，必要に応じて専門的な介入を計画する。

● 教育計画

（1）病気や治療について，不安や疑問があれば，いつでも医療者に相談してよいことを伝える。

（2）不安や疑問の解決に必要な情報提供を行う。

（3）希望があれば，ほかの専門職による支援を依頼できることを伝える。

（4）家族の気持ちを受けとめつつ，Sさんの治療への姿勢，病気に対する受けとめ方に目を向け，一緒にのりこえていくためにできることを話し合う。

（5）本人と家族が，病気や治療に向き合う気持ちと今後の希望などについて話し合う機会をもつことを提案する。

4　実施と評価

#1　骨髄抑制による感染のリスクが高い。

　治療開始10日後には，白血球数1,000/μL，好中球数500/μLまで減少し，悪寒を伴う発熱と解熱を繰り返すようになった。治療中から吐きけ・嘔吐と全身倦怠感が強く，口腔ケアなどのセルフケアはきちんと継続できなかった。口内炎も発症し，口腔ケアはますます苦痛を伴うようになった。発熱は，口腔粘膜障害部位からの感染によるものと考えられ，抗菌薬の投与が開始された。身体の清潔ケアや口腔ケアは，解熱して苦痛の少ない時間に手早く行い，休息がとれるように配慮した。発熱時は，悪寒や熱感，解熱薬使用後の発汗などの症状に応じて，苦痛をやわらげるケアを継続した。

　治療開始25日後には，白血球数4,500/μL，好中球数1,200/μLまで回復し，口内炎も改善した。発熱もみられなくなった。

　骨髄抑制期の感染症は避けられない場合もあるが，適切な観察と対応により，患者の苦痛を軽減する必要がある。

#2　化学療法の副作用による吐きけ・嘔吐や口内炎発症のリスクが高い。

　抗がん薬投与中から吐きけ・嘔吐が出現した。制吐薬使用により嘔吐回数は減少したものの，吐きけは持続した。全身倦怠感も伴い，食事はほとんど摂取できず，飲水がわずかにできる程度であった。「口腔ケアにより，吐きけが増強してしまう」と歯みがきや含嗽も積極的に行えなかったため，気分のよいタイミングを見はからって，ベッドサイドで行えるように準備し，比較的不快感の少ない水道水のみでの含嗽とした。

　口内炎発症後は，ますます口腔ケアが苦痛になった。鎮痛薬により痛みを軽減し，含嗽時のしみる感じをやわらげるため，生理食塩水での含嗽に変更した。食事は中止し，摂取可能な水分のみを経口摂取してもらい，中心静脈

からの高カロリー輸液が開始された。

　白血球数の上昇に伴い，口内炎は改善し，食事摂取も少しずつ開始された。口腔ケアの不足が口内炎発症と感染症の原因になったことをSさん自身も実感し，次の治療では予防できるようにしたいと話した。

#3　腫瘍崩壊症候群の予防策が確実に行われる必要がある。

　腫瘍崩壊症候群の予防のため，アロプリノール内服は吐きけがやわらいでいるときに優先して行った。尿量維持のため，輸液量が多くなっていることで，排尿回数も多くなった。抗がん薬投与中の吐きけ・嘔吐，全身倦怠感が強かったため，危険防止も考慮して，排尿はベッドサイドの尿器を使用してもらうことにした。ベッドサイドでの排尿は，Sさんにとっては不快なものであったが，体動を少なくすることができてらくだという評価もあった。予防策は適切に実施され，腫瘍崩壊症候群の発症にはいたらなかった。

#4　骨髄抑制による貧血や出血のリスクが高い。

　抗がん薬投与から20日後ころには，血小板数1.7万/μL，ヘモグロビン値6.8 mg/dLと低下がみられ，血小板と赤血球の輸血が行われた。発熱や口内炎による苦痛の強い時期であり，輸血後反応の症状をSさん自身が観察する心身の余裕はなかったため，看護師が積極的に観察を行ったが，輸血後反応の症状はなく経過した。口内炎発症部位から少量の出血がみられることがあったが，輸血後には改善し，そのほかの身体部位の出血症状もみられなかった。清潔ケアや口腔ケアは，摩擦をできるだけ少なくするように留意して行った。

　抗がん薬投与から32日後には，血小板数も10万/μLに回復し，治療効果判定のための骨髄検査が行われた。Sさんの体調回復も良好で，検査はスムーズに行われた。

#5　本人と家族（とくに妻）の心理的衝撃や不安が強い。

　Sさんは，はじめての寛解導入療法を終えて，「治療がこんなにたいへんになるとは思っていなかった。本当につらかったが，こうしてのりこえられたことは，いろいろな人のたすけがあったからだと思う。家族も付き添ってくれて十分支えになってくれた。家族のためにもがんばって最後までのりきって，病気を治したいと思う」と話した。苦痛な症状を伴う治療であったが，のりこえられたことに達成感も感じているようであった。

　妻は強く励ますことはなかったが，手足のマッサージや，Sさんの気分のよさそうなときは，幼い娘の写真を見せて近況を話すなどしてそばにそっと寄り添っていた。「夫のつらい姿を見ているのは自分もつらかったけど，こうして生きていられることが大事。これからも一緒にがんばっていきたい」と話した。

　病名を知らされ，あわただしく治療が開始されたが，無事にのりこえられたことを実感し，現実的・建設的に今後の闘病生活を考えていく準備が整っ

たと考えられた。今後も適切な情報提供と対処方法の相談を行い，治癒という目標に向けて，Sさんと家族が協力し合えるような支援が必要である。

3　事例のふり返り

　白血病の急性期は，すぐに治療を開始しなければ生命にもかかわる重要な時期である。固形がんとは異なり，診断や病状，治療方針について時間をかけて説明を受け，治療を選択することができない場合も多い。患者や家族は，自分たちがおかれた状況を理解しきれないままに処置や治療が進められていると感じ，気持ちが追いつかずに動揺することも多い。そのようななかで，患者は病状や治療に伴う苦痛症状を体験する。

　看護師は，まず，患者と家族がおかれているこのような状況を理解したうえで，優先的に提供すべき情報を選択し，オリエンテーションする必要がある。そして，苦痛症状や身体の状態に応じて，患者にできないことは看護師がかわりに行い，セルフケアが可能になったときにはみずから実施してもらえるように，タイミングを逃さないかかわりが求められる。

　白血病の治療は長期にわたり，経過によっては造血幹細胞移植も考慮されるため，社会生活での役割変更が必要になる場合もある。治療経過やその効果，今後の見通しについて医療者間でも十分に情報を共有し合い，患者・家族のQOL向上のための療養生活を支援する視点が重要である。

B　悪性リンパ腫患者の外来における看護

　抗がん薬治療，および副作用や合併症への対応策などの支持療法の進歩により，現在では多くの抗がん薬治療が外来での通院で実施可能になっている。外来化学療法では，治療を継続しながら，仕事や家庭での社会生活を維持することができる。

　一方で，受診が抗がん薬の投与当日のみになることがほとんどであるため，患者は主要な副作用症状を自宅で体験することになる。そのため，副作用への予防的処置や副作用症状の早期発見と対応については，患者と家族のセルフケアが非常に重要になる。

　看護師には，抗がん薬の安全で確実な投与管理だけでなく，外来治療のための来院時という限定された短時間のかかわりのなかで，的確な情報を得て，患者のセルフケア能力を高める支援をすることが求められる。

　ここでは事例を通して，悪性リンパ腫で外来化学療法を受ける患者のかかえる問題とその看護について概説し，外来化学療法における看護師の役割について考えていく。

1 患者についての情報

■1 患者のプロフィール

- **患者**：M さん(54 歳・女性)
- **病名**：びまん性大細胞型 B 細胞リンパ腫(DLBCL)限局期(Ⅱ期)
- **既往歴**：とくになし
- **職業**：主婦。週 3 回パートタイムで図書館に勤務。
- **家族構成**：夫と子ども 2 人(会社員の長女，大学 3 年生の長男)の 4 人暮らし。
- **性格**：温厚かつ活発で，近所の主婦仲間との交流やボランティア活動にも積極的に参加する。

■2 受診までの経過

　5 か月前に左頸部に直径 1.5 cm 大のリンパ節腫脹が出現した。痛みや発熱などの自覚症状はなく数日で自然に縮小した。3 か月後に右頸部に直径 2 cm 大のリンパ節腫瘤が出現した。自覚症状はなかったが，リンパ節腫瘤が気になり，病院を受診し，リンパ節生検を行った結果，悪性リンパ腫と診断された。

■3 初診から初回治療までの経過

　悪性リンパ腫の診断後，病変の評価のため，PET 検査や CT 検査などを行った。リンパ節腫脹に伴う苦痛症状はほとんどなく，日常生活上の問題はなかった。治療は，R-CHOP 療法(リツキシマブ＋シクロホスファミド・ドキソルビシン塩酸塩・ビンクリスチン硫酸塩・プレドニゾロン)を 3 週ごとに 8 コース行うことになった。

　パフォーマンスステータスは 0 であり，リツキシマブ投与は初回のみ入院で行い，問題なければ，その後は CHOP 療法前日に外来通院で行うことになった。CHOP 療法は初回投与から外来で実施することになった。

　初回治療の開始前に，M さんは担当医師から R-CHOP 療法を治癒目的で行うことや，今後の治療計画，予想される副作用や合併症，検査予定などについて説明された。看護師からは，化学療法の副作用対策について，パンフレットを用いた説明を受けた。

- **初診時の検査データ**：白血球数 4,200/μL(好中球 1,500/μL)，赤血球数 410 万/μL，ヘモグロビン値 11.2 g/dL，血小板数 20.5 万/μL，LDH 358 IU/L，CRP 0.1 mg/dL
- **2 クール開始日の検査データ**：白血球数 3,000/μL(好中球 1,000/μL)，赤血球数 320 万/μL，ヘモグロビン値 9.7 g/dL，血小板数 12.8 万/μL，LDH 267 IU/L，CRP＜0.1 mg/dL

■4 M さんの現状

　M さんは，3 週間に 1 回の R-CHOP 療法を継続するために外来通院している。入院して実施した初回のリツキシマブ投与ではインフュージョンリアクションの出現が心配された。初回投与時は 50 mL(＝50 mg)/時から開始し，症状出現を確認しながら，30 分ごとに 50 mL(＝50 mg)/時ずつ投与速度を上げた。一時的にごく軽度の咽頭不快感が出現したが，慎重に経過観察

しながら，予定を変更することなく投与を終了した。投与終了後もインフュージョンリアクションの出現はなく，2回目以降は外来で投与可能と判断された。

　リツキシマブ投与の翌日には退院し，退院翌日には外来化学療法室でシクロホスファミド・ドキソルビシン塩酸塩・ビンクリスチン硫酸塩の投与を受け，プレドニゾロンの内服を開始した。投与当日に軽度の吐きけが出現したが，嘔吐にはいたらなかった。投与後2週目ころに便秘が気になりはじめ，下剤の内服を始めたところ，腹部膨満感があった。

　白血球減少による感染のリスクについては説明を受けていたが，発熱などの自覚症状はなく，現状の対応でよいのか不安も感じている。感染症が心配であり，また脱毛が生じたため，近所の人たちに治療中であることを知られたくないとの思いから，外出は控えるようになっている。脱毛に対してはかつらを準備し，パート勤務のときは着用して出勤している。

✔ 情報収集のポイント

□ **治療**：治療の目的・目標，方法はなにか。安全かつ確実に抗がん薬投与が行われるための注意事項はなにか。外来通院で治療を継続するうえでの留意点はなにか。

□ **支持療法**：抗がん薬治療に伴う副作用症状や合併症への予防策・対応策はなにか。

□ **検査所見**：白血球数・赤血球数・ヘモグロビン値・血小板数の変化は，患者のどのような変化をあらわしているか。

□ **日常生活**：治療を続けながら仕事や家庭などの社会生活を維持するうえで，予測される問題はなにか。

□ **身体症状**：治療に伴う副作用症状や合併症にはどのようなものがあるか。どのような援助が必要か。

□ **精神的状態**：定期的な通院や，社会のなかの役割や付き合いを続けるうえで，どのような精神的負担や不安を感じるか。

□ **社会的側面**：家族や周囲の人からは，どのような協力が得られるか。治療にかかる費用に対して社会資源の活用は可能か。

□ **セルフケア**：患者が主体的に治療を続けながら，社会生活を維持するために行えるセルフケアには，どのようなものがあるか。

2　看護過程の展開

1　アセスメント

　Mさんの治療計画は，R-CHOP療法を3週ごとに8コース行うものであり，治療期間は約6か月にわたる。この間の治療を確実かつ安全に実施することと，苦痛をできる限り軽減することにより，社会生活の維持と治療の完遂を支援する。

◆ 確実・安全な投与管理

　R-CHOP 療法では，分子標的薬，抗がん薬 3 種，副腎皮質ステロイド薬が用いられる。これらの薬剤の特徴や投与方法，投与上の留意点をよく確認して，すべての薬剤が最適な効果を発揮するよう，確実な投与を行う。

　また，投与は毎回，経静脈投与で行われる。リツキシマブは，インフュージョンリアクションの発症予防を考慮した投与方法❶に留意が必要である。使用される薬剤のうち，ドキソルビシン塩酸塩とビンクリスチン硫酸塩は起壊死性抗がん薬に分類され，血管外漏出（ろうしゅつ）が生じると皮膚障害が大きくなるリスクが高いため，十分な予防策を講じる必要がある。

□ NOTE
❶投与速度を段階的に増加させていく。最大で 400 mL（＝400 mg）/時までである。

◆ 抗がん薬治療に伴う副作用

　おもな副作用には，リツキシマブではインフュージョンリアクションがあり，シクロホスファミド・ドキソルビシン塩酸塩・ビンクリスチン硫酸塩に共通のものでは，吐きけ・嘔吐，骨髄抑制❷，脱毛がある。また，ビンクリスチン硫酸塩には，末梢神経障害による便秘や手足のしびれや感覚鈍麻といった感覚障害，シクロホスファミドには出血性膀胱炎，プレドニゾロンには食欲亢進，睡眠障害，気分の変化，消化器障害などの副作用がある。Mさんは初回の治療前にひととおりの説明は受けているが，それぞれの発症リスクの高い時期に，適切なタイミングで具体的な指導を受ける必要がある。

□ NOTE
❷とくに好中球減少に注意を要する。

　Mさんの場合，初回治療時の副作用症状は軽度で，予防薬の投与で対応可能であったが，今後，遅延性の吐きけ・嘔吐が出現した場合に，Mさんが自宅で対処できる方法を明確にしておく必要がある。また，遅れて生じた便秘の徴候には対処が必要である。末梢神経障害による便秘の場合，自覚症状がなくても便秘対策を継続する必要があるため，患者の理解と協力を得る。

◆ 感染予防

　Mさんには明らかな感染徴候はみとめられなかったが，骨髄抑制が出現する時期は自宅で過ごしているため，感染予防策や体調のモニタリングをMさんが主体的に行っていく必要がある。外来受診のタイミングで，セルフケアのための情報提供と，実施できていることの評価を行う計画をたてる。

◆ 心理・社会的側面

　Mさんには，骨髄抑制期の感染症に対する不安や，脱毛から生じた自己イメージの変化による社会的活動の低下があった。Mさん自身の日常生活や社会的役割，精神状態に配慮しながら，適切な知識に基づいた対処方法を一緒に考え，安心して治療を継続・完遂できるよう，前向きな気持ちを保つ支援が必要と考えて援助を行う。

2　看護問題の明確化

　前述のアセスメントにより，治療当日の看護問題として，以下の 2 点が明

らかになった。

#1　抗がん薬の特徴に応じて，投与管理上の留意事項がある。

#2　急性期に生じる副作用として，インフュージョンリアクション，吐きけなどの苦痛，抗がん薬の血管外漏出のリスクがある。

　また，治療を継続するなかでの看護問題として，以下の3点が考えられる。

#3　ビンクリスチン硫酸塩の副作用による便秘の苦痛がある。

#4　適切な感染予防行動に関する知識不足がある。

#5　脱毛や身体の脆弱性による自己イメージの変化がある。

3　看護目標と看護計画

#1　抗がん薬の特徴に応じて，投与管理上の留意事項がある。

▌**看護目標**

　抗がん薬が確実に，かつ安全に投与される。

▌**看護計画**

● **観察計画**

(1) 治療目的，治療計画，治療効果の判定時期と判定方法の確認

(2) 使用される薬剤の特徴の確認：投与中や投与後に出現する副作用，投与準備や投与中に注意すべき特徴，点滴ルートや輸液ポンプなどの準備に際しての留意点

(3) 投与当日のスケジュールの確認：投与順序，薬剤に応じた投与時間・速度など

(4) 投与当日の患者の全身状態の確認：バイタルサイン，副作用症状，検査データなど

● **実施計画**

(1) 患者の全身状態，検査データなどを確認し，抗がん薬投与の実施にあたっての医師の指示を確認する。

(2) 抗がん薬投与の準備：抗がん薬の調製は薬剤師が行うことが多くなっている。搬送された薬剤を確認し，投与経路に応じた点滴ルートなどの準備を行う。

(3) 抗がん薬投与のための血管確保と固定を確実に行う。

(4) 患者名，薬剤名，投与経路，投与量，投与速度などを確認し，投与を開始する。

(5) 投与中は，指示どおりに投与が行われているかを確認する。

(6) 投与中のMさんの全身状態，副作用症状，血管確保部位の状態を定期的に確認する。

(7) 投与終了時は，点滴ルート内を生理食塩水などで流して最後まで確実に投与し，血管確保部位の留置針を抜去する。止血を確実に行う。

● **教育計画**

(1) Mさんとともに，治療目的，治療計画，効果判定時期について確認する。

(2) 自宅で体験した苦痛症状や投与当日の体調は，投与量の減量や休薬の判

　断に重要となるので，遠慮せず医療者に伝えるように指導する。

（3）当日の投与スケジュールについて，M さんとともに確認する。

（4）投与中に生じる可能性のある症状や，投与中の血管確保部位の安静，お
　　　よび体動の際の注意事項を伝える。

（5）投与終了後，留置針の抜去後の圧迫止血の協力を得る。

＃2　急性期に生じる副作用として，インフュージョンリアクション，吐きけなどの苦痛，抗がん薬の血管外漏出のリスクがある。

▎看護目標
　急性期に生じる副作用を適切に予防する。

▎看護計画

● 観察計画

（1）リツキシマブ投与によるインフュージョンリアクションの観察：患者の
　　　訴え（咽頭部の不快感，気分不快感，息苦しさ，呼吸困難感など），バイ
　　　タルサイン，リツキシマブの投与速度変更後の症状の出現に留意する。
　　　リツキシマブ投与終了後も，24 時間以内は症状に注意する必要がある。

（2）吐きけ・嘔吐の観察：患者の訴え，顔色，表情，空嘔吐❶などの反応

（3）血管外漏出の観察：血管確保部位の発赤・腫脹，患者の訴え（痛み・圧
　　　迫感・違和感），点滴の滴下状態

NOTE

❶ 空嘔吐
　胃内容物がないため，飲み込んだ空気だけが吐出されることをいう。

● 実施計画

（1）インフュージョンリアクションや血管外漏出に備えて，緊急対応時に使
　　　用する薬剤や物品をあらかじめ準備しておく。

（2）インフュージョンリアクションの予防のために前投与を確実に行う。自
　　　己管理で内服してもらう場合は，患者に確認する。リツキシマブの投与
　　　速度を適切に管理する。

（3）抗がん薬の投与前に制吐薬の投与を確実に行う。予期性の吐きけ・嘔吐
　　　や緊張感による吐きけ・嘔吐が予測される場合には，抗不安薬の投与に
　　　ついて，医師の指示を確認する。

（4）血管外漏出の予防のため，血管確保の前にアセスメントを行い，屈曲の
　　　ない部位で太く弾力のある血管を選択する。確実な血管確保と固定を行
　　　う。

（5）それぞれの症状の出現時の対応について，医師の指示を確認する。

（6）症状出現時は，医師の指示に応じ，すみやかに対応し，報告する。

（7）症状緩和に努め，M さんの不安をやわらげるよう声かけを行う。

（8）リラックスして治療を受けられるよう，環境調整を行う。

● 教育計画

（1）予測される急性期の副作用症状や血管外漏出の徴候を M さんに説明し，
　　　異常に気づいたら，すぐに医療者に伝えるように指導する。

（2）予測される急性期の副作用症状や血管外漏出が生じた場合の対処方法を
　　　説明する。

（3）インフュージョンリアクション予防の抗ヒスタミン薬と解熱鎮痛薬を，

適切な時間に確実に内服することの重要性を説明する。

(4)投与中の吐きけ・嘔吐を予防するため，投与前の食事は軽めにしておくこと，締めつけの少ない衣服を着用することを説明する。

(5)血管外漏出の予防のため，とくに，ドキソルビシン塩酸塩とビンクリスチン硫酸塩の投与中は，安静を心がけるよう説明する。

#3　ビンクリスチン硫酸塩の副作用による便秘の苦痛がある。

▎看護目標

便秘が改善し，排便のコントロールができる。

▎看護計画

●観察計画

(1)排便の状態：便の性状・量・回数・間隔，治療前の排便パターンとの違い

(2)腹部の症状：膨満感・腹痛・不快感などの有無・程度・頻度，腸蠕動の状態（腸音の聴診）

(3)便秘の随伴症状：食欲不振・吐きけ・イライラ感など

(4)薬剤の使用状況

●実施計画

(1)下剤の使用：末梢神経障害による腸蠕動の低下を改善するため，大腸刺激性の下剤と便軟化薬を併用して，定期的に無理なく排便できるように，投与量を調整する。

(2)便秘への対応：腸蠕動が弱く，便が直腸に貯留していても排便できない場合は，浣腸や坐薬の使用も考慮する。骨髄抑制により白血球・血小板が減少するため，肛門や直腸内を傷つけないように注意する。

(3)腸蠕動の促進：腹部マッサージ，軽い運動を取り入れる。

(4)食事・飲水：適度な食事摂取は腸蠕動を促進する。便軟化薬は水分摂取量が少ないと効果が期待できないため，1日1,500 mL程度を目標に飲水を促す。

●教育計画

(1)排便習慣を整える：毎日トイレに座る時間を確保すること，排便をがまんしないことを伝える。

(2)排便状態の観察方法：便の性状（色・形・かたさ・1回量など）の見方を説明する。

(3)下剤使用量のコントロール方法：排便の間隔，便の性状，腹部症状などから，下剤の使用量の調節の目安を説明する。自分なりに苦痛のない排便パターンをつかんで，コントロールができていることを一緒に確認する。コントロールの方法がつかめるまで，排便状態と下剤使用状況，自覚症状について，記録に残すことを提案する。

(4)腸蠕動の促進方法：腹部マッサージの方法を説明し，軽い運動の方法や活動量の目安を伝え，生活のなかでの取り入れ方を一緒に計画する。

#4　適切な感染予防行動に関する知識不足がある。

▊ 看護目標

　患者が適切な感染予防行動をとれる。

▊ 看護計画

● 観察計画

(1)好中球減少と予測される感染症に対する M さんの知識

(2)感染予防に関する M さんの知識と認識

(3)M さんが現在行っている感染予防行動

(4)白血球数・好中球数・CRP

(5)感染徴候の有無

● 実施計画

(1)外来受診時に行った血液検査データ(白血球数・好中球数・CRP など)について説明を受けているかを確認する。

(2)白血球数・好中球数が基準値以下の場合には,抗がん薬投与が延期される。その場合の治療スケジュールについて確認する。

(3)粘膜障害による口腔粘膜炎部位からの感染予防のため,口腔ケアが維持できるよう,疼痛コントロールや含嗽方法を調整する。

● 教育計画

(1)好中球減少時期:抗がん薬投与後 7〜10 日目ころに白血球・好中球が減少し,感染のリスクが高くなることを説明する。

(2)感染に注意する部位:眼・耳・鼻腔・口腔・陰部や,損傷のある部位は感染源の侵入門戸となりやすいこと,消化管や呼吸器なども感染をおこしやすいことを説明する。

(3)感染予防策を説明し,習慣化を促す。

- 手指:手洗いの方法やタイミングを確認する。
- 口腔:含嗽,歯みがきの方法やタイミングを確認する。
- 陰部・肛門:排泄後の洗浄,毎日のシャワー浴・入浴。
- 消化管:食器・調理器具の清潔保持と,調理する人の健康管理と手指衛生の徹底により,新鮮なものを清潔に調理したうえで摂取するようにする。食品の鮮度や賞味期限・消費期限に留意する。食前の手洗いを実施する。
- 呼吸器:好中球減少時期には人ごみを避ける。外出時は混雑しない時間帯や交通機関を選ぶ。感冒症状や感染徴候のある人との接触を避ける。室内環境は一般的な清掃でよいが,換気を十分に行う。

(4)感染徴候出現時の対応を説明する:悪寒やふるえを伴う 38.0℃以上の発熱,咳嗽,喀痰,歯肉の腫脹,腹痛などの症状が出現した場合には,病院に連絡する。連絡先,連絡時に伝える事項❶を確認しておく。

(5)家族にも健康管理に留意してもらい,かぜやインフルエンザの流行期には予防策を講じてもらうように説明する。

▭NOTE

❶氏名,担当医,疾患名と受けている治療,現在の症状などを伝えてもらうようにする。

#5　脱毛や身体の脆弱性による自己イメージの変化がある。

▌看護目標

自己イメージの変化を受け入れ，対処し，治療を継続できる。

▌看護計画

● 観察計画

(1)Mさんが，病気・治療をどのように受けとめているか。

(2)Mさんが，脱毛をどのように受けとめているか。

(3)脱毛の程度とMさんの対処方法

(4)不安やストレスに対するMさんのコーピング方法

(5)夜間の睡眠状態，表情や言動，食欲，日常の活動状況

(6)家族の協力体制，そのほかのソーシャルサポートの有無

(7)治療継続に関する経済的負担の程度

● 実施計画

(1)Mさんの悩みや不安を傾聴し，感情を表出できる機会をつくる。

(2)Mさんから表出された感情について，共感的・支持的態度で接し，いま，どのような気持ちなのか，困っていることはなにかを一緒に整理する。

(3)病気や治療，脱毛などで制限されている社会生活での付き合いや役割を，Mさんと一緒に考える。具体的な対処方法についての情報提供を行い，過剰な制限による社会生活の質の低下を避ける。

(4)治療終了後には頭髪が再生することを説明し，喪失感をやわらげる。

(5)Mさんをサポートしてくれる周囲の人たちの存在を認められるよう，Mさんが家族と話し合う機会をつくれるよう提案する。

(6)治療継続にかかる費用と活用できる社会資源についての情報提供を行い，経済的負担の軽減をはかる。

● 教育計画

(1)病気や治療，今後の生活などについての疑問・質問には，医師や看護師などから説明を行う。

(2)気分の落ち込み，不眠，意欲の低下などがつらい場合や長期間持続している場合は，医療者に相談することを促す。

(3)Mさんの気持ちを受けとめ，理解を示したうえで，家族や周囲の人たちのサポートを受け入れることも大切であることを伝える。

(4)外見の変化への対応策として，かつら・帽子などの工夫，皮膚の変色・色素沈着，爪の変形・変色への対処方法などの情報提供をする。

(5)情報提供の際は，適切な対処を行えば，問題なく社会生活を維持できることに気づいてもらう機会とする。なお，治療による変化は一時的であるが，自己イメージに大きく影響することに配慮する。

(6)脱毛した毛髪の処理方法を説明する。

(7)外出や仕事による感染のリスクへの過剰な不安を軽減するため，感染しやすい時期や具体的な感染予防方法などを説明する。

(8)治療継続にかかる費用負担や，活用できる社会資源，医療ソーシャル

ワーカー(MSW)などの支援体制について，情報提供をする。

4　実施と評価

#1　抗がん薬の特徴に応じて，投与管理上の留意事項がある。

　Mさんの治療では，リツキシマブの投与速度に留意する必要があった。初回投与時の症状が軽微であったため，投与速度100 mL(＝100 mg)/時で投与を開始し，30分後に200 mL(＝200 mg)/時に速めた。投与速度がインフュージョンリアクションの発生のしやすさに影響するため，薬剤の調製濃度が1 mL＝1 mgであることを確認したうえで，その後も輸液ポンプを使用して観察をこまめに行い，適切な投与速度で確実な投与が行われるようにした。

　そのほかの薬剤は，血管外漏出による皮膚障害のリスクを考慮して輸液ポンプは使用せず，自然滴下で投与を行った。投与速度がまもられるように滴下状態を定期的に観察した。

#2　急性期に生じる副作用として，インフュージョンリアクション，吐きけなどの苦痛，抗がん薬の血管外漏出のリスクがある。

　それぞれの副作用予防の前投与が確実に行われるように留意し，Mさんに内服状況の確認を行った。リツキシマブの投与速度変更後も症状の出現はなく，吐きけの出現もなかった。

　血管外漏出を予防するため，血管確保は採血を行った右腕ではなく左前腕とし，関節運動の影響を受けない部位を選択した。血管確保部位と点滴ルートの固定を確実に行い，Mさんにも体動時の注意を促した。血管外漏出はおこらず，安全に投与が終了できた。

#3　ビンクリスチン硫酸塩の副作用による便秘の苦痛がある。

　ビンクリスチン硫酸塩の副作用である，末梢神経障害による便秘に対しては，予防策の継続が大切であることを説明すると，Mさんは「ただ，便秘しているのとはわけが違うのね」と納得した。毎食後の酸化マグネシウムの内服に加え，1日1回就寝前に，大腸刺激性下剤のセンノシドの内服を継続してもらった。その結果，毎日排便がみられるようになり，腹部膨満感も消失した。体調に合わせて，適度な運動や腹部マッサージも取り入れていた。

　便の性状について，「少しやわらかくなりすぎているようだ」というMさんの訴えがあり，酸化マグネシウムの内服量を調整してみることを話し合った。

#4　適切な感染予防行動に関する知識不足がある。

　Mさんは，血液検査のデータについて医師からも説明を受け，治療当日付近は白血球数も十分で，感染に対する不安を強めなくてもよいことを納得した。治療後7～14日目ごろにとくに注意が必要になることを考慮しながら，日々の体調管理や感染徴候の観察ポイントについて，看護師と一緒に確認し

た。「いつごろにどんなことに気をつければよいかがわかって，気がらくになりました。家族にも気をつけてもらわないといけないわね」と話した。自宅でも感染徴候はみとめず，治療は継続された。

#5　脱毛や身体の脆弱性による自己イメージの変化がある。

　脱毛に対しては，かつらだけでなく，帽子の工夫なども紹介したことで，いろいろな方法を試してみるようになっていた。「治療を繰り返したことで，はじめに感じていたほど，つらい症状もおこらなくて，自分が弱々しくならないですんでいるの。とにかく8コースのりこえて，治ることを目ざすわ」と前向きに治療に取り組む気持ちを話すようになった。治療を継続しながら，パートの仕事や家事を続けられていることは，Mさんの自信にもつながっていた。

3　事例のふり返り

　悪性リンパ腫の初期治療は，ほとんどがMさんのように外来化学療法で行われるようになっている。外来化学療法では，家庭や職場などでの役割を維持しながら，抗がん薬治療を継続することができる。一方，副作用症状の多くを自宅で体験することとなり，苦痛症状が強くなると，通院治療が困難となる。

　看護師は，患者の心身の状態について適切に情報収集し，アセスメントしたうえで，外来通院の継続が可能かを判断する必要がある。入院中は，いつでも医師や看護師の支援を受けることができるが，外来通院中に自宅で症状が出現した場合には，不安を強めたり，適切な対応が遅れたりすることも考えられる。患者と家族のセルフケア能力を見きわめ，注意すべき副作用症状と観察方法，症状の出現時の対処方法などについて，具体的に情報を提供する。患者と家族が，自分たちの生活のなかでどのように対応できるかを，一緒に考えることが必要である。

　また，外来通院中の患者と家族は，医療者と接する機会やほかの患者との交流が少なくなり，孤独感を強めてしまうことがある。看護師は，患者や家族が日常生活のなかで困っていることはないか，気持ちの落ち込みはないかなどに十分配慮する。短時間でも話を聴く機会をもつことは，患者と家族の精神的サポートとなり，治療の継続および治療の完遂を支えるうえで，非常に大切である。

動画一覧

QRコードから動画サイトのリンクを読み込むことができます。

1　同種移植の方法　　　p.63

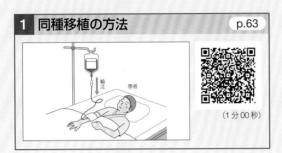

（1分00秒）

---

* 本動画では，侵襲を伴う看護技術や，日常生活の中では見ることのない身体の部位を扱っています。閲覧の際には十分注意してください。また，無断での複製・送信は著作権法上の例外を除き禁じられています。

* パケット通信のご利用にあたっては，ご利用方法によりパケット通信料が高額となる場合もございます。ご契約内容をお確かめのうえ，思わぬ高額とならないように注意してください。なお，高額のパケット通信料が発生しても，当社では責任を負いかねますのであらかじめご了承ください。

* 本動画は，下記の動画配信サービスを利用しております。対応機種をはじめ，メンテナンス情報等は下のURLをご覧ください。ご利用される携帯電話の設定等によっては，意図しない表示になることがございます。
  https://classtream.jp

* QRコードは，㈱デンソーウェーブの登録商標です。

索引